JN384793

허영만

허허동의보감

2 기통차게 살자

■ 일러두기

1. 가능한 한 《동의보감》 원전의 구성과 체계를 따르고자 노력했으나 독자의 편의를 고려해 재구성하였습니다.
2. 전문 의학지식과 의견이 다를 수 있는 처방은 다루지 않았습니다.
3. 한의원에서 취급하는 약재는 식약청의 엄격한 심의를 거쳐 한의원으로 유통됩니다. 시중에서 구입하는 약재나 직접 채취한 약재의 과용은 부작용을 일으킬 수 있으니 전문가와 상의하시기를 권합니다.
4. 《허허 동의보감》, '허허'의 3가지 의미
   첫째, 양천 허씨 20대손 허준과 31대손 허영만 두 분의 작품임을 표함.
   둘째, 호방하게 웃는 의성어로 긍정의 에너지를 나타냄.
   셋째, '허허로움'은 도가에서 신선의 경지에 이른 것을 뜻함.

허영만

허허동의보감

박석준 · 오수석 · 황인태 감수

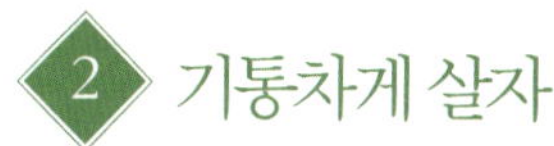

시루

| 차례 |

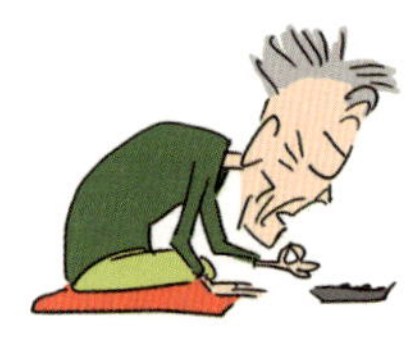

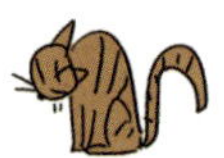

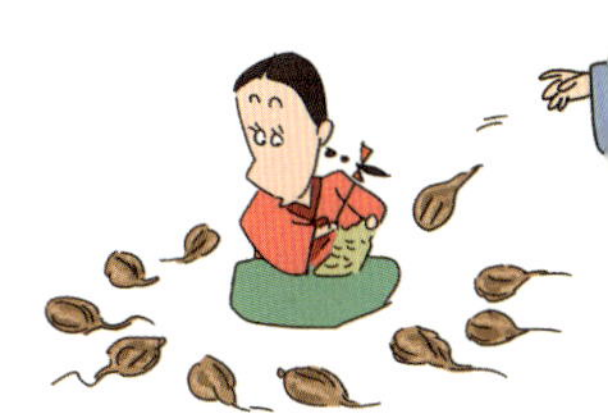

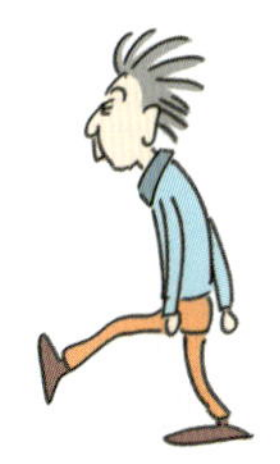

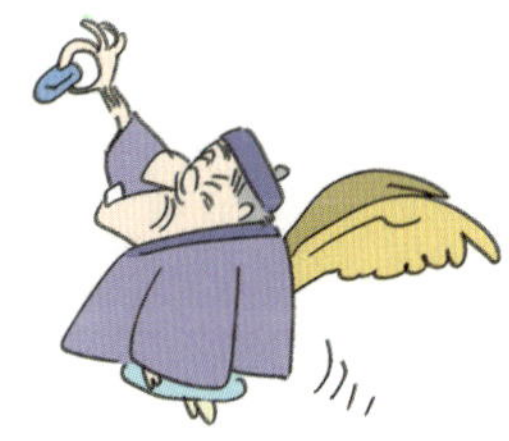

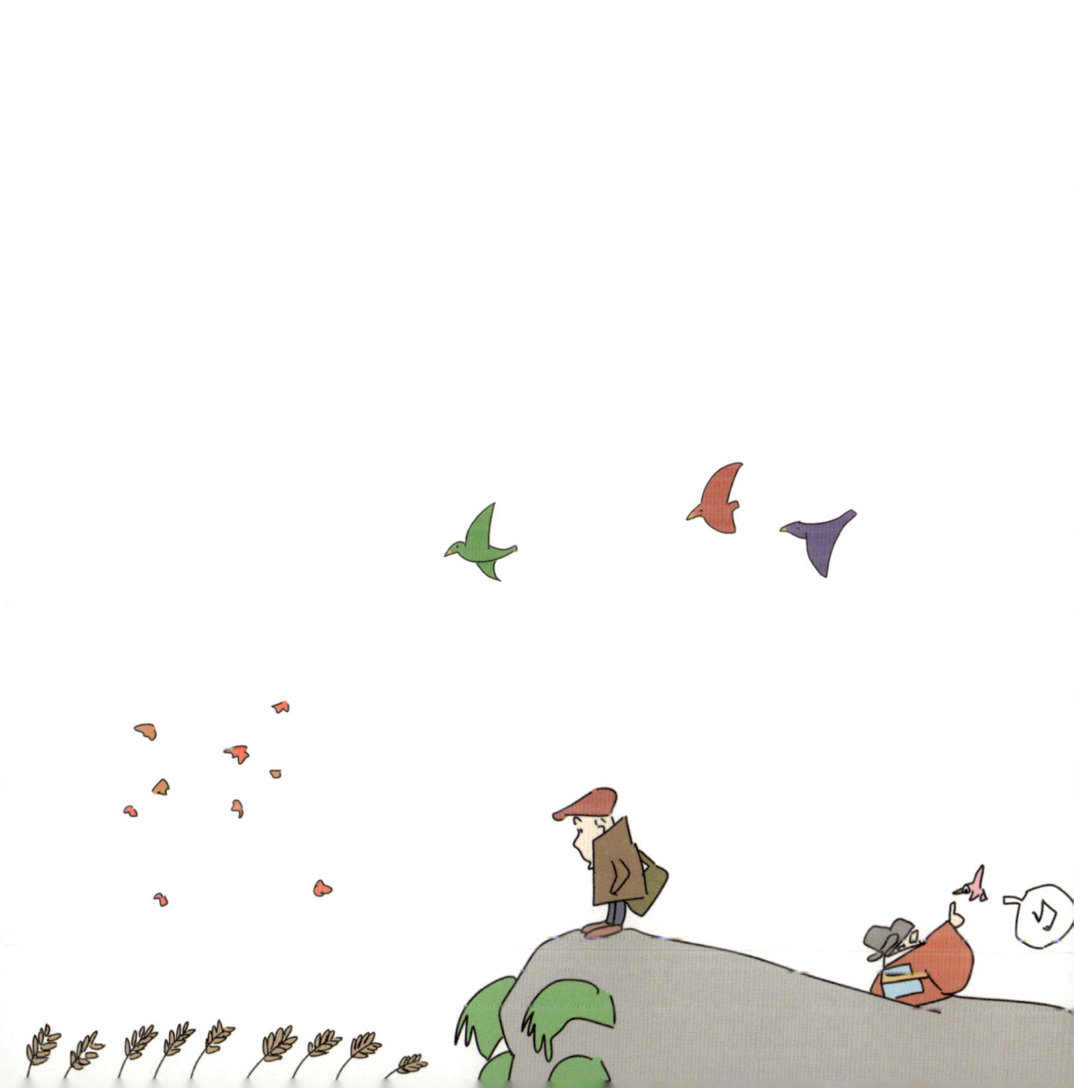

"음양과 사계절은 만물의 시작과 끝이며 죽고 사는 것의 근본이다.
이를 거스르면 삶을 해치게 되고, 잘 따르면 위험한 병이 생기지 않으므로
이를 도를 얻었다고 한다. 성인은 도를 실천하지만
어리석은 사람은 도를 노리개 정도로 여긴다."

– 《동의보감》 중에서

기(氣)와 음양오행(陰陽五行)

한의학은 기의 의학이다.
또한 음양과 오행을 떠나서는 성립될 수 없다.
기가 무엇인지, 음양과 오행이 무엇인지를 아는 것은
한의학을 이해하는 첫걸음이다.
음양오행을 알고 나면 한의학은 물론 세상을 보는 눈이 달라진다.
나를 보는 눈이 달라진다.

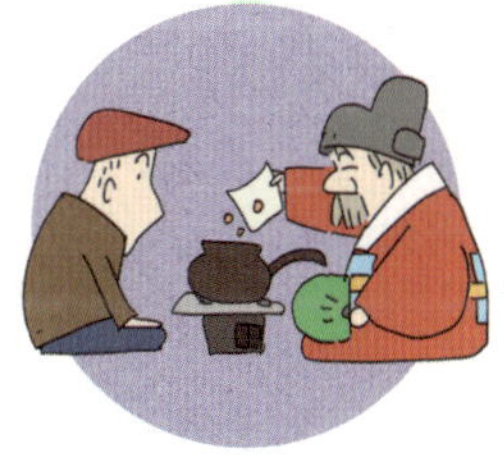

1화 기, 너는 누구냐

기(氣)란 무엇일까?
원래 기(氣)는 기(气)로 썼다.

상형문자를
보면 이렇다.

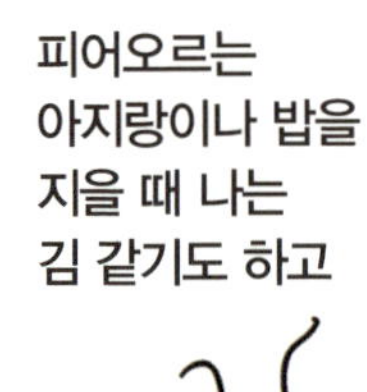

구름이 흘러가는 것
같기도 하고

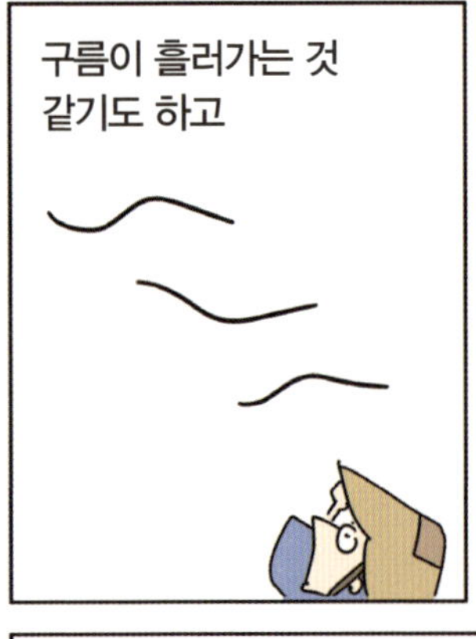

피어오르는
아지랑이나 밥을
지을 때 나는
김 같기도 하고

바람결에 날리는
깃발 같기도 하다.

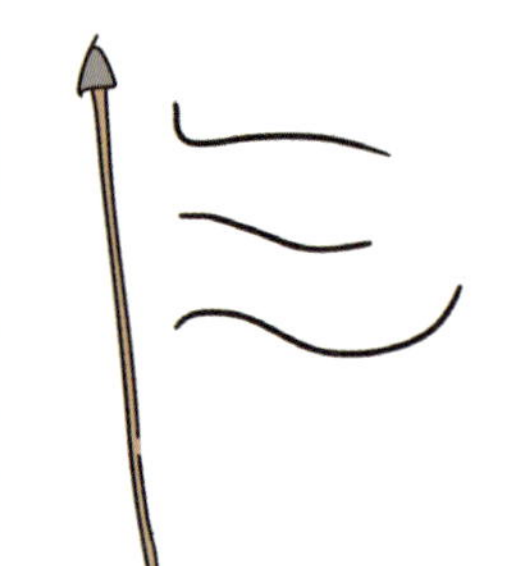

눈에는 보이지
않지만 분명히
무언가 있다.
다른 것을
움직이게
하는 힘,
그것이
기다.

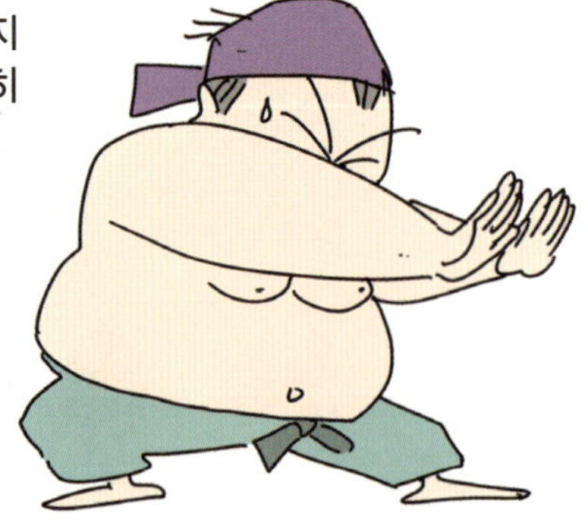

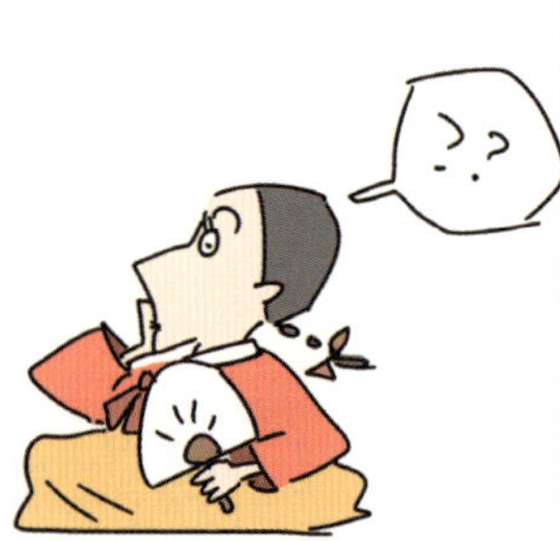

한의학에서는 돼지고기를
차다고 한다. 여기에서
차다는 것이
돼지고기의
기다.
나
뜨거운 남자
식은붕어빵
거짓말!

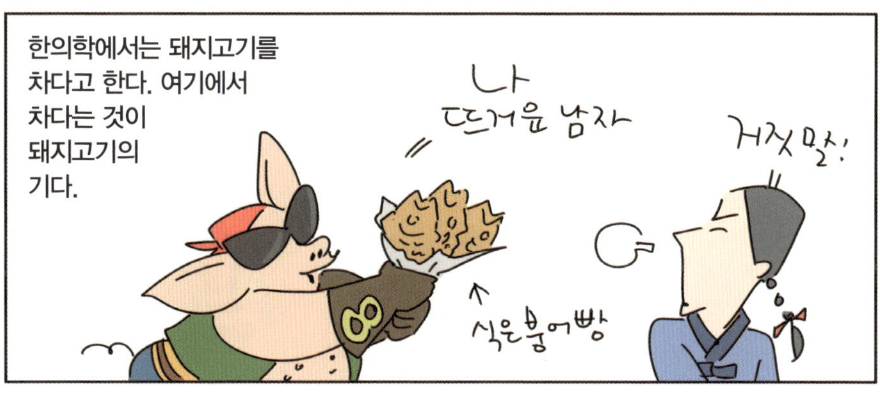

돼지고기를 먹으면 사람의 몸이 차가워지기 때문에
그런 돼지고기의 힘을 찬 기운, 즉 한기(寒氣)라고 한다.
고추처럼 열을 내는 기운은 열기(熱氣),
인삼처럼 따뜻하게 하는 기운은 온기(溫氣),
보리처럼 서늘하게 하는 기운은 양기(涼氣)라고 한다.

한마디로 기는 어떤 사물이 다른 사물에
미치는 영향을 말한다.

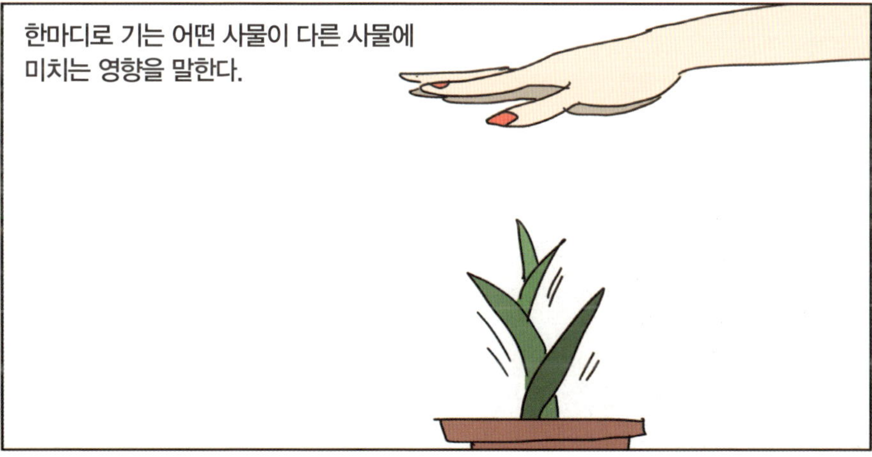

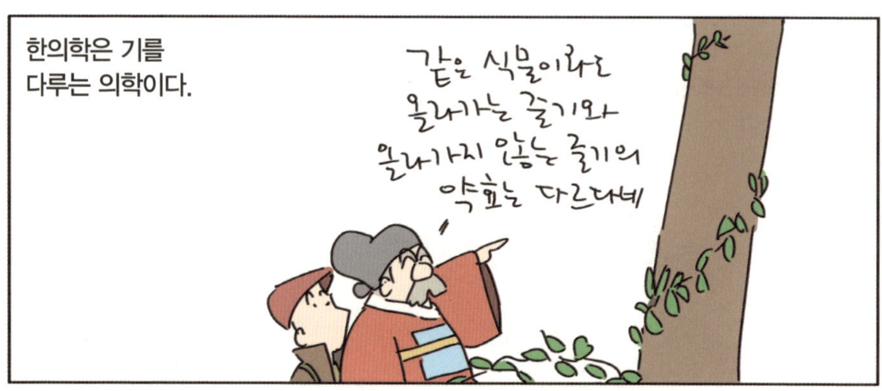
한의학은 기를
다루는 의학이다.
같은 식물이라도
올라가는 줄기와
올라가지 않는 줄기의
약효는 다르다네

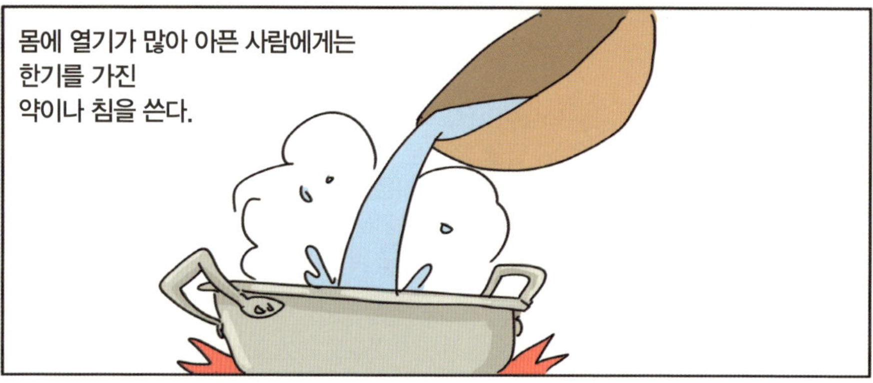
몸에 열기가 많아 아픈 사람에게는
한기를 가진
약이나 침을 쓴다.

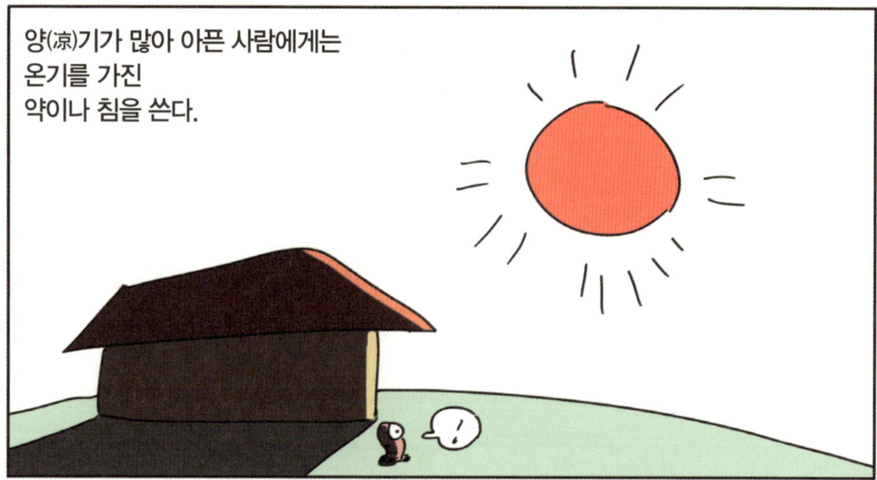
양(凉)기가 많아 아픈 사람에게는
온기를 가진
약이나 침을 쓴다.
!

한의학은 기가 넘치면 덜어내고
모자라면 보충하여
몸의 균형을 맞춘다.

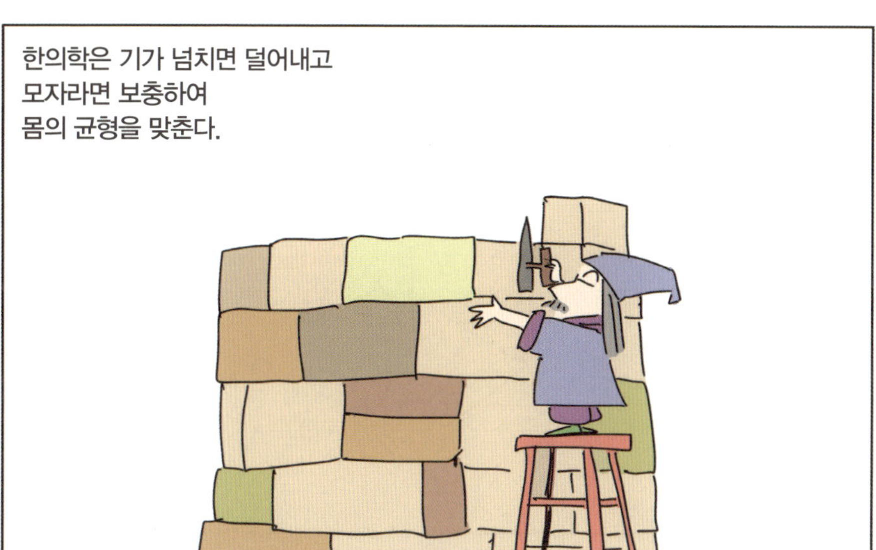

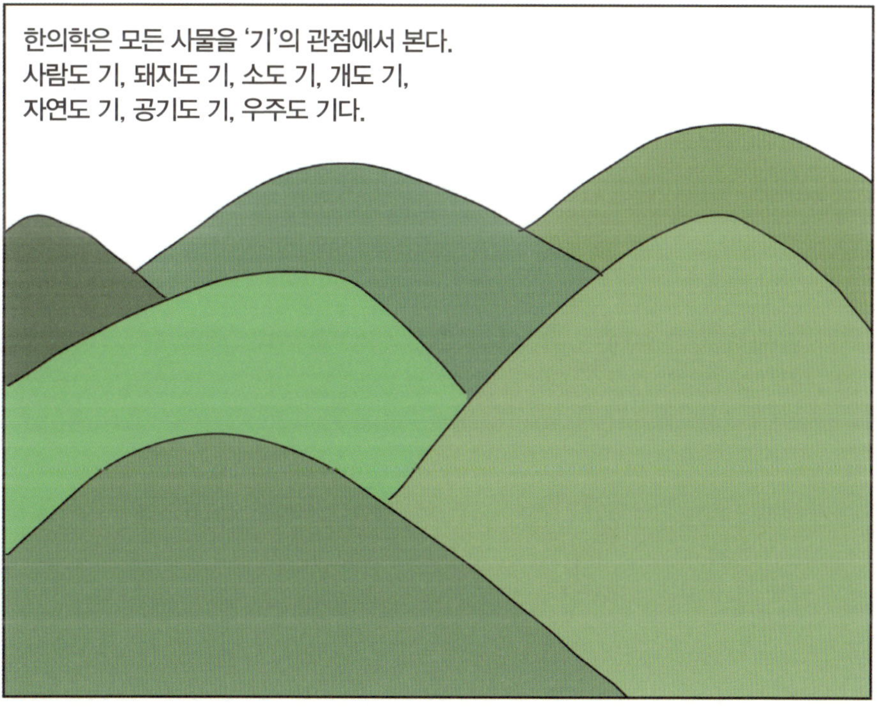

한의학은 모든 사물을 '기'의 관점에서 본다.
사람도 기, 돼지도 기, 소도 기, 개도 기,
자연도 기, 공기도 기, 우주도 기다.

2화 음양의 조화

기는 음과 양으로 나뉜다.

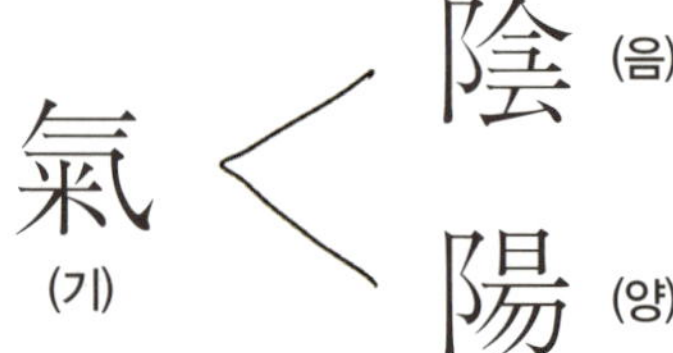

사람의 기를 음양으로 나누면
남자는 양, 여자는 음이다.
그렇지만 무조건 남자는 양,
여자는 음이라고 단정지을 수는 없다.

남자의 기는 다시 음과 양으로 나뉜다.

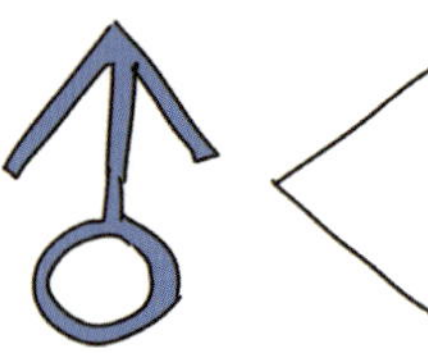

음– 내성적이고 왜소한 체격

양– 외향적이고 건장한 체격

여자의 기는 다시 음과 양으로 나뉜다.

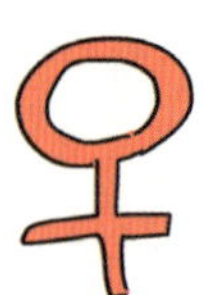

음– 내성적이고 왜소한 체격

양– 외향적이고 건장한 체격

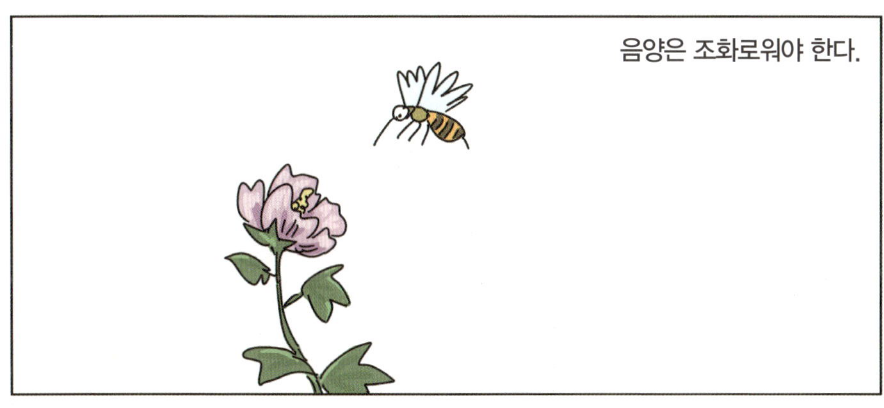
음양은 조화로워야 한다.

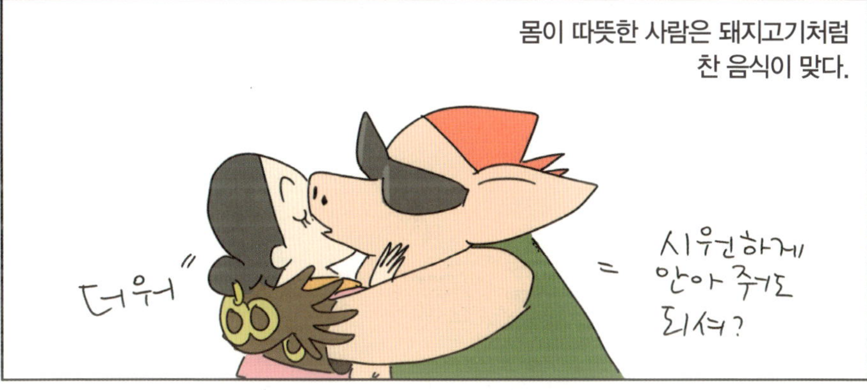
몸이 따뜻한 사람은 돼지고기처럼
찬 음식이 맞다.
더워
시원하게
안아 줘도
되셔?

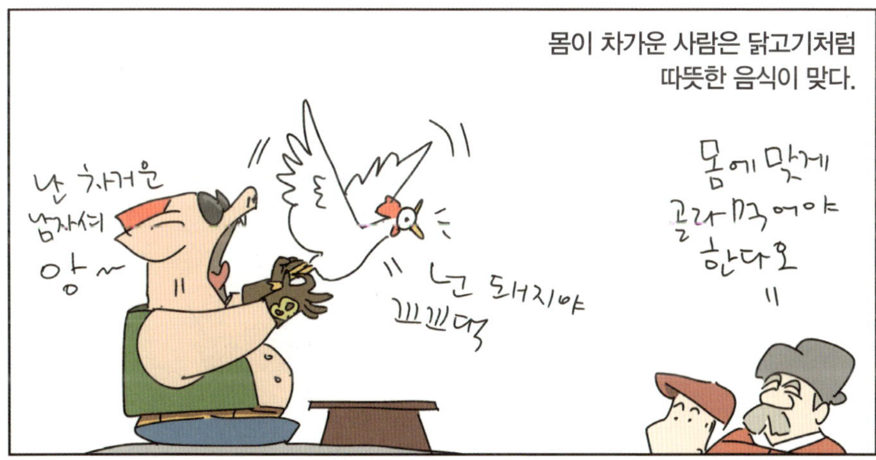
몸이 차가운 사람은 닭고기처럼
따뜻한 음식이 맞다.
난 차가운
남자세
앙~
넌 돼지야
꼬꼬댁
몸에 맞게
골라 먹어야
한다오

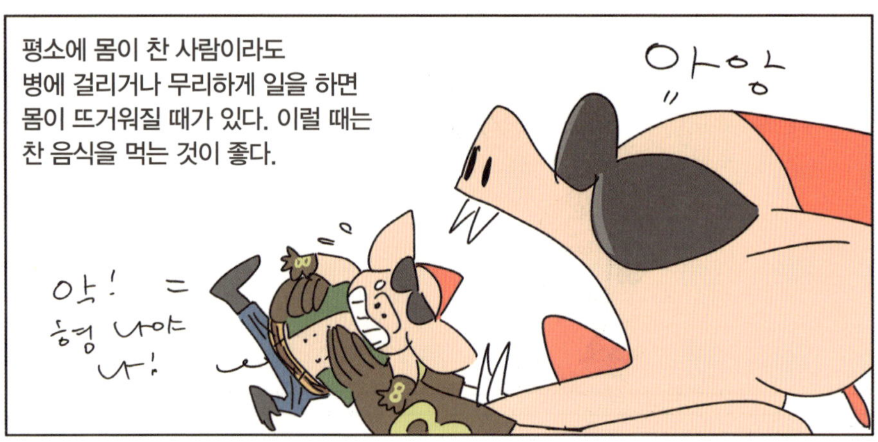
평소에 몸이 찬 사람이라도
병에 걸리거나 무리하게 일을 하면
몸이 뜨거워질 때가 있다. 이럴 때는
찬 음식을 먹는 것이 좋다.
아앙
악! 형 나야 나!

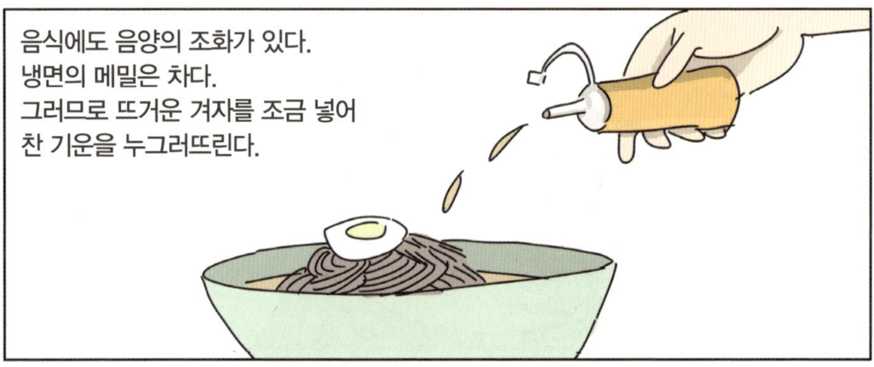
음식에도 음양의 조화가 있다.
냉면의 메밀은 차다.
그러므로 뜨거운 겨자를 조금 넣어
찬 기운을 누그러뜨린다.

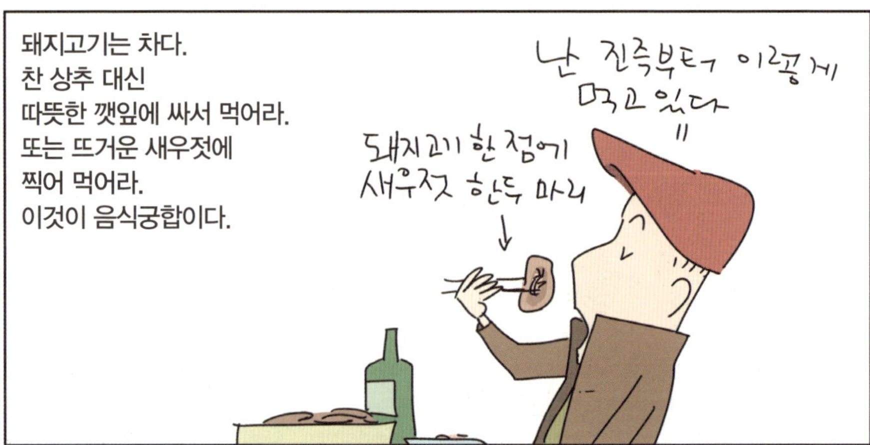
돼지고기는 차다.
찬 상추 대신
따뜻한 깻잎에 싸서 먹어라.
또는 뜨거운 새우젓에
찍어 먹어라.
이것이 음식궁합이다.
난 진즉부터 이렇게 먹고 있다
돼지고기 한 점에 새우젓 한두 마리

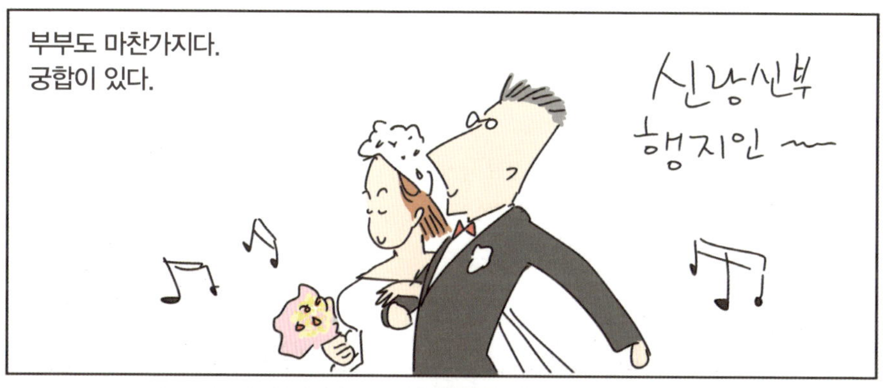
부부도 마찬가지다.
궁합이 있다.
신랑신부
행지인 ~~

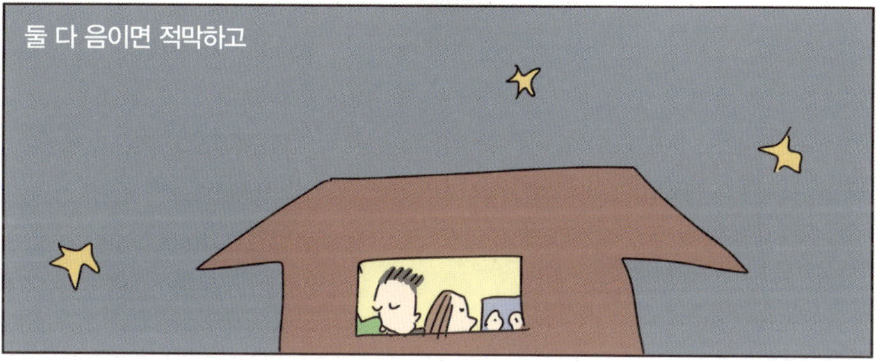
둘 다 음이면 적막하고

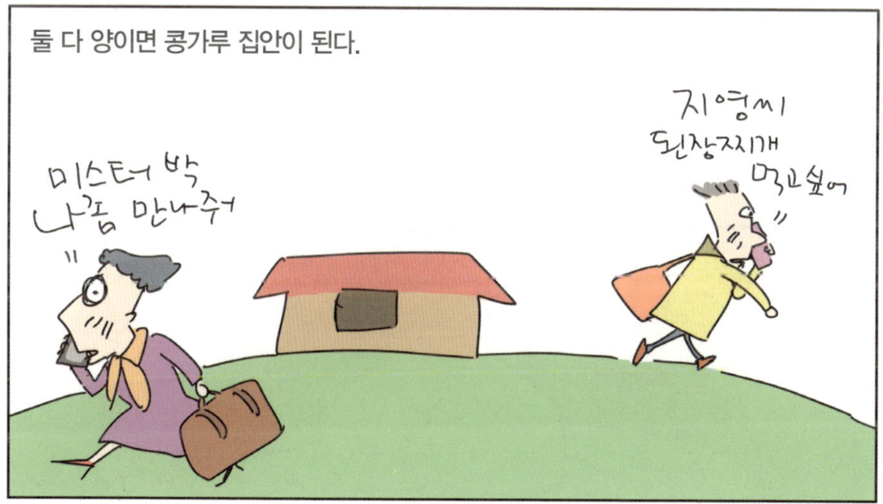
둘 다 양이면 콩가루 집안이 된다.
미스터 박
나좀 만나줘
지영씨
된장찌개
먹고싶어

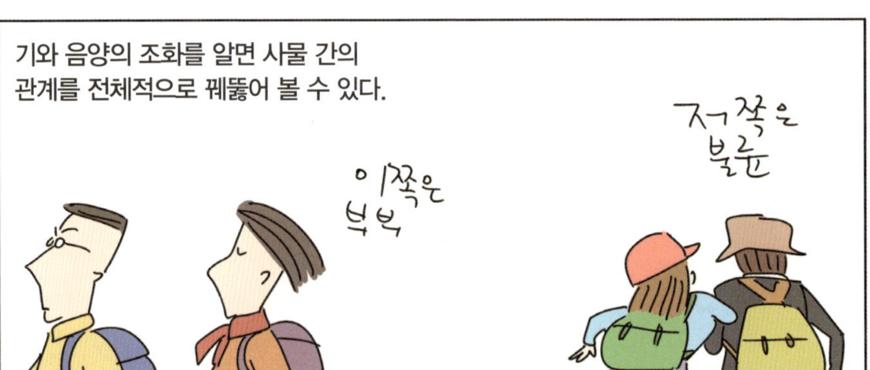
기와 음양의 조화를 알면 사물 간의
관계를 전체적으로 꿰뚫어 볼 수 있다.
이쪽은
부부
저쪽은
불륜

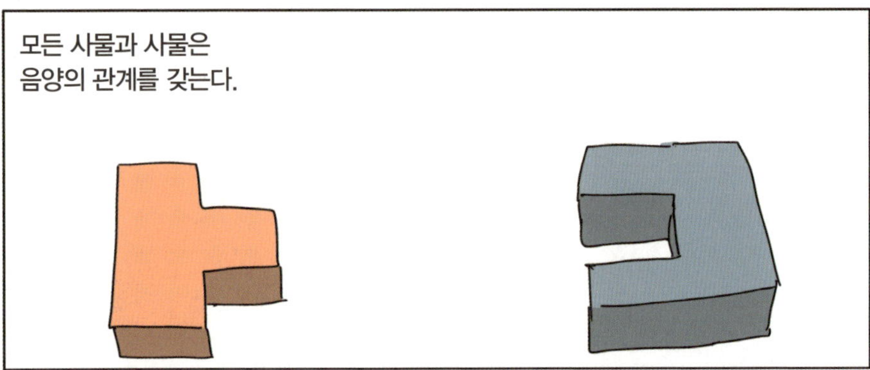
모든 사물과 사물은
음양의 관계를 갖는다.

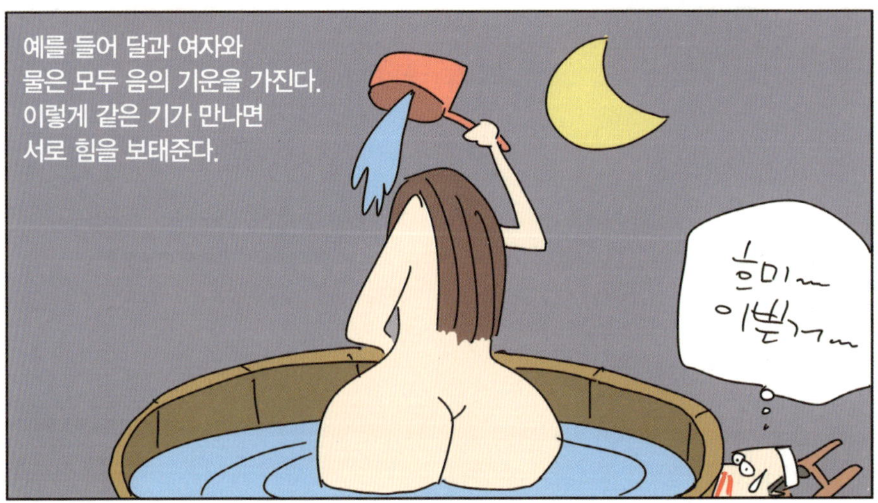
예를 들어 달과 여자와
물은 모두 음의 기운을 가진다.
이렇게 같은 기가 만나면
서로 힘을 보태준다.
흐미~
이쁜거~

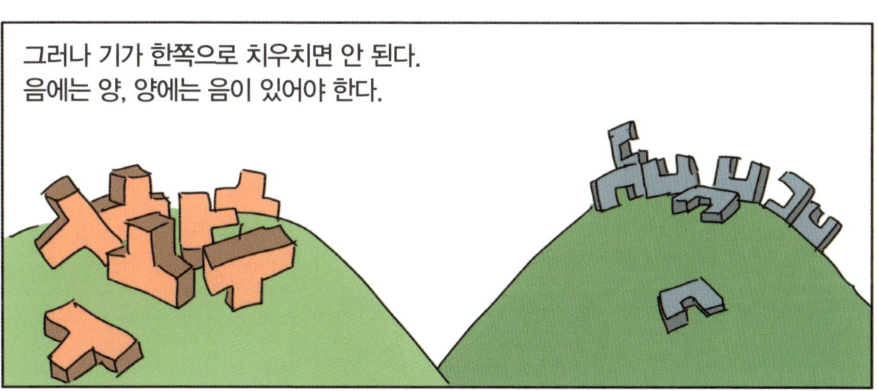
그러나 기가 한쪽으로 치우치면 안 된다.
음에는 양, 양에는 음이 있어야 한다.

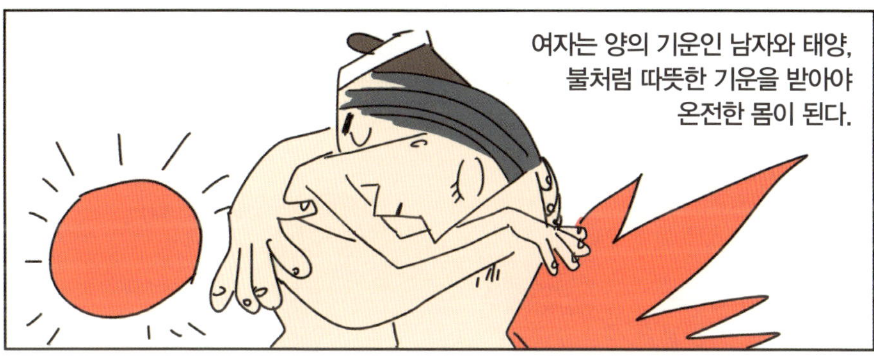
여자는 양의 기운인 남자와 태양,
불처럼 따뜻한 기운을 받아야
온전한 몸이 된다.

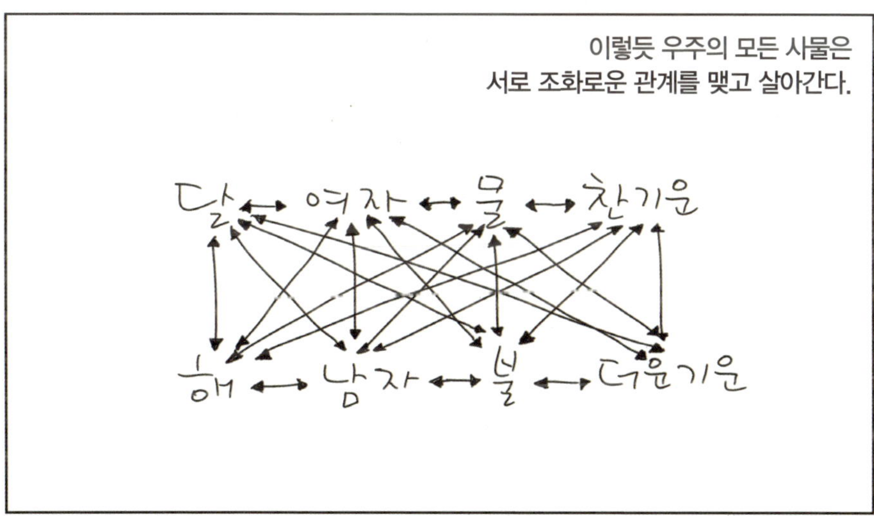
이렇듯 우주의 모든 사물은
서로 조화로운 관계를 맺고 살아간다.
달 여자 물 찬기운
해 남자 불 더운기운

3화 돼지고기의 찰떡궁합은

소주 한 잔 마시고 돼지 삼겹살을 상추에 싸서 먹으면 굿!
끄응! 잘하는 건 차지 않은 소주 마시는 것뿐일세

돼지고기 요리는 2가지라네
구워 먹는 것과 삶아 먹는 것

찬 성질의 돼지고기는
바짝 구워
찬기를 없앤 뒤
먹어야 한다.
나 말이셔?

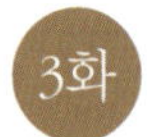

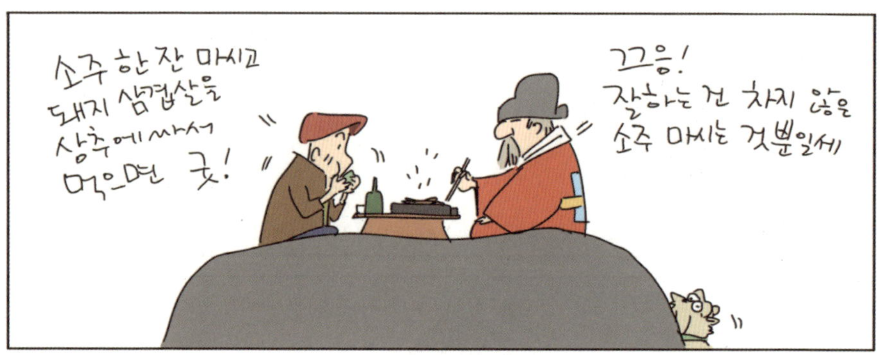

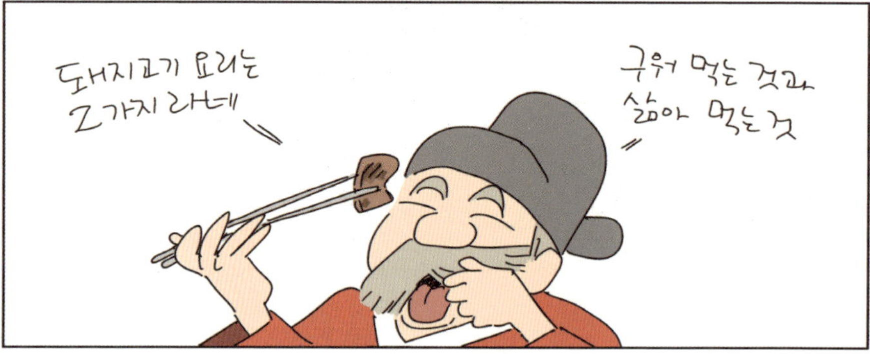

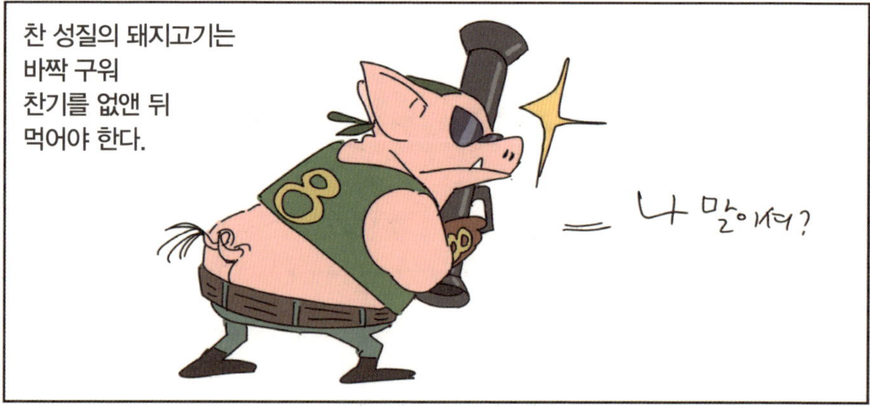

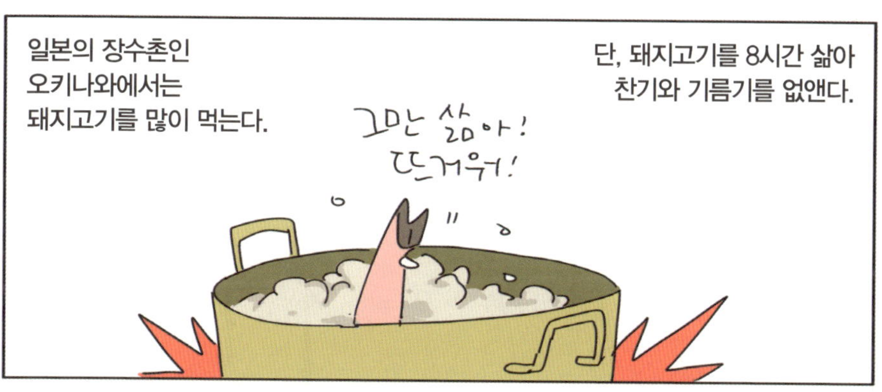
일본의 장수촌인
오키나와에서는
돼지고기를 많이 먹는다.
단, 돼지고기를 8시간 삶아
찬기와 기름기를 없앤다.
그만 삶아! 뜨거워!

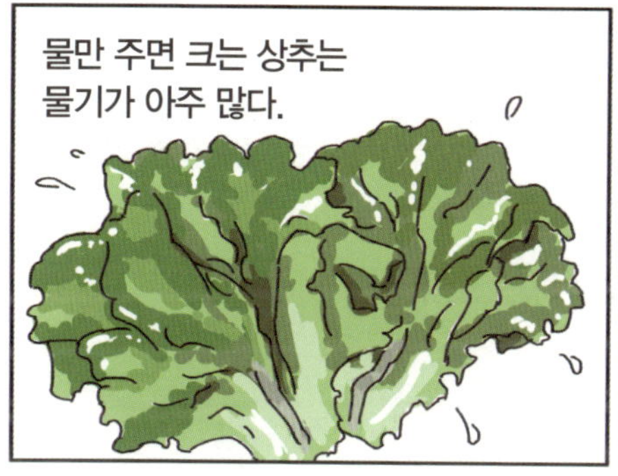
물만 주면 크는 상추는
물기가 아주 많다.

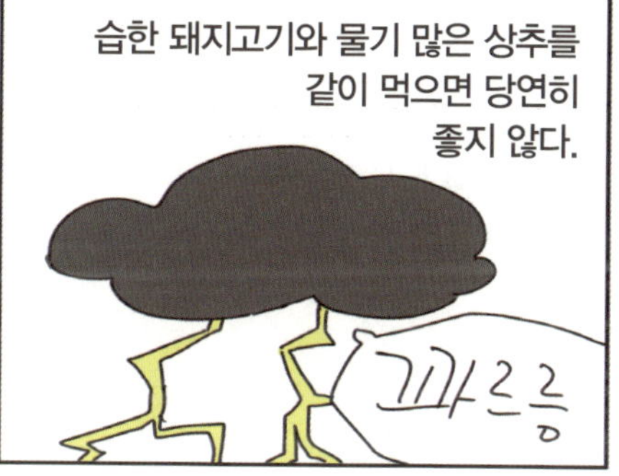
습한 돼지고기와 물기 많은 상추를
같이 먹으면 당연히
좋지 않다.

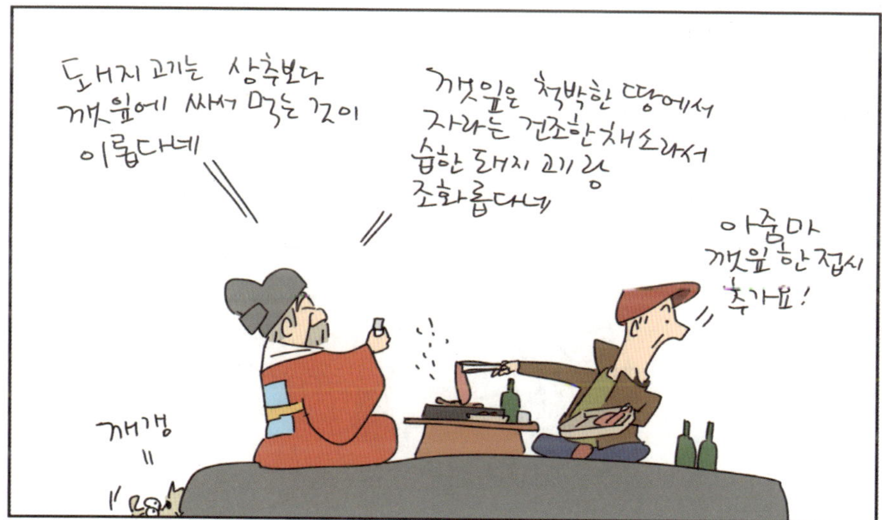
돼지고기는 상추보다 깻잎에 싸서 먹는 것이 이롭다네
깻잎은 척박한 땅에서 자라는 건조한 채소라서 습한 돼지고기랑 조화롭다네
아줌마 깻잎 한 접시 추가요!
깨갱

4화

오행의 의미

오행(五行)은 말 그대로 흐르고
움직이는 운동의 과정이다.

行

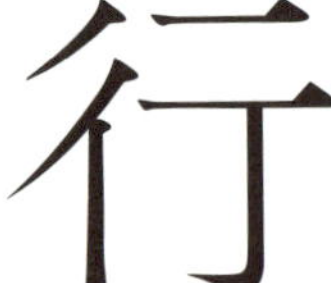

기는 사물과 사물이 어떤 영향을 주고받는가를 보고,
음양은 그런 기가 가진 상반되는 성질을 보며,
오행은 그런 기가 어떤 과정을 거쳐 어떻게 변하는가를 본다.

가물가물
뭐.. 눈에
보이지 않는걸
말씀하시니…
한의학
에는 철학
이 있다네
보이지 않는
힘과 느낌을
읽을 줄 알아야
알 수 있다네

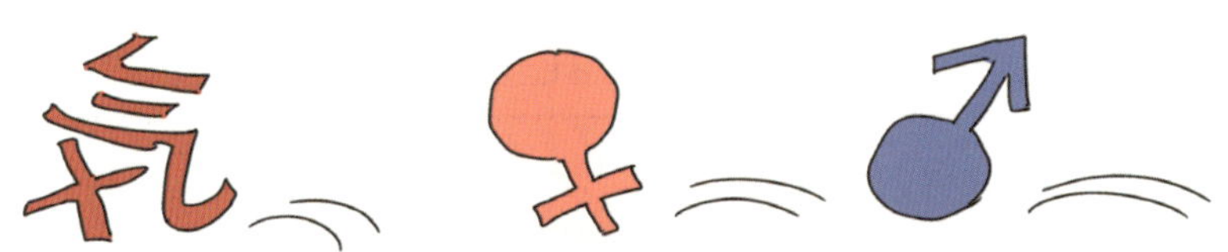

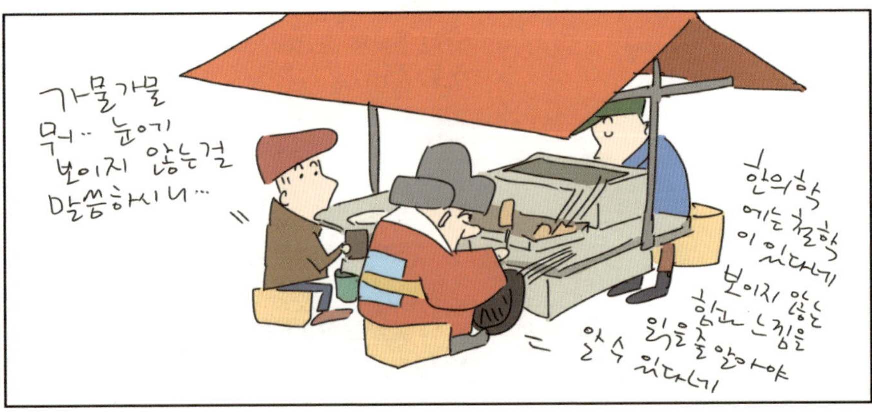

오행은
목(木) 화(火) 토(土) 금(金) 수(水)
를 이른다.

목(木)은 나무로 상징되는 힘이다.
나무는 솟아나고 뻗어 나간다.
곧게 뻗기도 하지만 구부러지기도 한다.

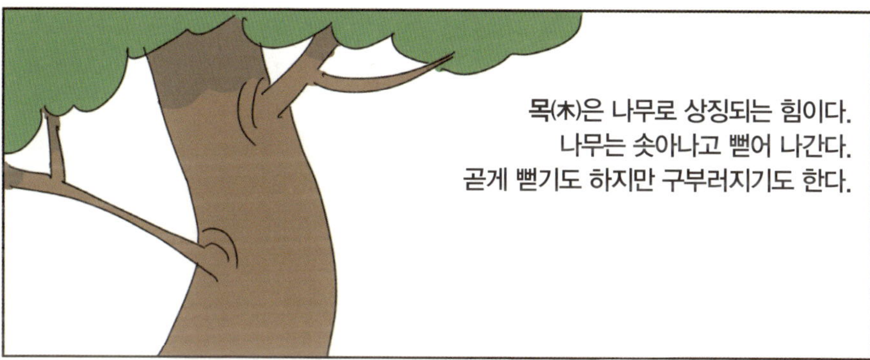

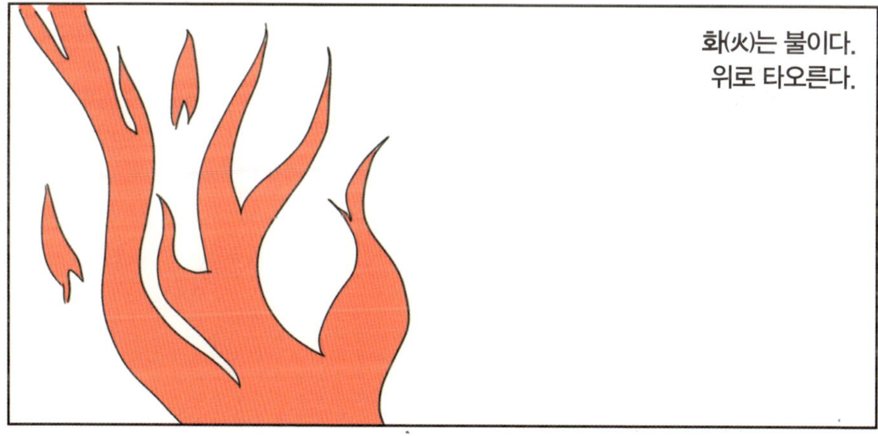

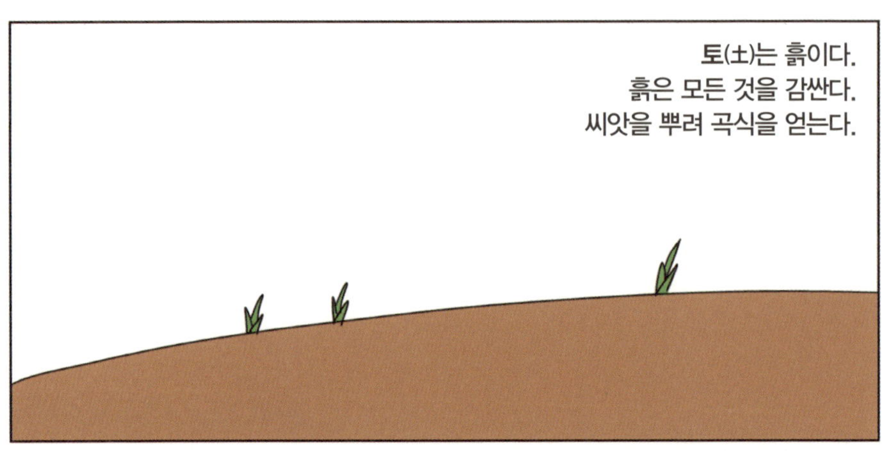
토(土)는 흙이다.
흙은 모든 것을 감싼다.
씨앗을 뿌려 곡식을 얻는다.

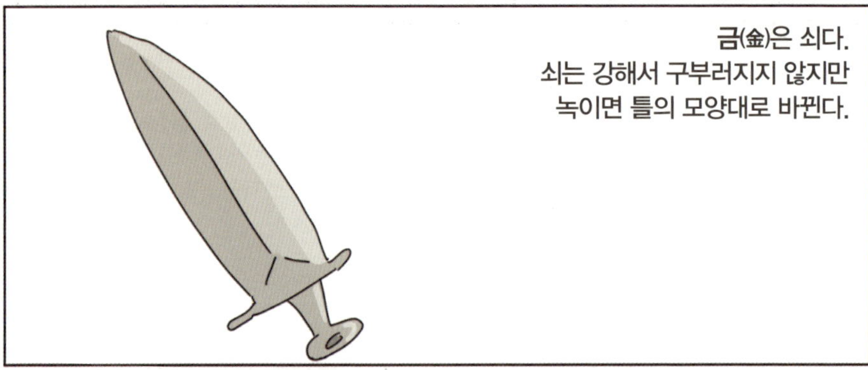
금(金)은 쇠다.
쇠는 강해서 구부러지지 않지만
녹이면 틀의 모양대로 바뀐다.

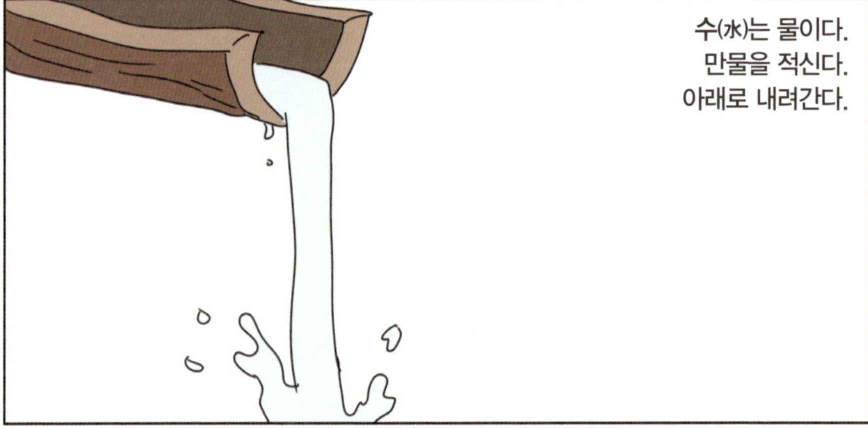
수(水)는 물이다.
만물을 적신다.
아래로 내려간다.

목화토금수, 즉 오행의 이치는
우주의 순환 이치와 같다.

마음속으로 천지사방에 퍼져 있는 기를 그려보게나
이건가요?

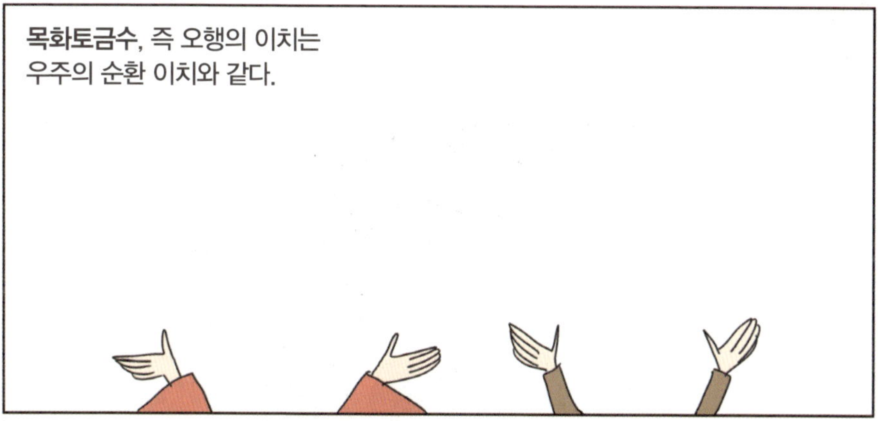

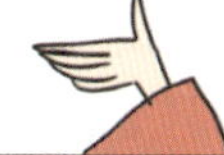

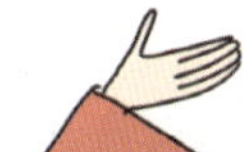

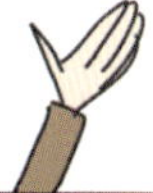

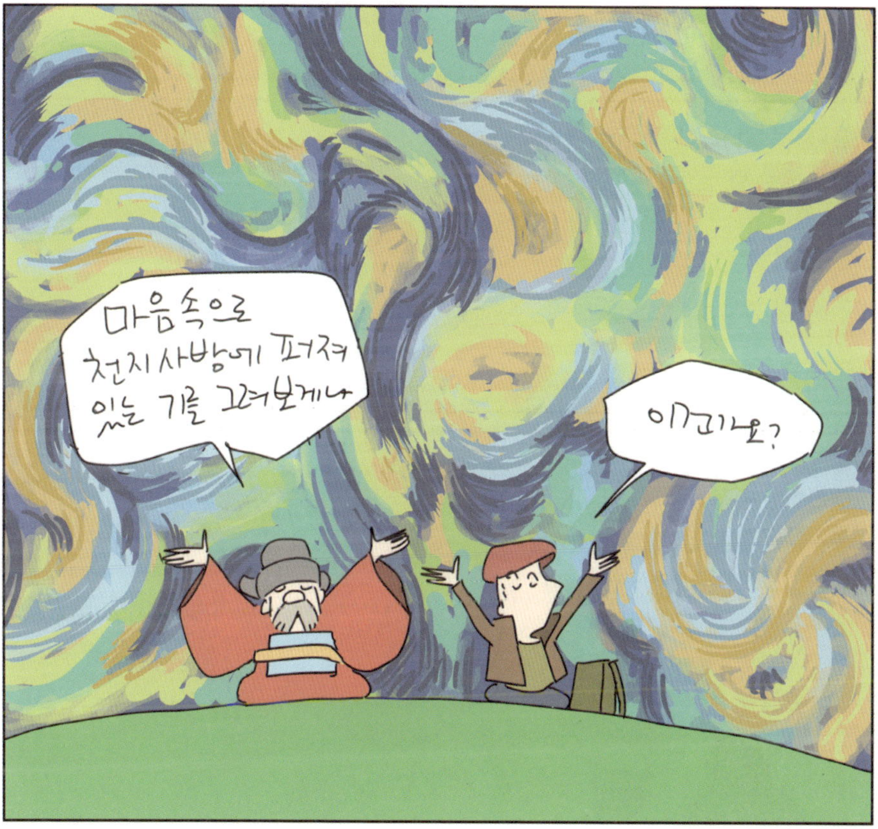

5화 오행과 사계절의 변화

계절을
예로 들어보자.
가을은 얘기 하지마
나도 있는데 자네가 왜 그고단당가?

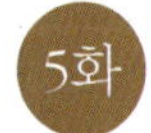

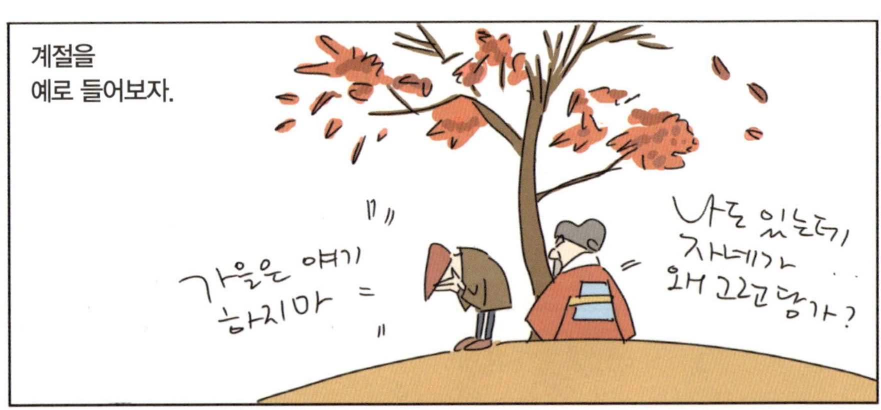

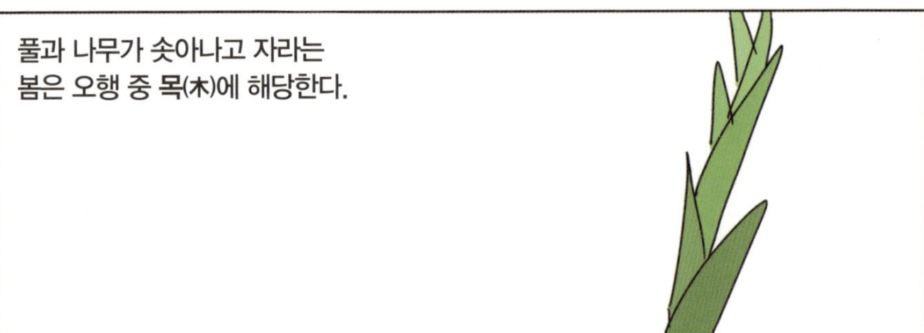

불 같은 땡볕이
내리쬐며 만물이
무성한 여름은
화(火)에 해당한다.
헉 헉
헉

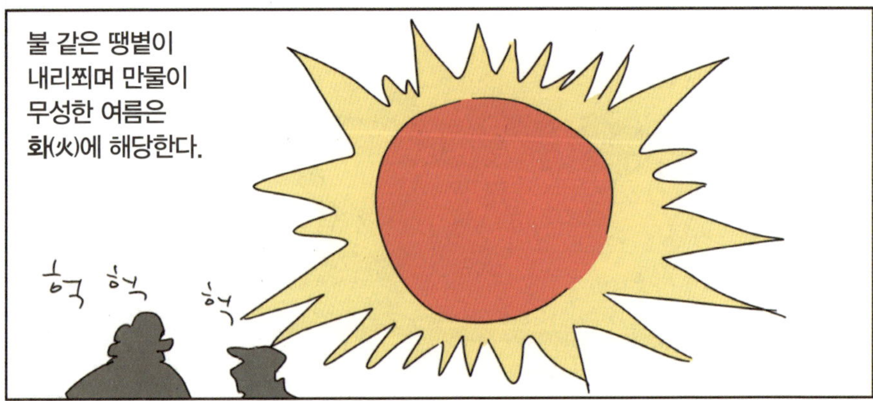

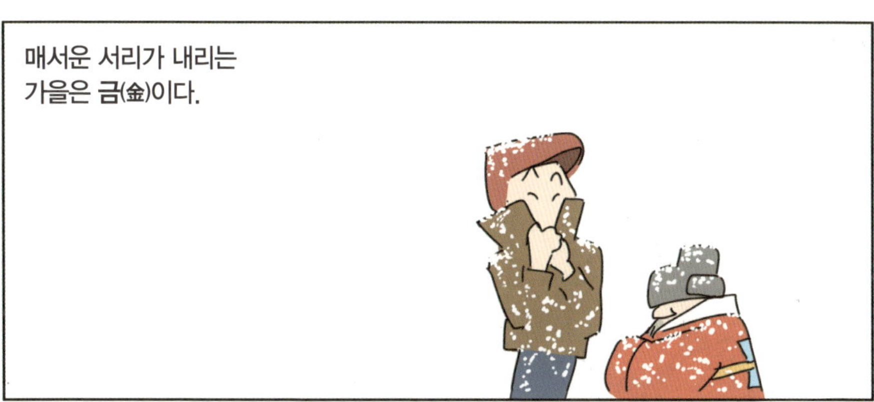
매서운 서리가 내리는
가을은 금(金)이다.

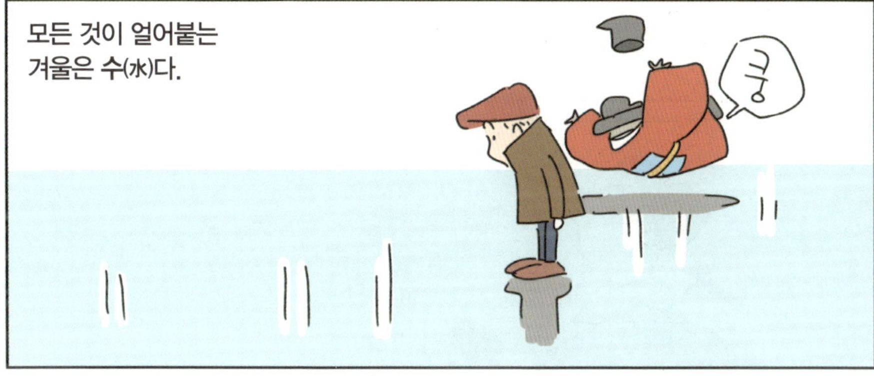
모든 것이 얼어붙는
겨울은 수(水)다.
쿵

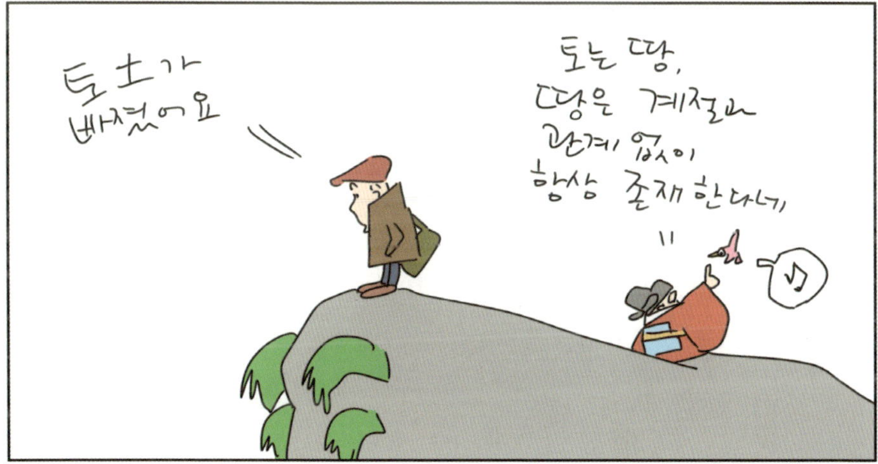
토 土가
빠졌어요
토는 땅,
땅은 계절과
관계 없이
항상 존재한다네
♪

6화 오행과 인생

태어나 쑥쑥 자라는 어린이는
목(木)에 해당한다.

혈기왕성한 청년기는 화(火)다.

세상 물정을 알게 되는 중년기는 토(土)다.

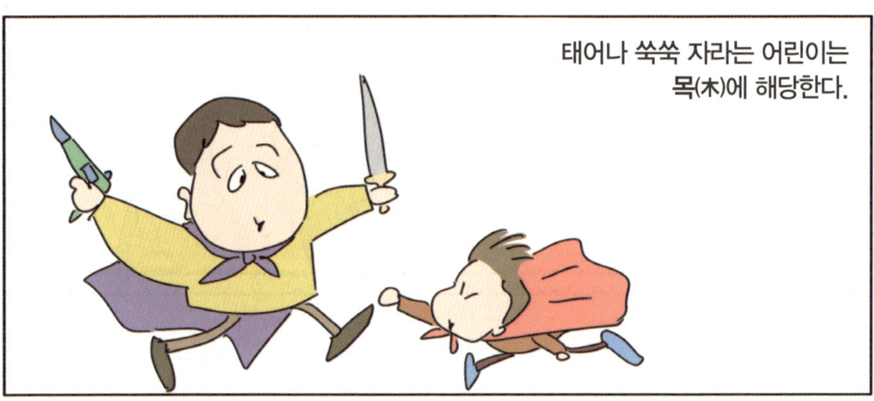

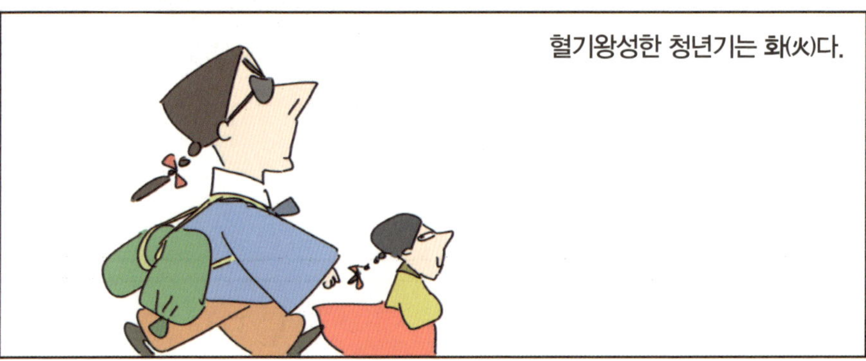

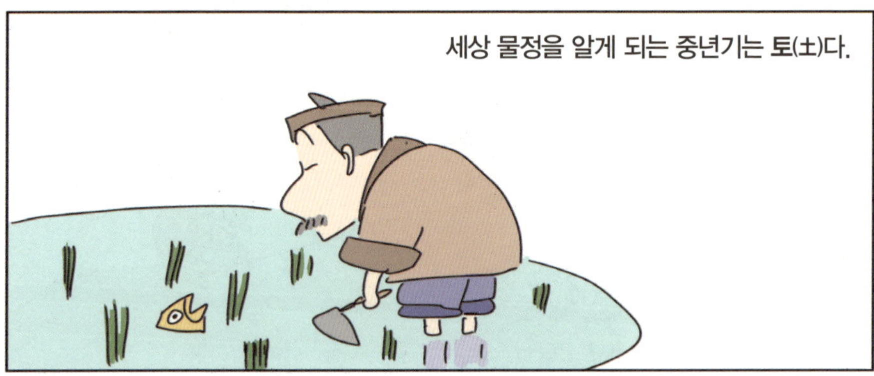

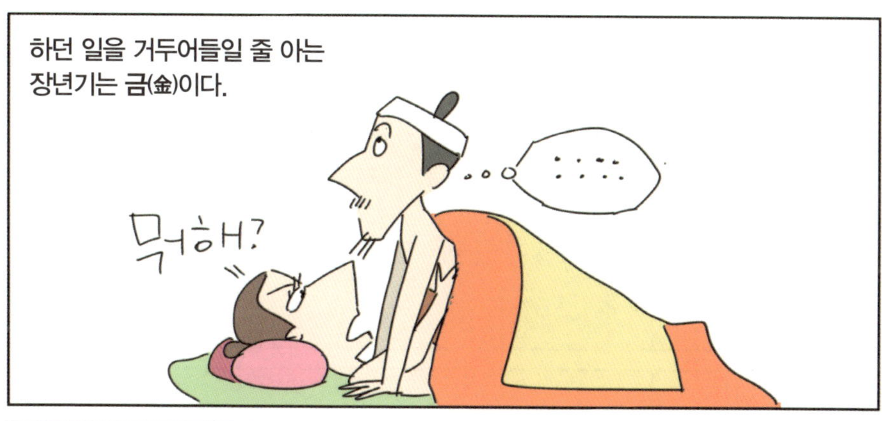
하던 일을 거두어들일 줄 아는
장년기는 금(金)이다.
뭐해?
······

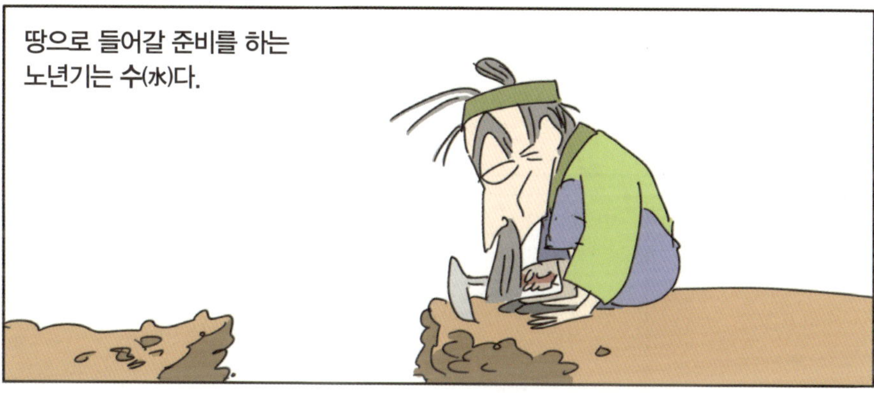
땅으로 들어갈 준비를 하는
노년기는 수(水)다.

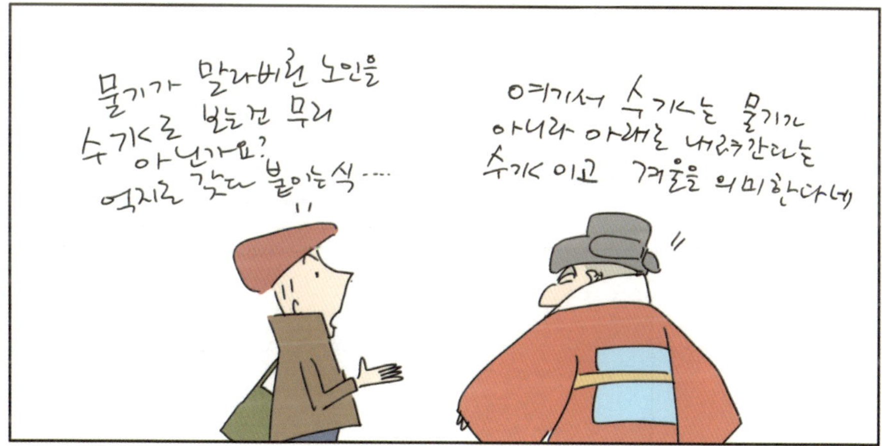
물기가 말라버린 노인을 수기로 보는건 무리 아닌가요? 억지로 갖다 붙이는 식····
여기서 수기는 물기가 아니라 아래로 내려간다는 수기이고 겨울을 의미한다네

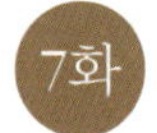

오행과 사물의 특성

목(木)	나무, 동쪽, 푸른색, 간, 분노, 신맛 등이 해당
화(火)	불, 남쪽, 붉은색, 심장, 기쁨, 쓴맛 등이 해당
토(土)	흙, 중앙, 누런색, 비장, 골똘한 생각, 단맛 등이 해당
금(金)	쇠붙이, 서쪽, 흰색, 폐. 슬픔, 매운맛 등이 해당
수(水)	물, 북쪽, 검은색, 콩팥, 두려움, 짠맛 등이 해당

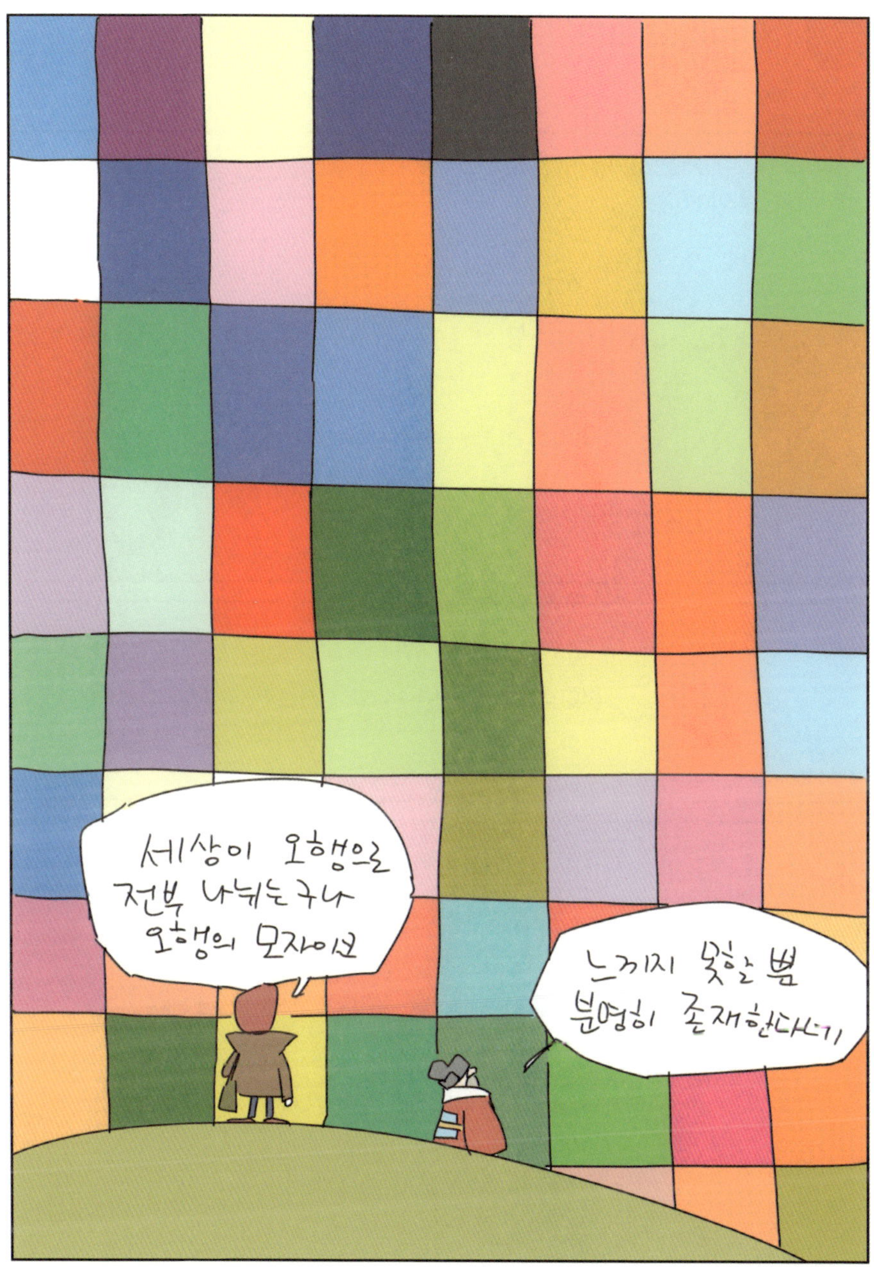
세상이 오행으로
전부 나눠는구나
오행의 모자이크
느끼지 못할 뿐
분명히 존재한다니까

서로 돕는 상생, 등지고 있는 상극

각각의 **오행**은 서로 도와주거나
억누르는 힘이 있다.

서로 돕는
상생

등지고 있는
상극

흥!

팽!

목화토금수는 상생(相生)의 순서다.

나무(木)를 때서 **불**(火)을 만들고	**목생화** (木生火)
불(火)이 타고 나면 **흙**(土)이 생기고	**화생토** (火生土)
흙(土) 속에서 **쇠**(金)를 캐고	**토생금** (土生金)
쇠(金) 표면에 **물**(水)이 생기고	**금생수** (金生水)
이 **물**(水)을 주면 **나무**(木)가 잘 자란다.	**수생목** (水生木)

반면 **목토수화금**은 상극(相克)의 순서다.

나무(木)는 흙(土)을 뚫고 들어간다.	목극토 (木克土)
흙(土)을 쌓아 물(水)을 막는다.	토극수 (土克水)
물(水)은 불(火)을 끄고	수극화 (水克火)
불(火)은 쇠(金)를 녹인다.	화극금 (火克金)
쇠(金)는 나무(木)를 자른다.	금극목 (金克木)

모든 인간사와 자연사에 있어 상생과 상극은
매우 중요한 관계다.
상극
장군 받으
시오!
딱
허어
상생
하자니까

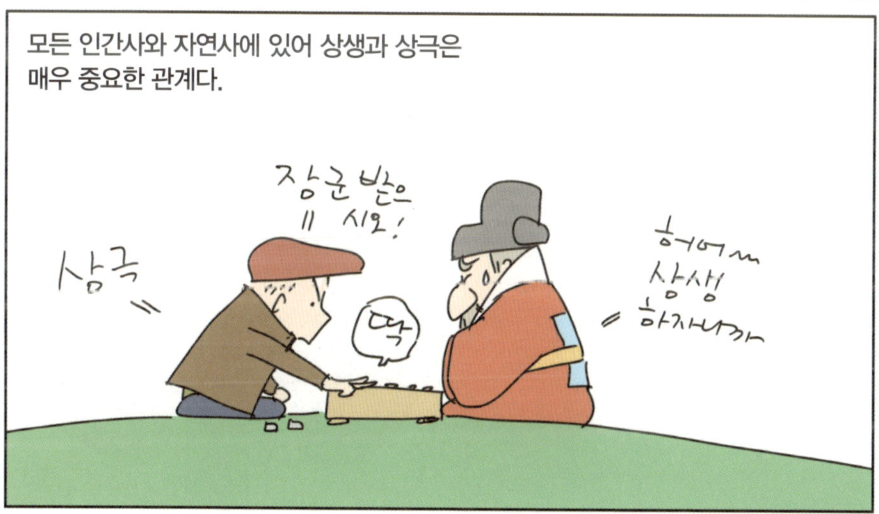

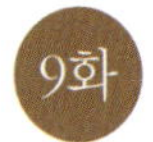

오행의 오묘한 이치

〈오행의 예〉

목(木)에 속하는 장기는 간이다.
다른 행(行)과
균형을 맞추지 않고
간의 기 하나만 세지면
병이 된다.
또 분노가 많으면
간에 병이 생긴다.

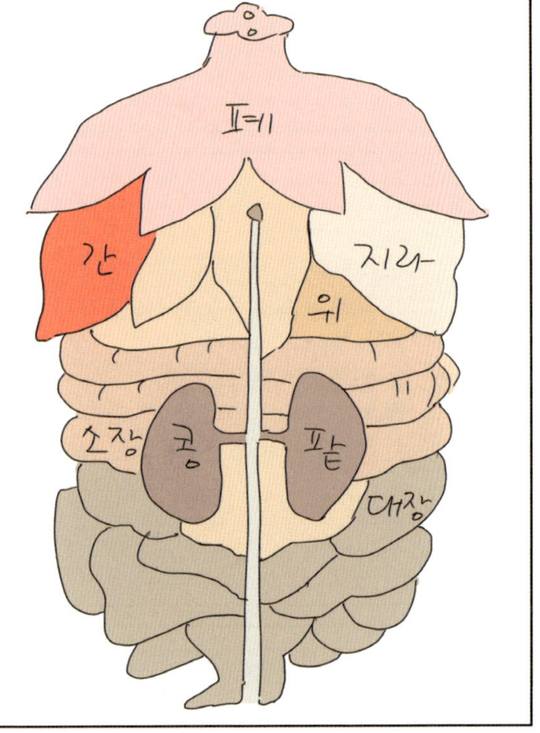

간의 기가 약할 때는
목(木)에 속하는
푸른색의 채소,
신맛의 음식을 섭취하면
도움이 된다.

〈상생의 예〉

수(水)에 속하는
장기는 콩팥이다.
콩팥(水)의 기가 넉넉하면
간(木)이 좋아진다(水生木).
간(木)이 좋아지면
심장(火)이 좋아진다(木生火).

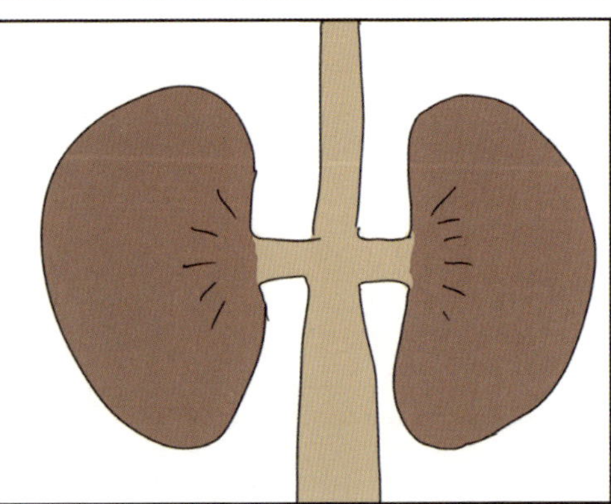

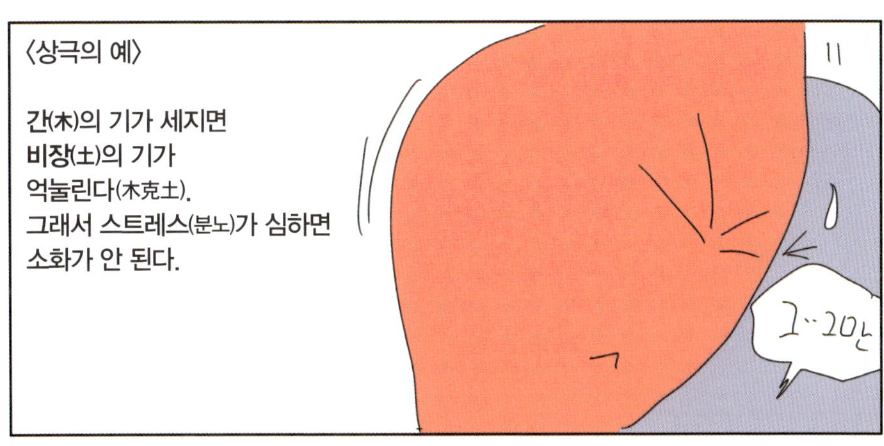
〈상극의 예〉
간(木)의 기가 세지면
비장(土)의 기가
억눌린다(木克土).
그래서 스트레스(분노)가 심하면
소화가 안 된다.
그…그만

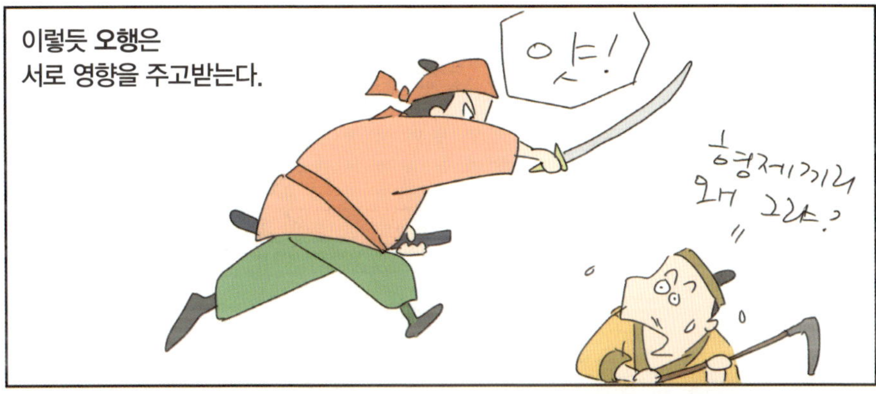
이렇듯 오행은
서로 영향을 주고받는다.
야!
형제끼리
왜 그래?

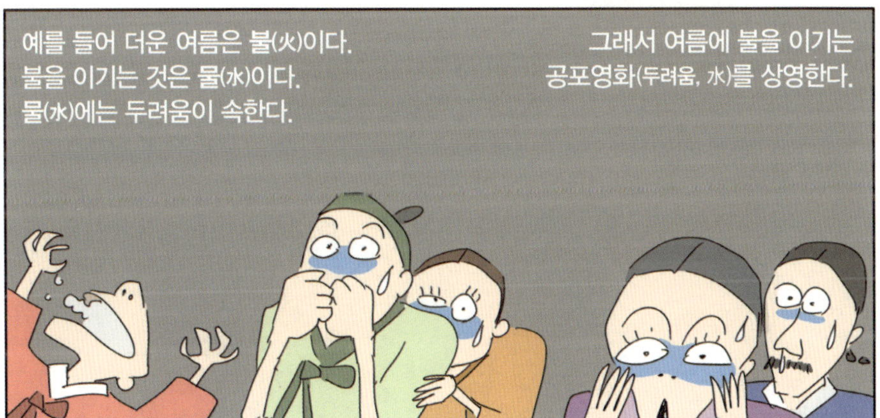
예를 들어 더운 여름은 불(火)이다.
불을 이기는 것은 물(水)이다.
물(水)에는 두려움이 속한다.
그래서 여름에 불을 이기는
공포영화(두려움, 水)를 상영한다.

다른 예로 목(木)의 기운이 너무 세면
화(火)가 많이 난다.
이때 목을 이기는
금(金)의 기운이 필요하다.
매운맛은 금에 해당한다.
화가 날 때 매운 음식을
먹으면 가라앉는 이유다.
으음~

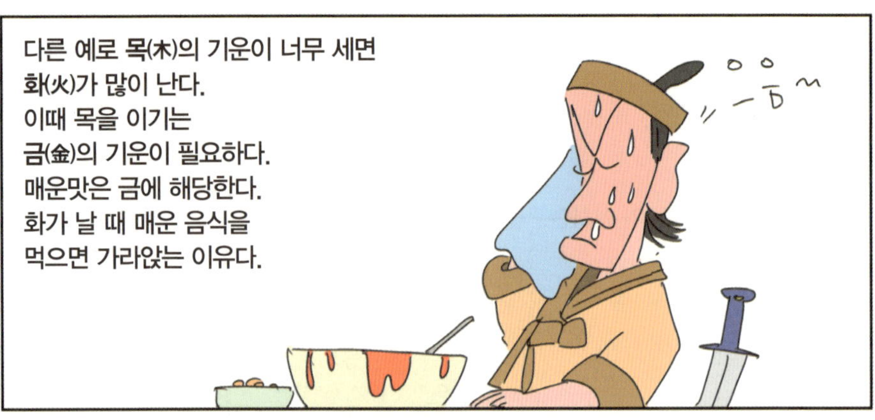

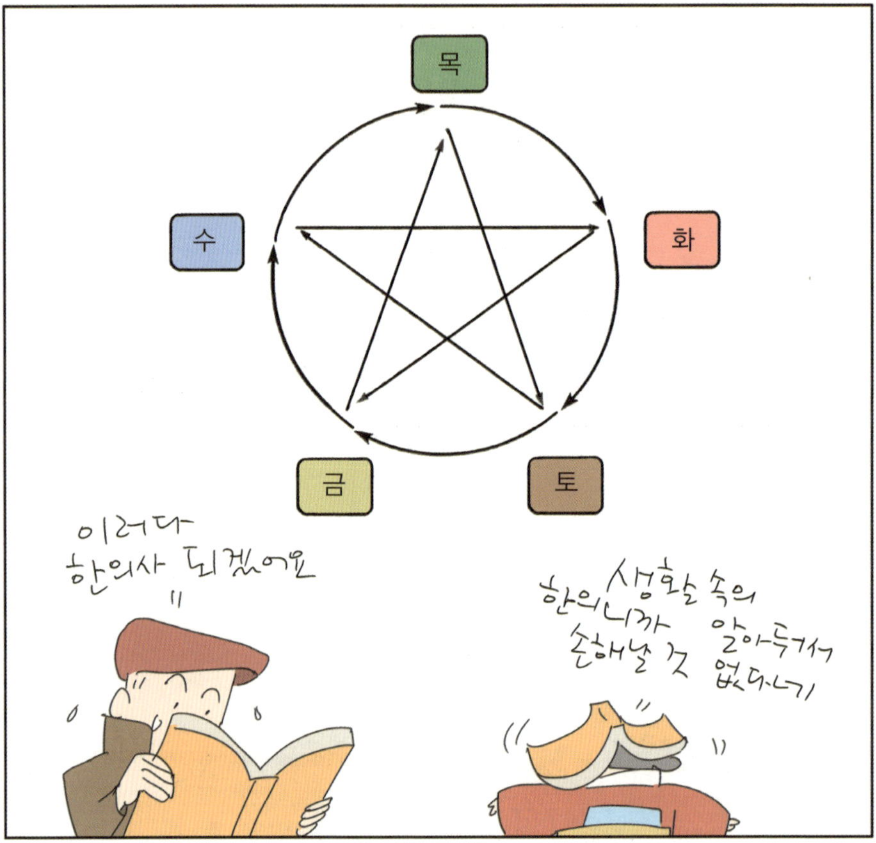

목

화

토

금

수

이러다 한의사 되겠어요

생활 속의 한의니까 알아두어서 손해날 것 없다니까

〈사물의 오행과 특성〉

오행	목	화	토	금	수
지배 장부	간(음) 담(양)	심장(음) 소장(양)	비장(음) 위장(양)	폐(음) 대장(양)	신장(음) 방광(양)
지배 부위	눈, 목, 근육, 손톱, 발톱	혀, 얼굴, 피, 상완, 혈관	입, 입술, 대퇴부, 배, 비계, 무릎	코, 피부, 가슴, 항문, 체모	귀, 골수, 힘줄, 허리, 치아, 뼈, 음부, 머리카락
계절	춘	하	장하	추	동
일	새벽	오전	정오	오후	저녁
맛	신맛	쓴맛	단맛	매운맛	짠맛
색깔	청	적	황	백	흑
오곡	팥	수수	기장쌀	현미, 율무	검은콩
오축	개	염소	소	말	돼지
기후	풍	화	습	조	한
증상	한숨	딸꾹질	트림	재채기	하품
분비물	눈물	땀	개기름	콧물	침
감정	화냄	기쁨	생각	슬픔	공포
덕목	인자함	예의	믿음	의리	지혜
소리	각	치	궁	상	우

"정(精)이란 다른 사람에게 베풀면 사람을 낳고
나에게 머무르게 하면 나를 살아가게 한다.
아기를 만들기 위한 정도 마땅하지 않은데
하물며 헛되이 버리겠는가."

–《동의보감》 중에서

정(精)

정은 생명력의 근원이다.
정에는 두 가지가 있다. 하나는 생식을 위한 정이고
다른 하나는 살아가는 데 필요한 정이다.
그러므로 '정력(精力)'이라는 말은 말 그대로 정의 힘,
생명력을 말한다. 단순한 정력이 아니다.
《동의보감》에서는 사람이 정기신으로 이루어 졌다고 본다.
여기에서 '정'은 '기'를 만들고 '기'는 다시 '신'을 만든다.
그러므로 정이 없으면 나머지도 없다.

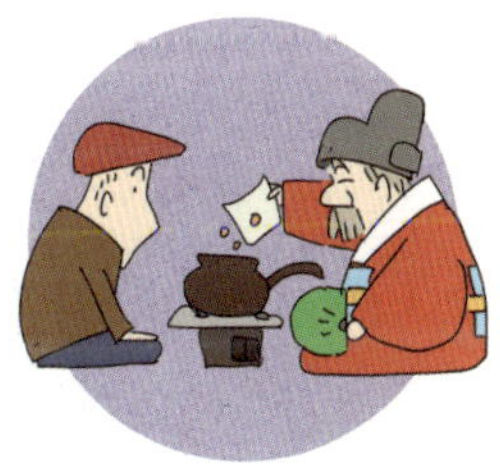

10화

고루 살펴야 제 수명을 찾는다

신(神)

기(氣)

정(精)

정기신은 서로
조화를 이뤄야 한다.

그러나 현대인은
정에만 신경 쓴다.
정력
정력
정력
정력
청력?

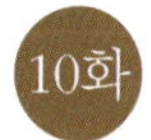

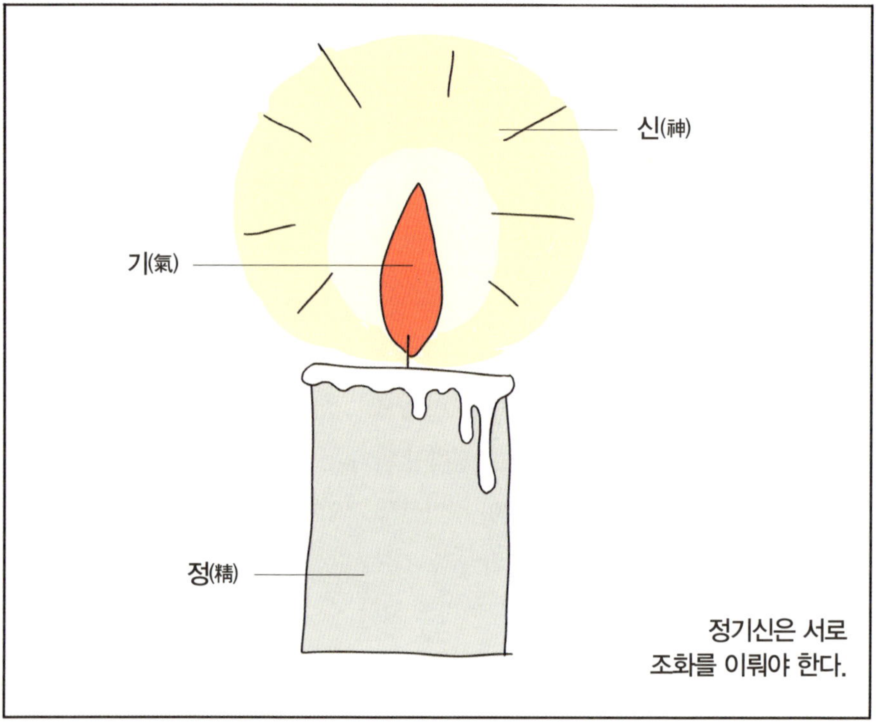

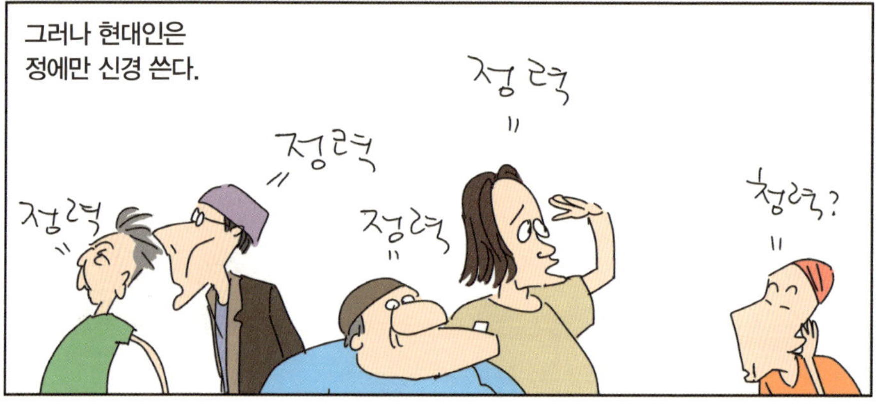

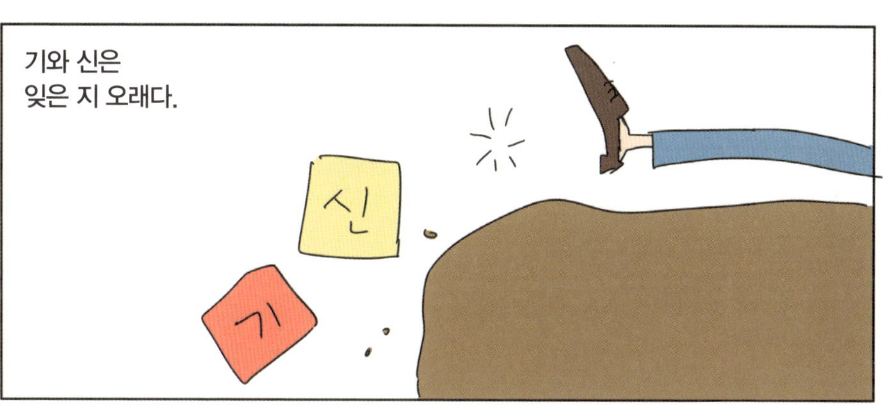
기와 신은
잊은 지 오래다.
신
기

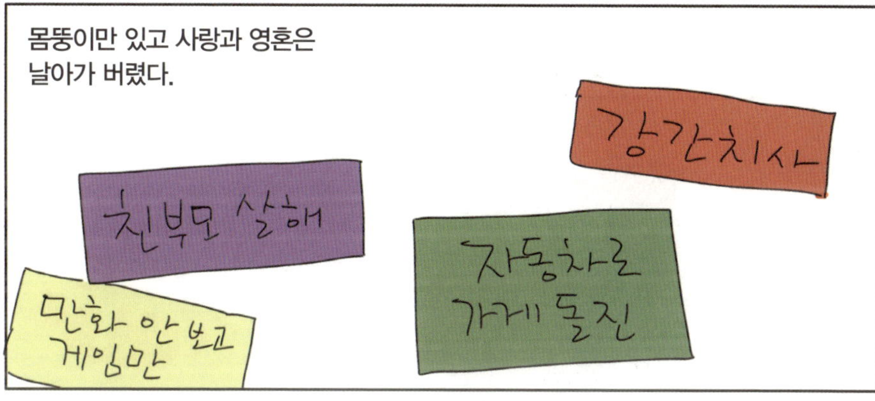
몸뚱이만 있고 사랑과 영혼은
날아가 버렸다.
강간치사
친부모 살해
자동차로 가게 돌진
만화 안 보고 게임만

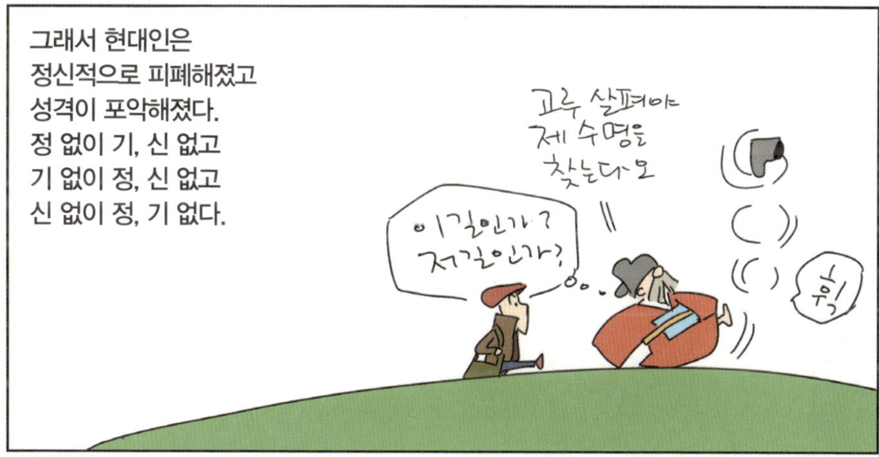
그래서 현대인은
정신적으로 피폐해졌고
성격이 포악해졌다.
정 없이 기, 신 없고
기 없이 정, 신 없고
신 없이 정, 기 없다.
고루 살펴야 제 수명을 찾는다오
이 길인가? 저 길인가?
휙

11화 정은 영양분의 집합체

정
精

음식의 영양분이 모여
정(精)이 되기 때문에 정은
쌀 미(米)와 맑을 청(靑)이
합쳐져 완성되었다.

精

정은 몸의 근본이다.

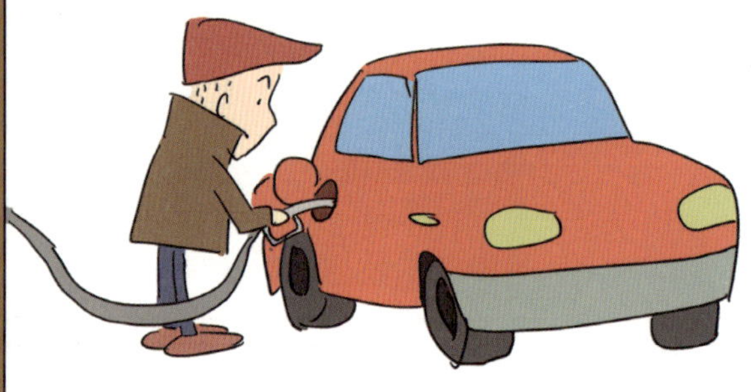

오곡의 진액이 섞여 기름이
되는데 이것이 뼈로
스며들어 골수와 뇌를
채운 뒤 사타구니로
흘러들어 가
정액이 된다.

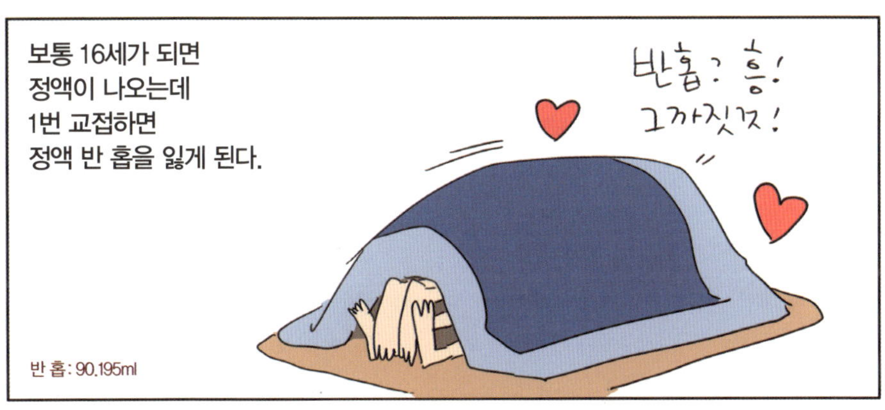
보통 16세가 되면
정액이 나오는데
1번 교접하면
정액 반 홉을 잃게 된다.
반홉? 흥!
그까짓것!
반 홉: 90.195ml

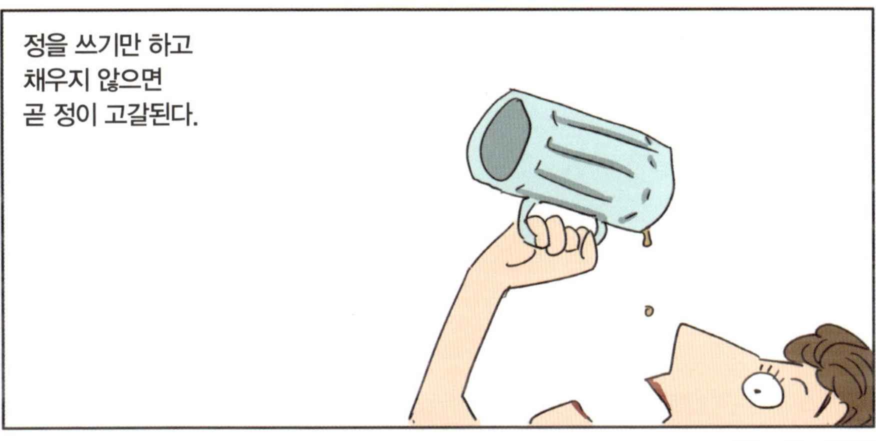
정을 쓰기만 하고
채우지 않으면
곧 정이 고갈된다.

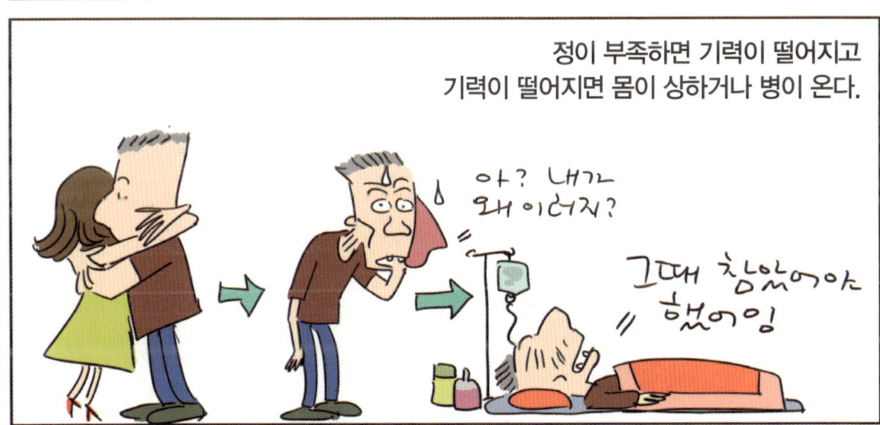
정이 부족하면 기력이 떨어지고
기력이 떨어지면 몸이 상하거나 병이 온다.
아? 내가
왜 이러지?
그때 참았어야
했어잉

12화 담담한 맛이 정을 만든다

왜 이리 심심하지?
오홋! 나는 너무 달콤하다네
얼음과자

옛날에는 달았던 음식이 요즘은 달지 않을 이유가 있다네
어려서부터 단맛에 익숙해져서 어지간히 단맛을 느끼지 못한다네

달고 진한 음식은 입을 즐겁게 해도
정을 만들지는 못 한다.

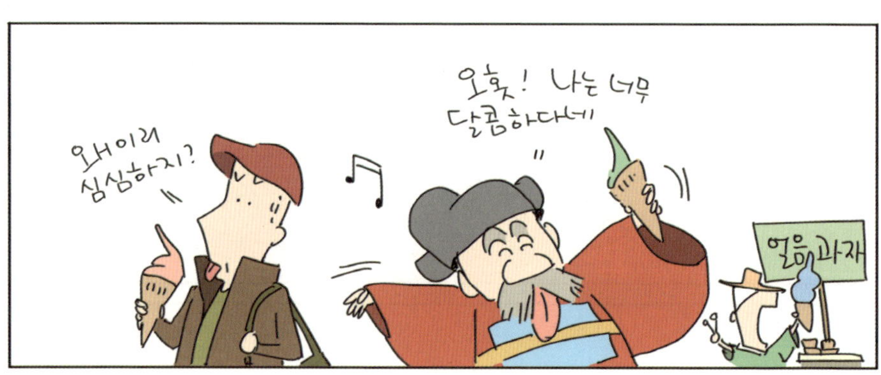

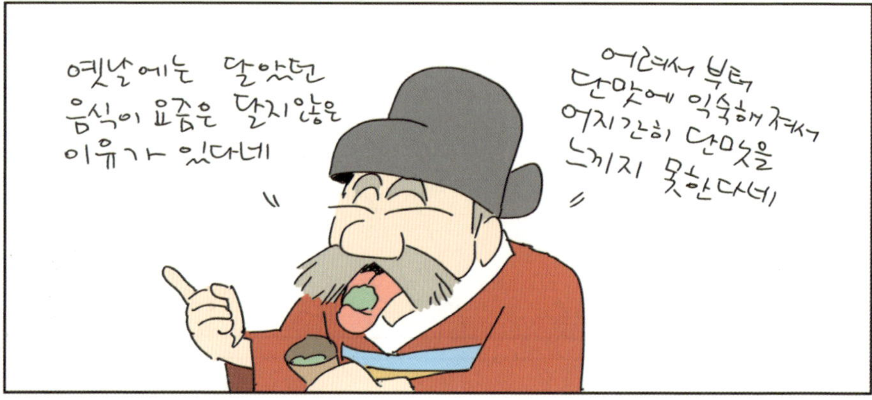

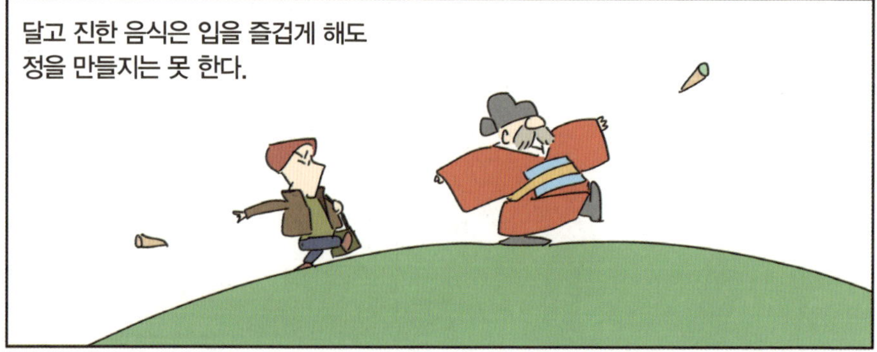

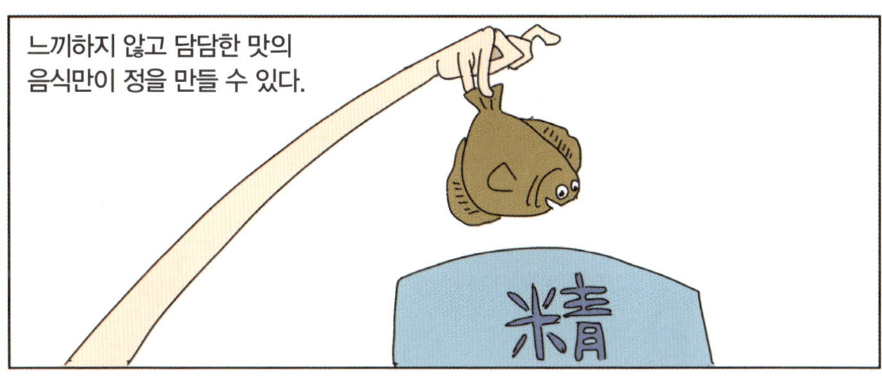

느끼하지 않고 담담한 맛의
음식만이 정을 만들 수 있다.
精

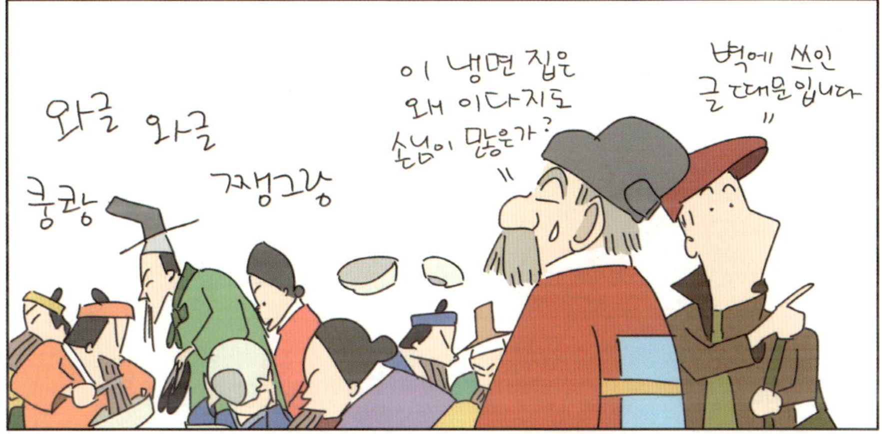

와글 와글
쿵쾅
쨍그랑
이 냉면 집은
왜 이다지도
손님이 많은가?
벽에 쓰인
글 때문입니다

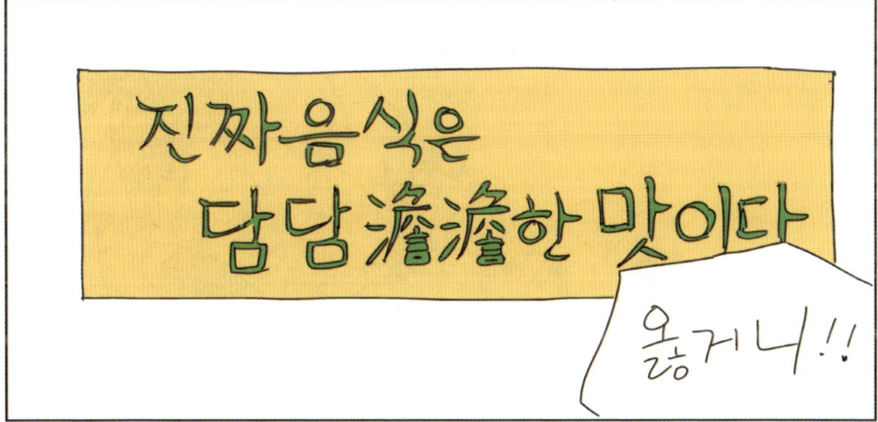

진짜음식은
담담澹澹한 맛이다
옳거니!!

13화 약보다 밥

이 사람들은 뭐죠?
신선이 되고픈 사람들이라네

그러나 신선이 되기 전에 자꾸 아파한다.
그럴 수밖에 없잖농아
냠냠
!
!
!

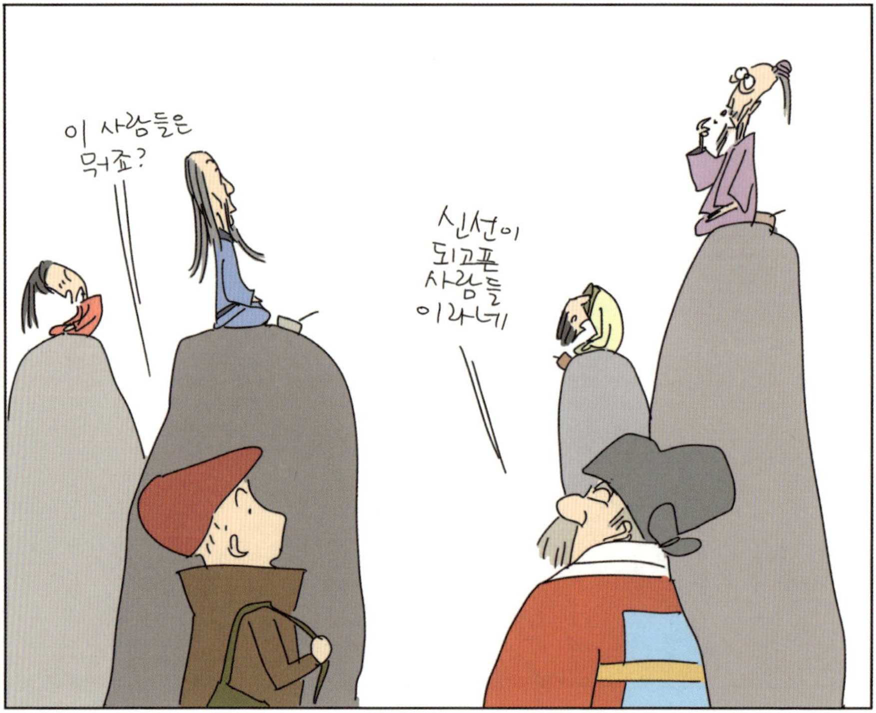

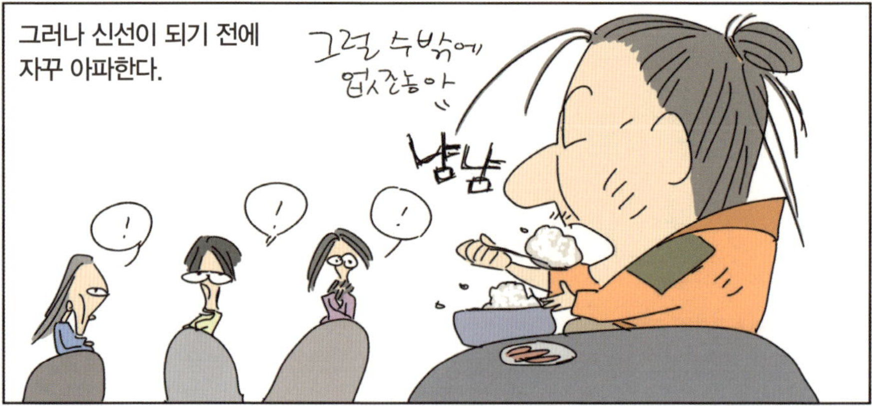

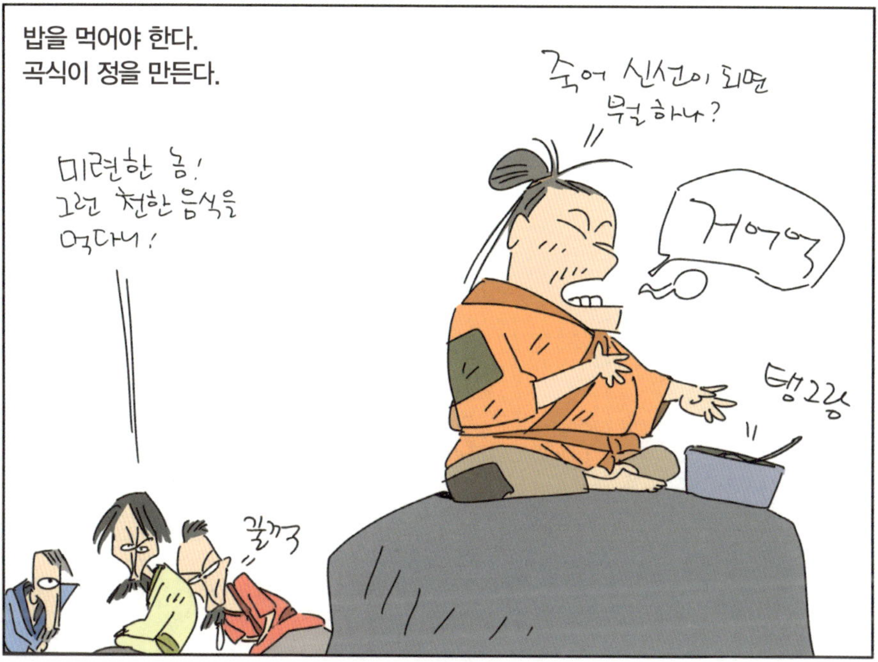

밥을 먹어야 한다.
곡식이 정을 만든다.

죽어 신선이 되면 무얼 하나?

미련한 놈! 그런 천한 음식을 먹다니!

거어억

뎅그랑

신선이 되려고
솔잎가루, 백복령,
이슬 같은 걸
먹는 것보다
밥을 먹는 것이
훨씬 낫다.
이것봐! 공중부양도 되잖나!
부웅

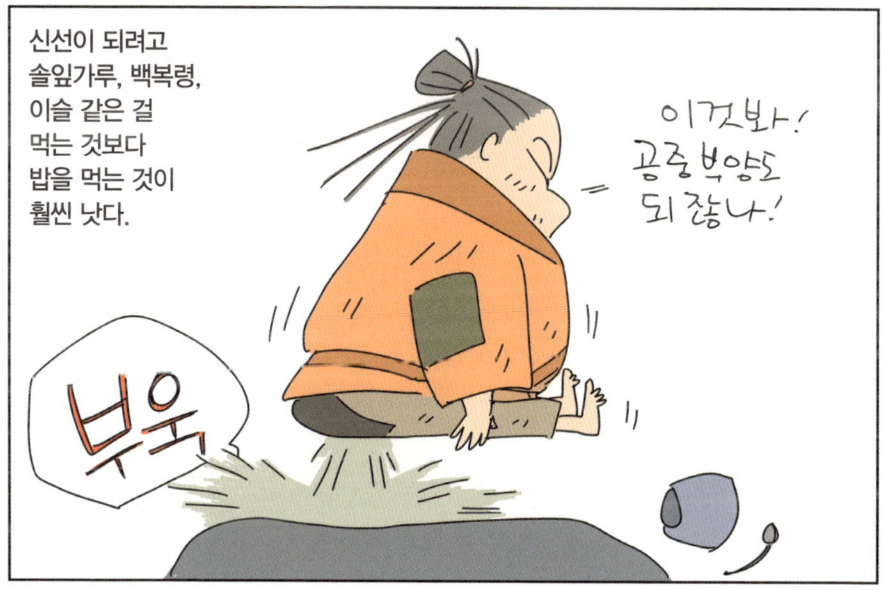

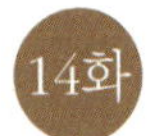

14화 밥의 엑기스가 몸의 엑기스

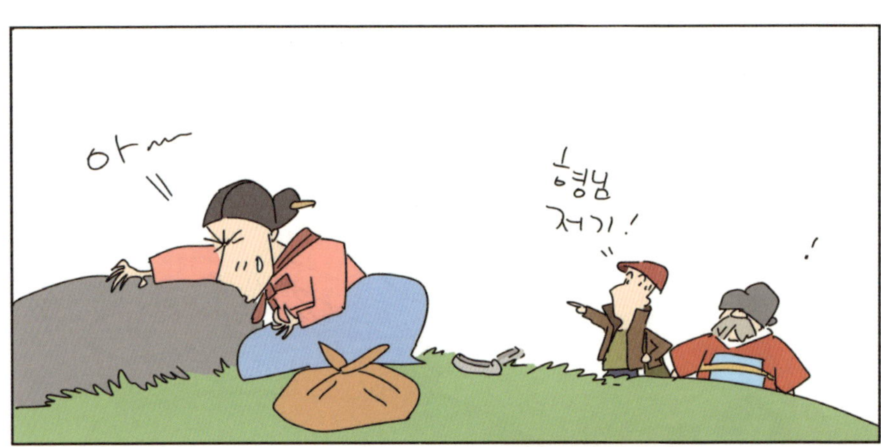

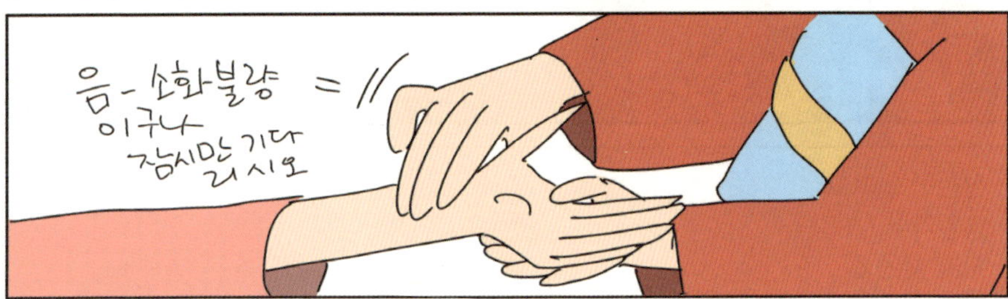

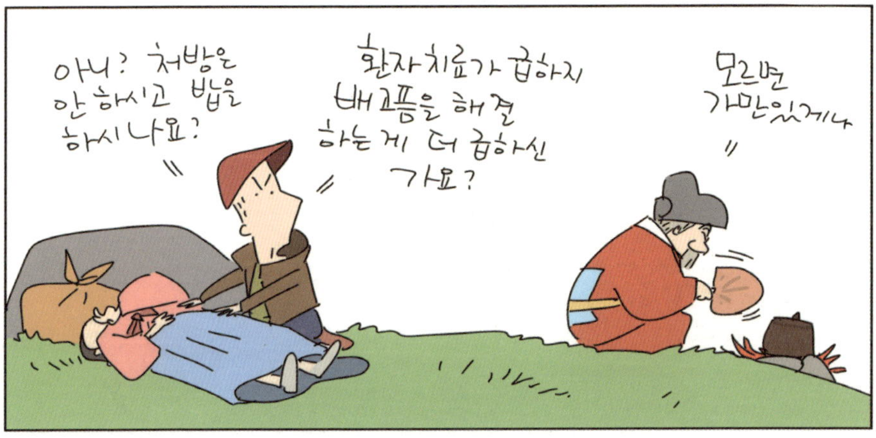

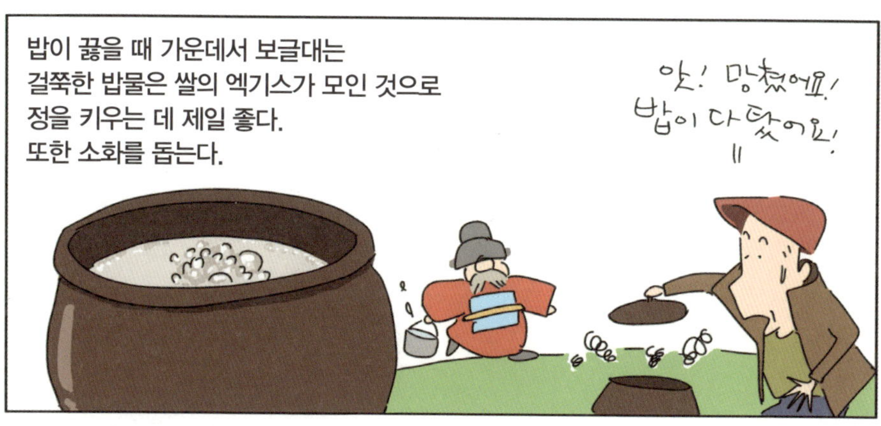
밥이 끓을 때 가운데서 보글대는
걸쭉한 밥물은 쌀의 엑기스가 모인 것으로
정을 키우는 데 제일 좋다.
또한 소화를 돕는다.
앗! 망쳤어요!
밥이 다 탔어요!

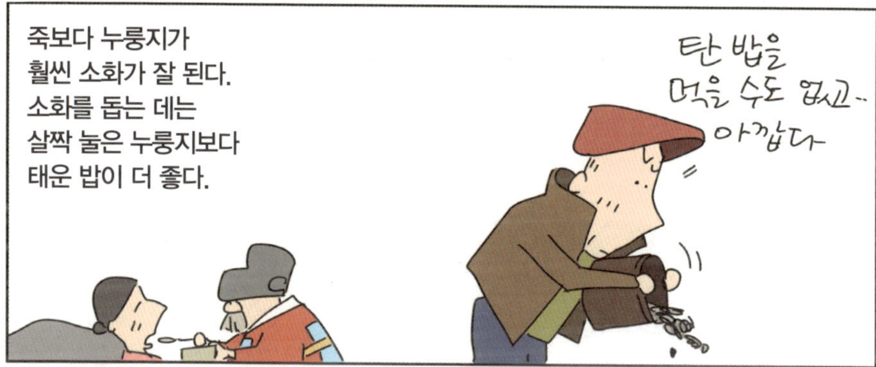
죽보다 누룽지가
훨씬 소화가 잘 된다.
소화를 돕는 데는
살짝 눌은 누룽지보다
태운 밥이 더 좋다.
탄 밥을
먹을 수도 없고..
아깝다

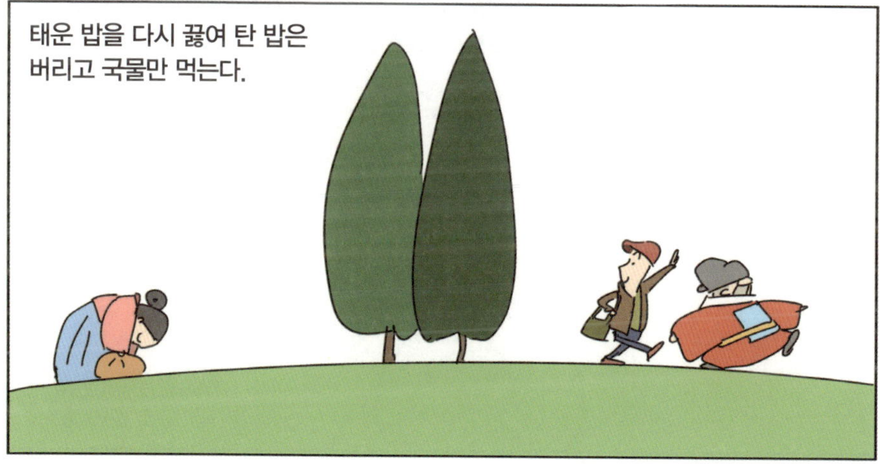
태운 밥을 다시 끓여 탄 밥은
버리고 국물만 먹는다.

15화 젊을 때 아이를 가져라

사람은 바다에서
태어난다네
에이~ 바다에서는
물고기가
태어나죠

바다와 자궁의 양수는
성분이 같다네
형님!

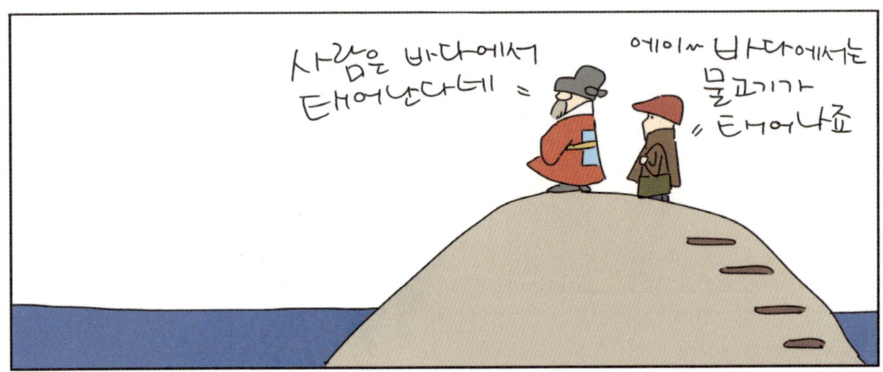

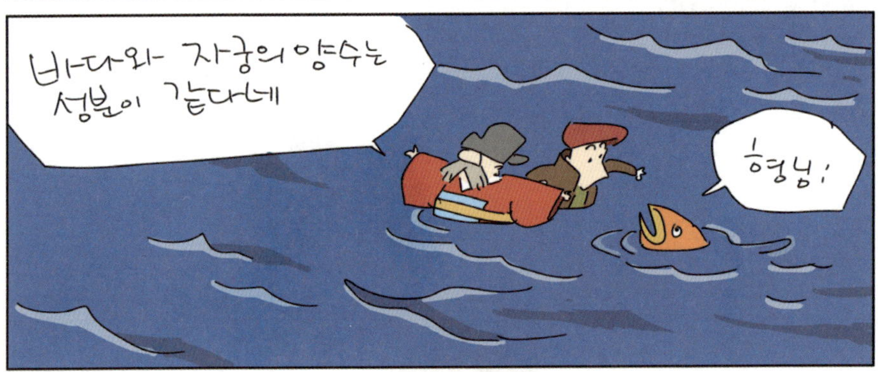

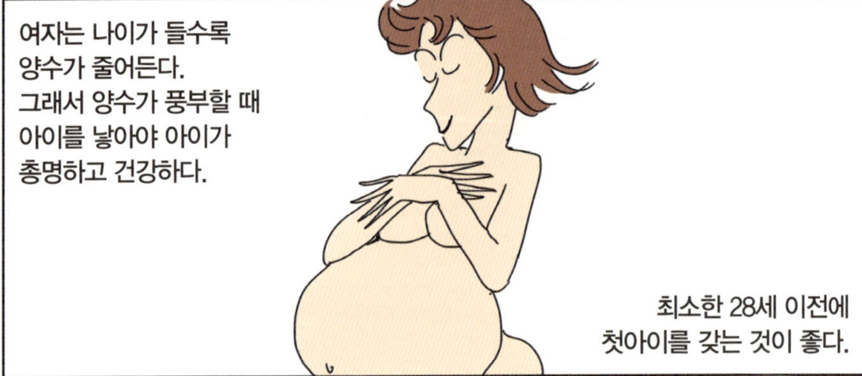

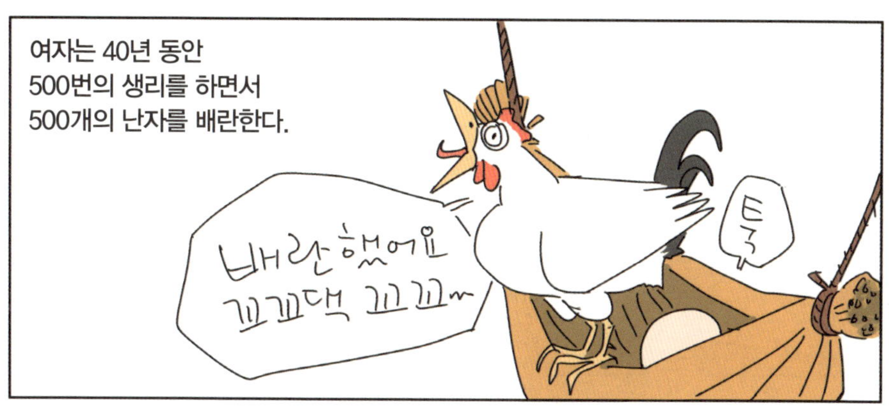
여자는 40년 동안
500번의 생리를 하면서
500개의 난자를 배란한다.
배란했어요
꼬꼬댁 꼬꼬~
툭

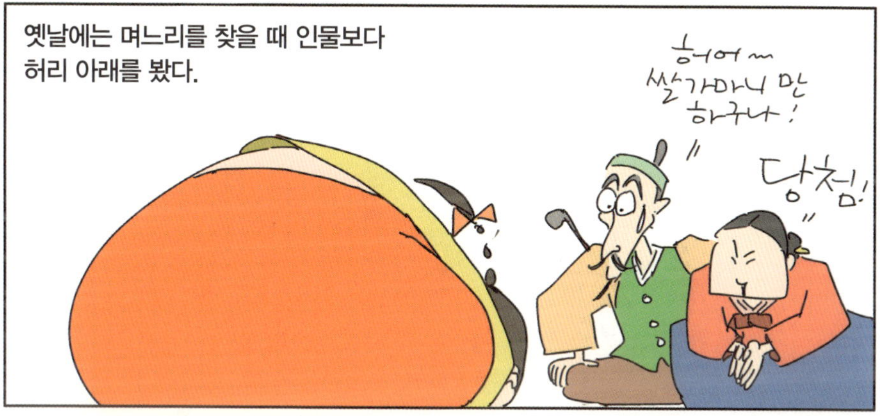
옛날에는 며느리를 찾을 때 인물보다
허리 아래를 봤다.
허어~
쌀가마니 만 하구나!
당첨!

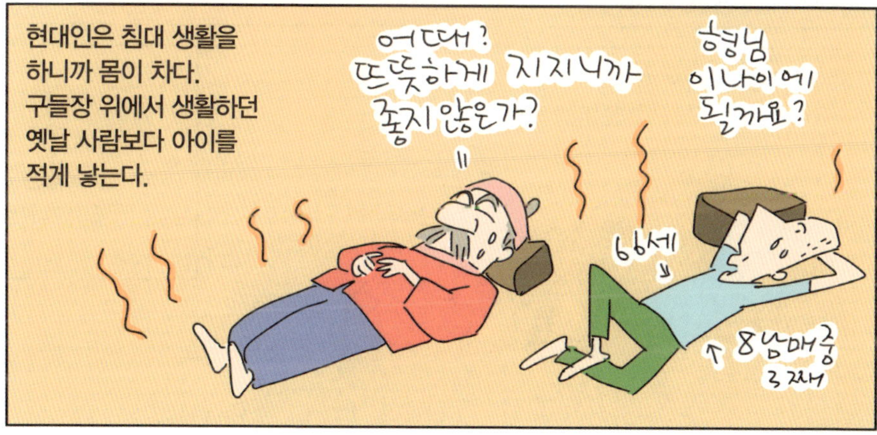
현대인은 침대 생활을
하니까 몸이 차다.
구들장 위에서 생활하던
옛날 사람보다 아이를
적게 낳는다.
어때?
뜨뜻하게 지지니까
좋지 않은가?
형님
이 나이에
될까요?
66세
8남매 중
3째

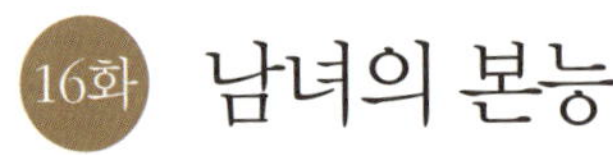

16화 남녀의 본능

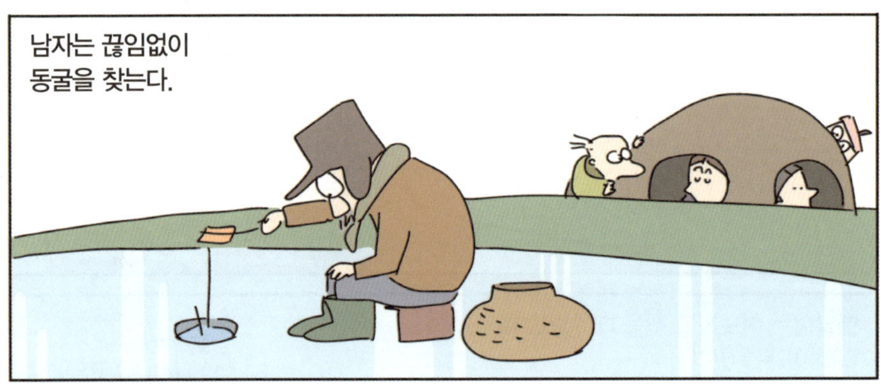
남자는 끊임없이
동굴을 찾는다.

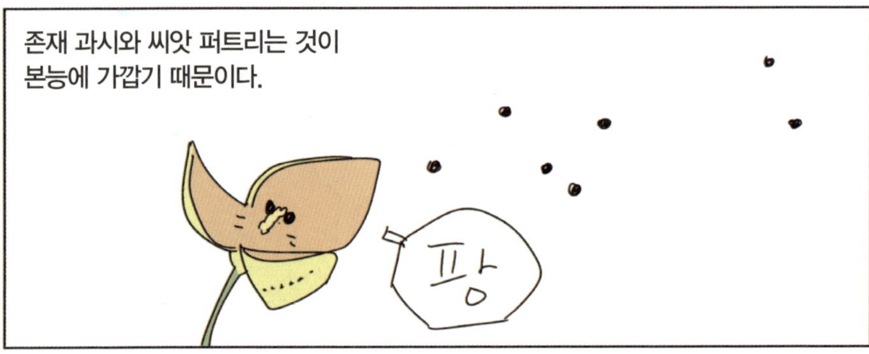
존재 과시와 씨앗 퍼트리는 것이
본능에 가깝기 때문이다.
팡

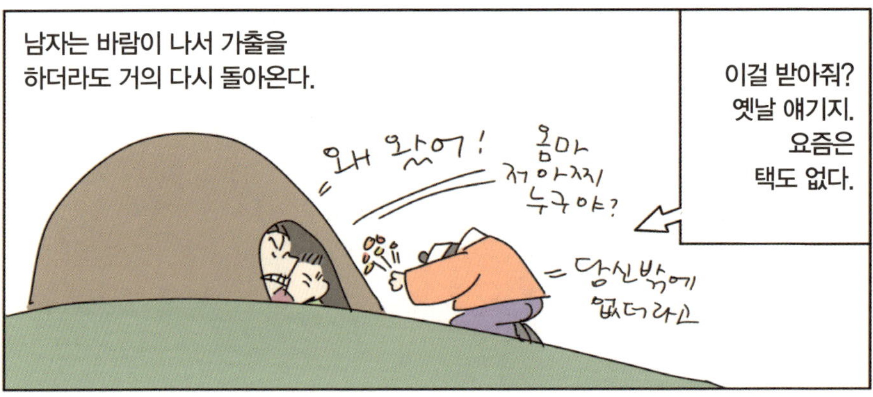
남자는 바람이 나서 가출을
하더라도 거의 다시 돌아온다.
이걸 받아줘?
옛날 얘기지.
요즘은
택도 없다.
왜 왔어!
엄마
저 아저씨
누구야?
당신밖에
없더라고

여자는 바람이 나서 가출을 하면
100% 돌아오지 않는다.

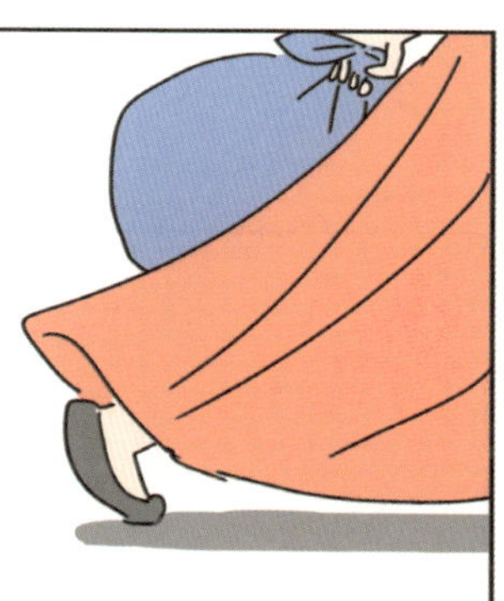

동굴이랑 같이
움직이기 때문이다.

여기 있던 동굴
못 보셨어?

어?
언제 없어
졌지?

17화 산후풍의 최대 적

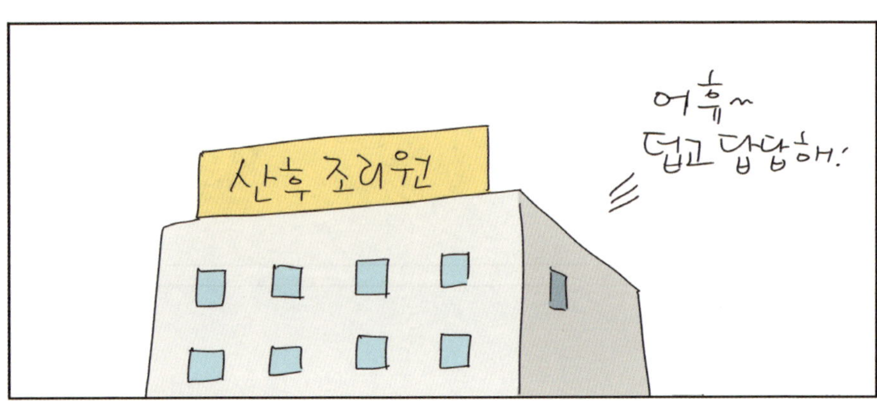
산후 조리원
어휴~
덥고 답답해!

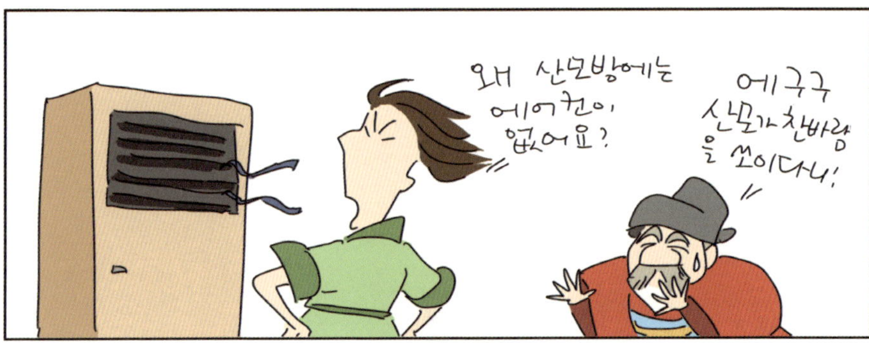
왜 산모방에는
에어컨이
없어요?
에구구
산모가 찬바람
을 쐬이다니!

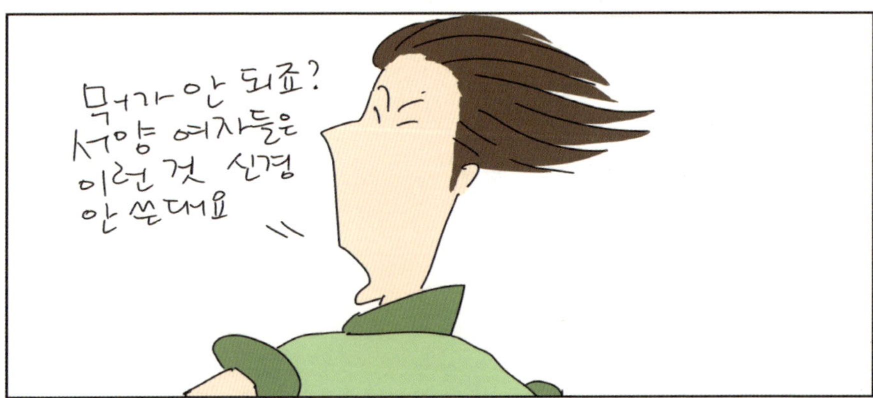
뭐가 안 되죠?
서양 여자들은
이런 것 신경
안 쓴대요

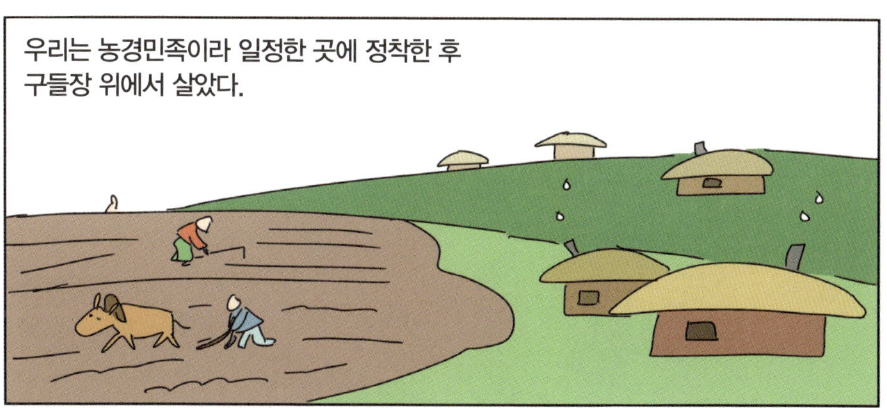
우리는 농경민족이라 일정한 곳에 정착한 후
구들장 위에서 살았다.

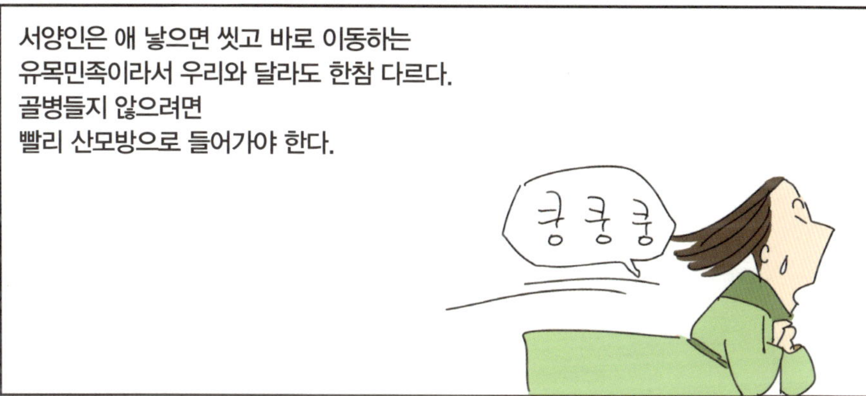
서양인은 애 낳으면 씻고 바로 이동하는
유목민족이라서 우리와 달라도 한참 다르다.
골병들지 않으려면
빨리 산모방으로 들어가야 한다.
쿵 쿵 쿵

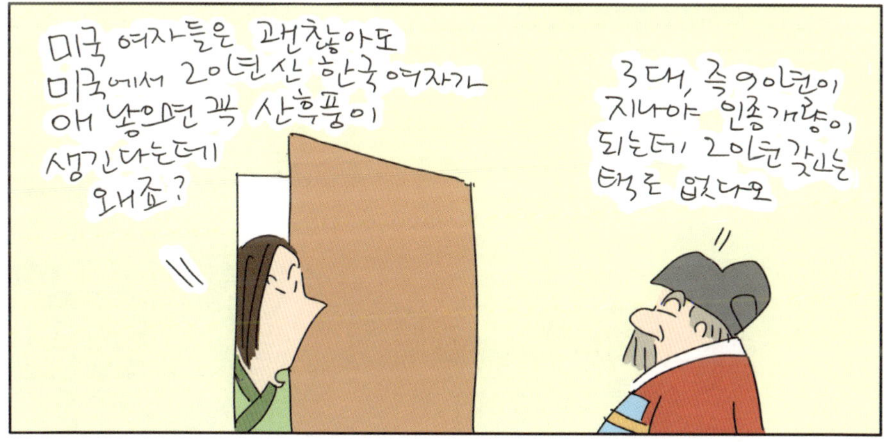
미국 여자들은 괜찮아도
미국에서 20년 산 한국 여자가
애 낳으면 꼭 산후풍이
생긴다는데
왜죠?
3대, 즉 90년이
지나야 인종개량이
되는데 20년 갖고는
택도 없다오

18화 피 1말을 모아야 정 1되가 된다

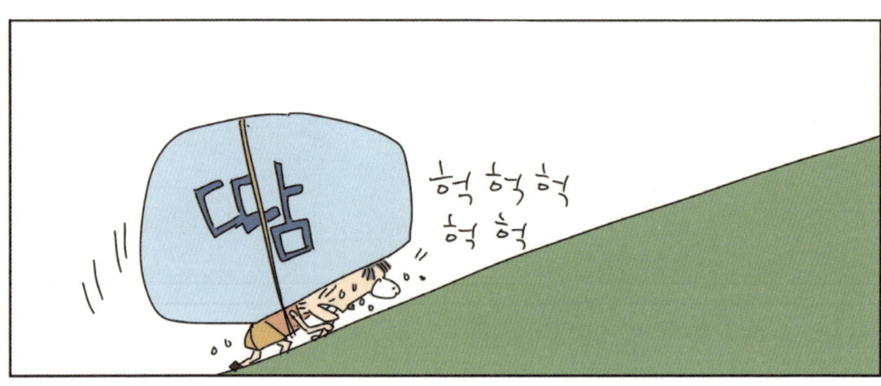

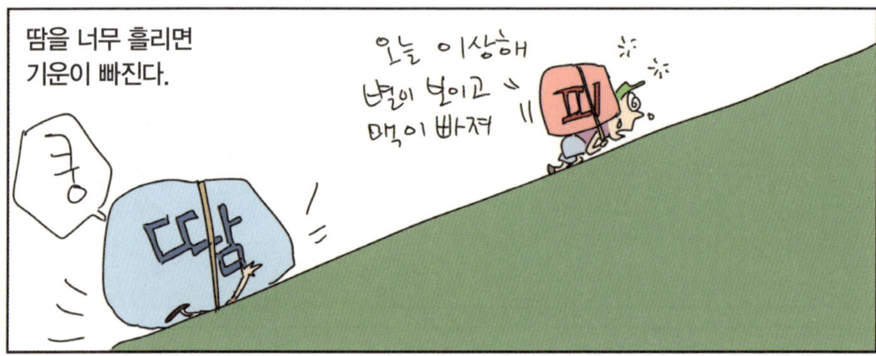

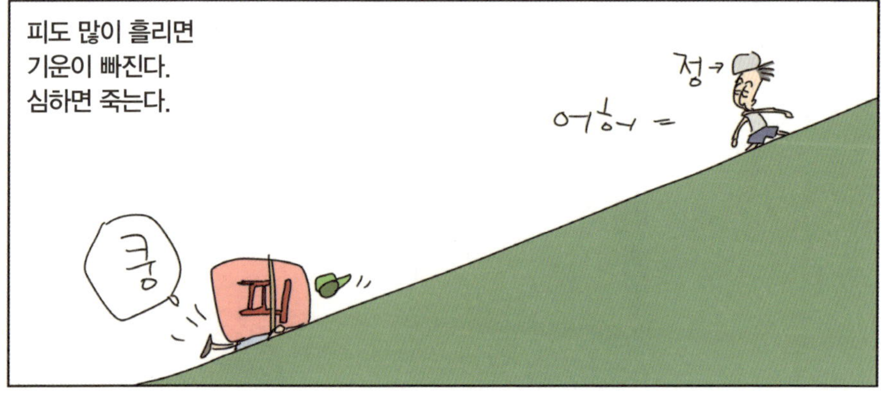

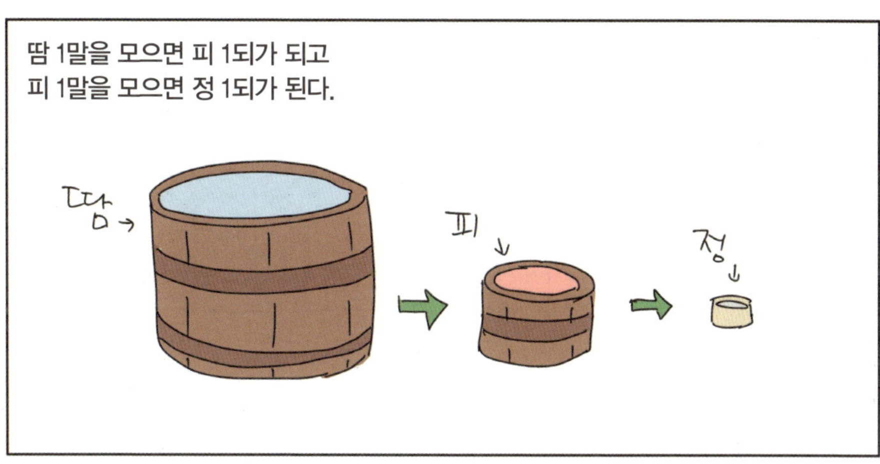

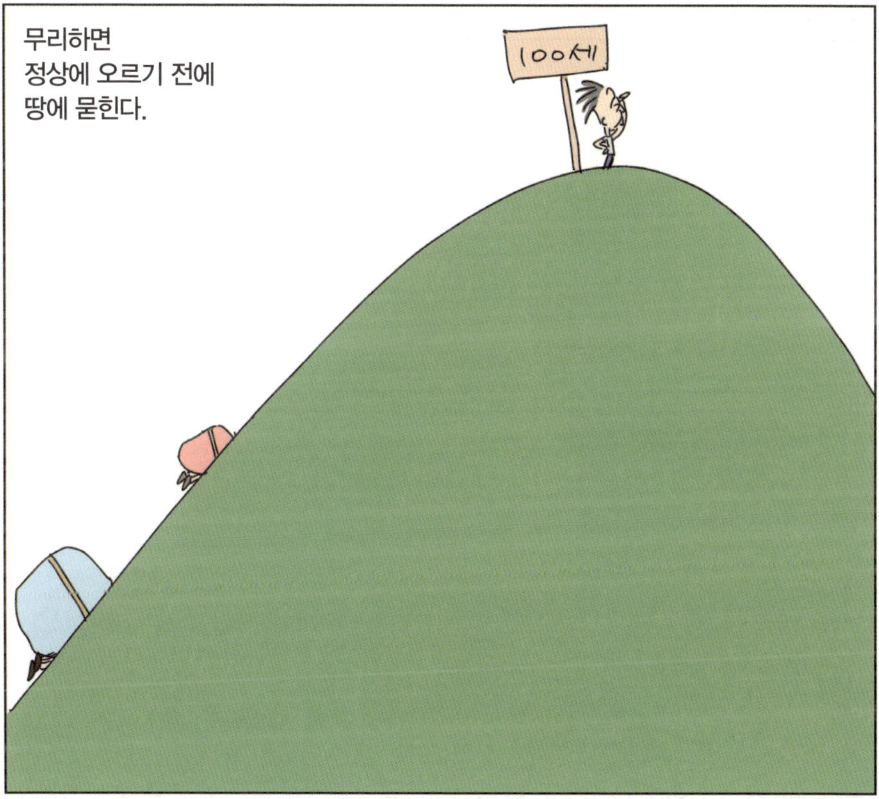

무리하면
정상에 오르기 전에
땅에 묻힌다.

100세

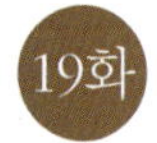

19화 몽정과 유정의 차이

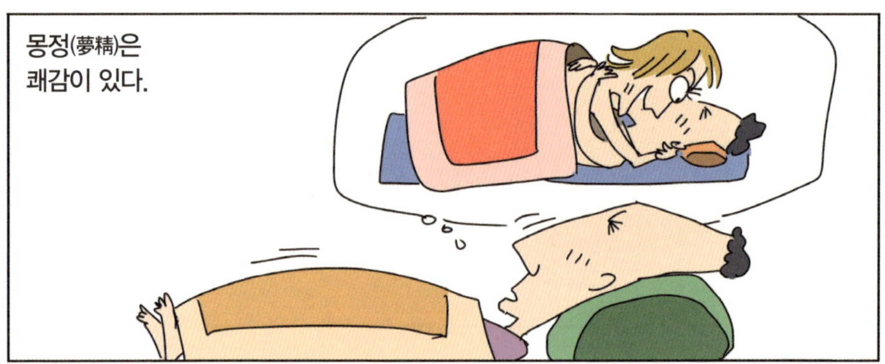

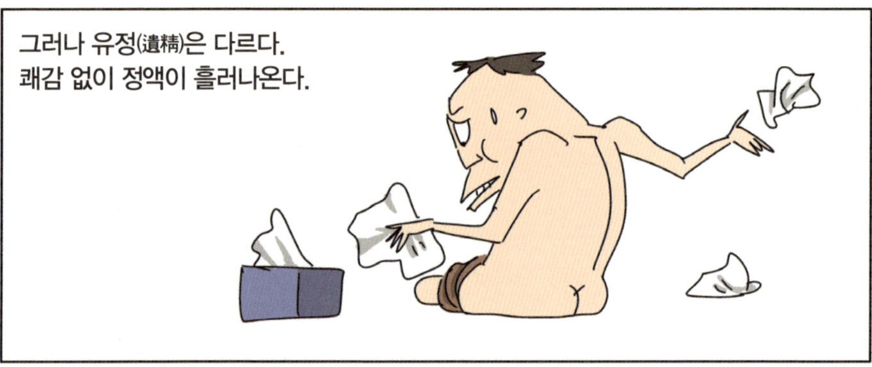

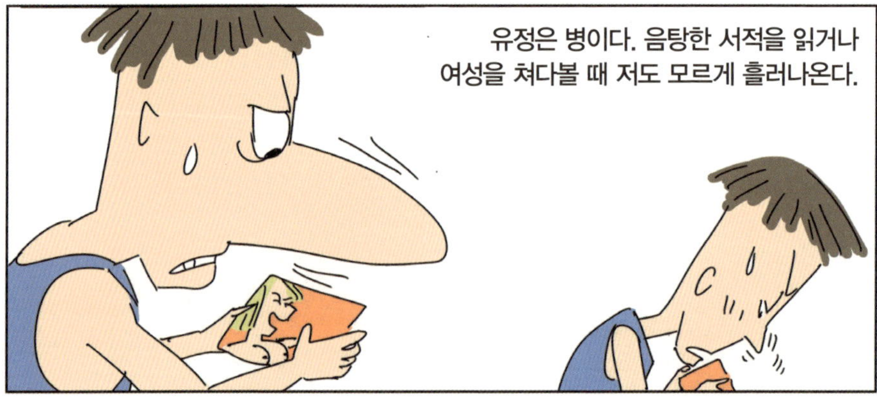

성욕은 뇌와 심장이
지배하므로
상상하지 말고
눈으로 보지 않아야
치료에 도움이 된다.

요즘같이 노출이 심한 시대에
마음을 닦는 청심(淸心)이란 불가능해 보인다.

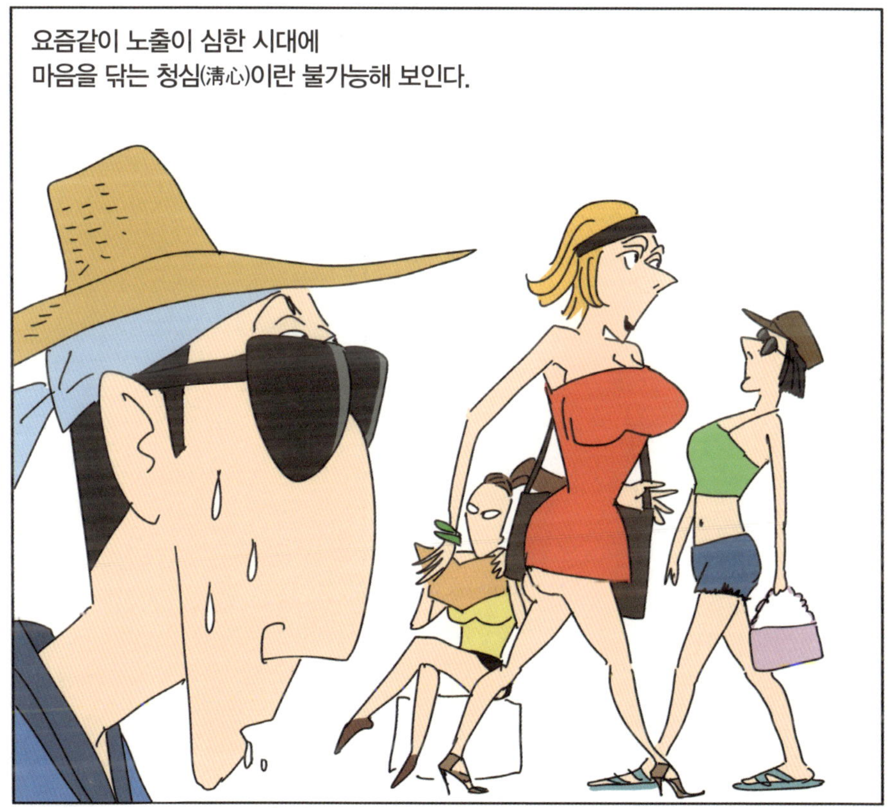

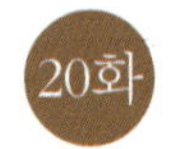

20화

침 치료 • 유정일 때

침은
최고 4개까지만
놓아라.
356
357
358
아!
안돼!
침이 없는 일반가정에서는
은단을 침 대신 사용해도 좋다.
은단
얇은
종이반창고

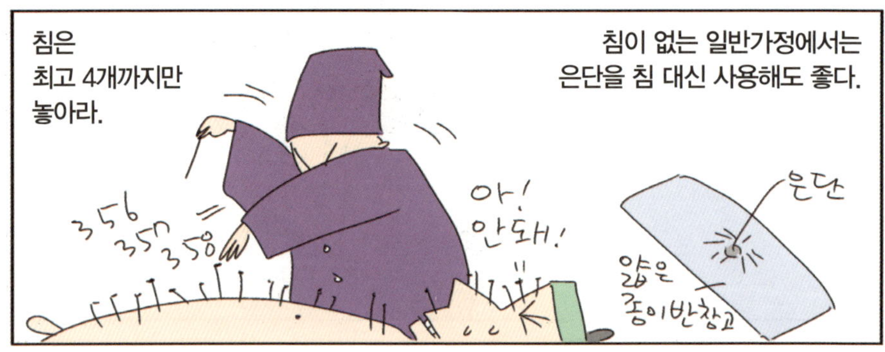

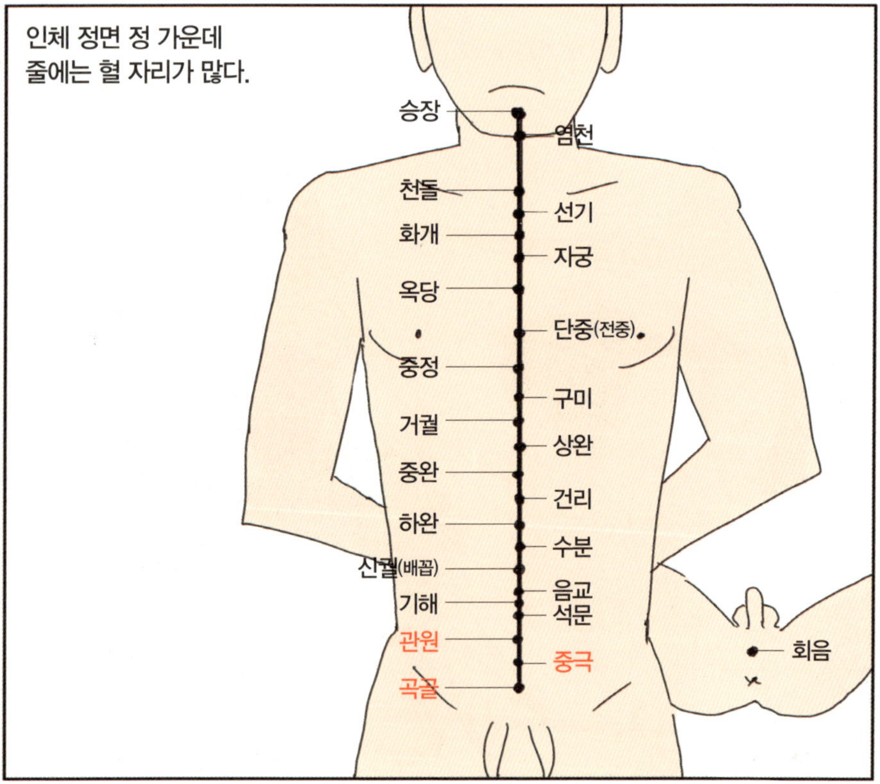

인체 정면 정 가운데
줄에는 혈 자리가 많다.

승장
염천
천돌
선기
화개
자궁
옥당
단중(전중)
중정
구미
거궐
상완
중완
건리
하완
수분
신궐(배꼽)
음교
기해
석문
관원
중극
곡골
회음

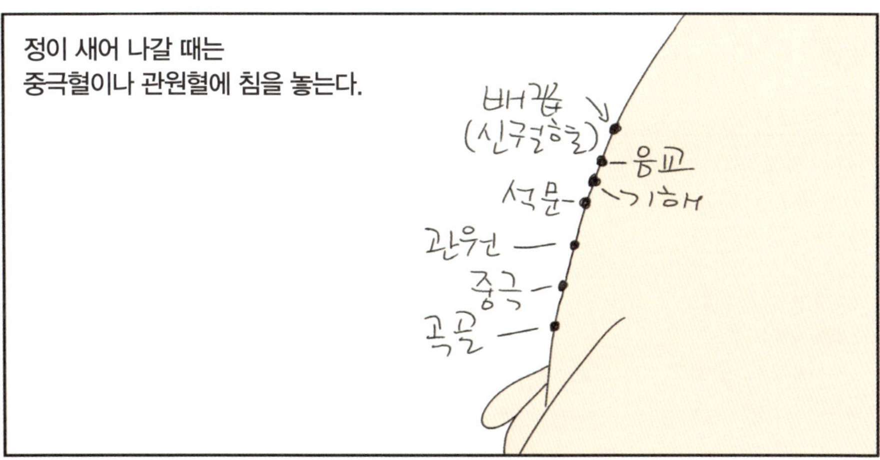
정이 새어 나갈 때는
중극혈이나 관원혈에 침을 놓는다.
배꼽
(신궐혈)
음교
석문
기해
관원
중극
곡골

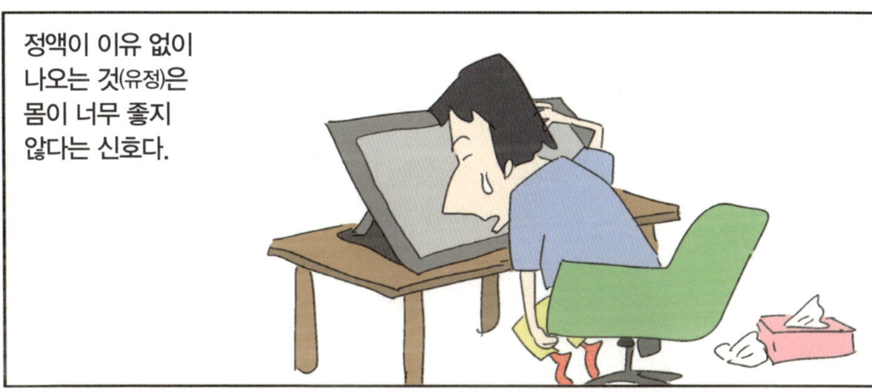
정액이 이유 없이
나오는 것(유정)은
몸이 너무 좋지
않다는 신호다.

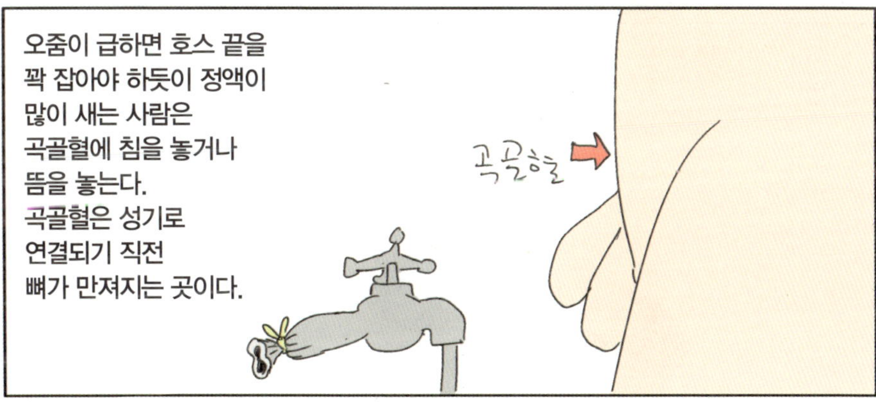
오줌이 급하면 호스 끝을
꽉 잡아야 하듯이 정액이
많이 새는 사람은
곡골혈에 침을 놓거나
뜸을 놓는다.
곡골혈은 성기로
연결되기 직전
뼈가 만져지는 곳이다.
곡골혈

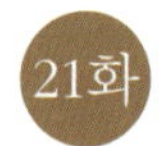

새는 정액을 막아라

평소 정액이 새는 사람은
아랫배가 당기고
귀두(龜頭)가 차고,
어지럽고 머리카락이
빠지며 삭지 않은
대변(산똥)이 나오거나
대변에 피나 정액이
섞여 나온다.

증상이 나아녀?

66세

영감은 빼고

두려움은 정(精)을 상하게 한다.
두려움이 많으면
뼈가 시리고 손발이 차고
다리에 힘이 빠지고
정액이 저절로
흘러나온다.
결혼
돈
실업
은퇴

정액이 많이 부족하면
귀가 먹는다.
응? 뭐라? 다시 얘기 해봐!

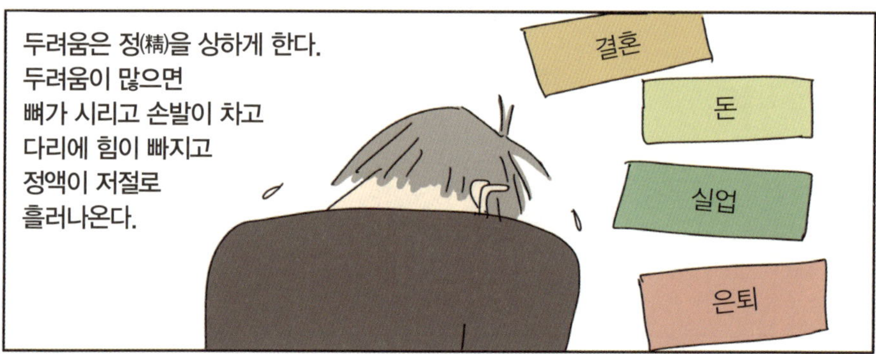

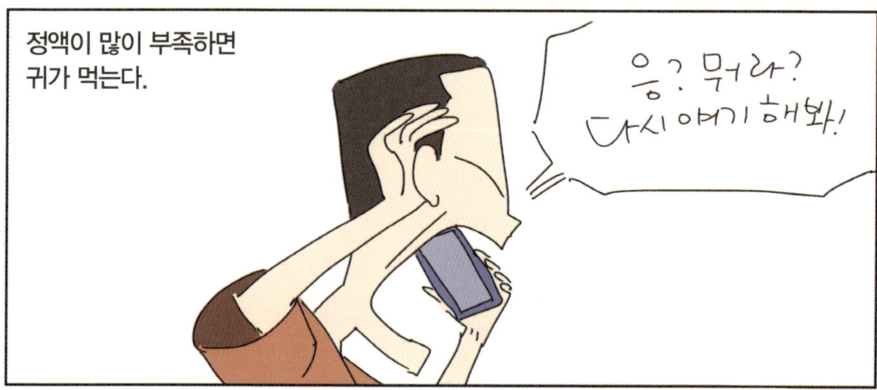

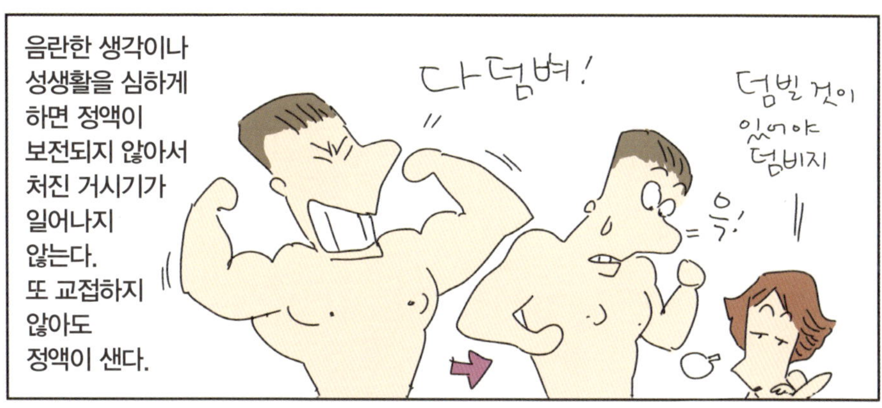
음란한 생각이나
성생활을 심하게
하면 정액이
보전되지 않아서
처진 거시기가
일어나지
않는다.
또 교접하지
않아도
정액이 샌다.
다 덤벼!
윽!
덤빌 것이
있어야
덤비지

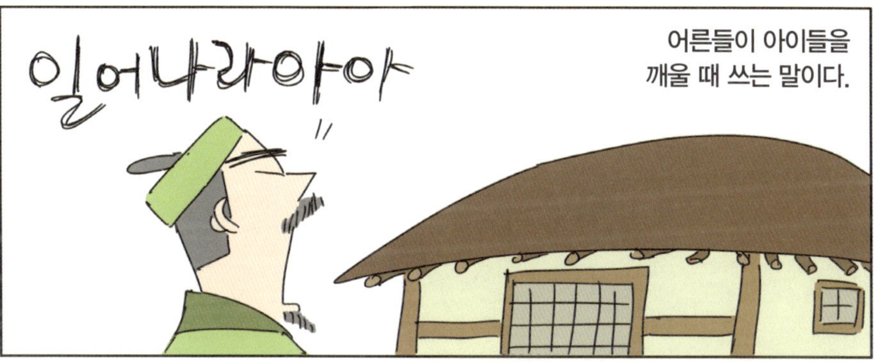
일어나라아아
어른들이 아이들을
깨울 때 쓰는 말이다.

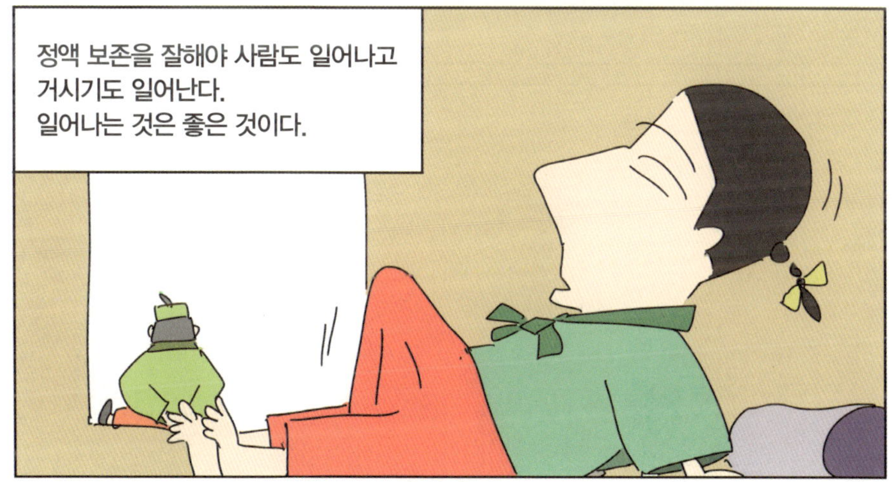
정액 보존을 잘해야 사람도 일어나고
거시기도 일어난다.
일어나는 것은 좋은 것이다.

22화 침 치료 • 정액이 새어 나갈 때

소변이 시원하게 나오지 않고
갈라져서 나오거나
소변을 질질 흘리거나
정액이 새는 사람은
신수혈에 침을 놓는다.

명문혈
신수혈

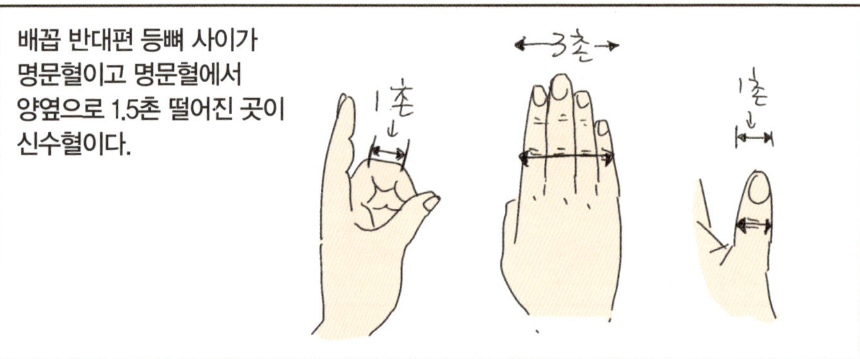

배꼽 반대편 등뼈 사이가
명문혈이고 명문혈에서
양옆으로 1.5촌 떨어진 곳이
신수혈이다.

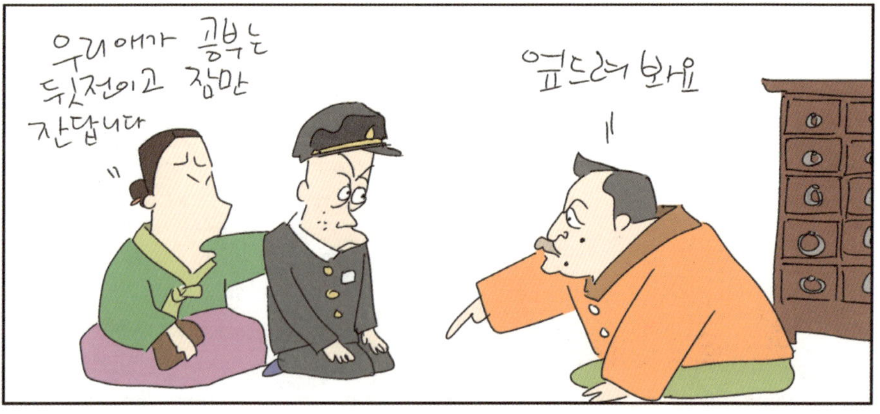

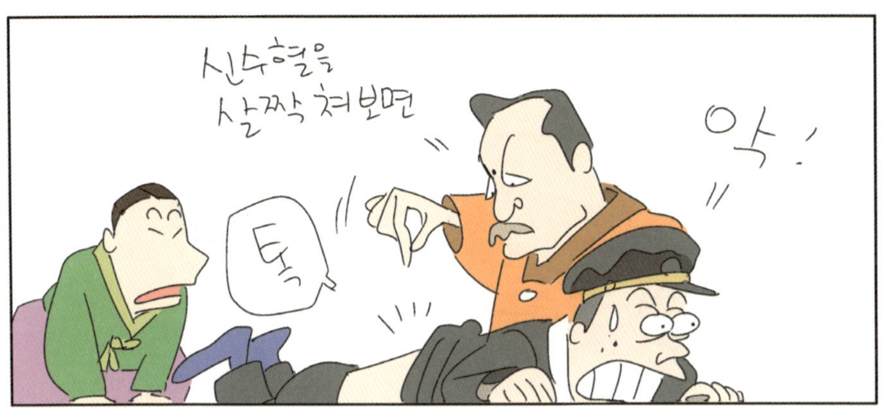
신수혈을
살짝 쳐보면
톡
악!

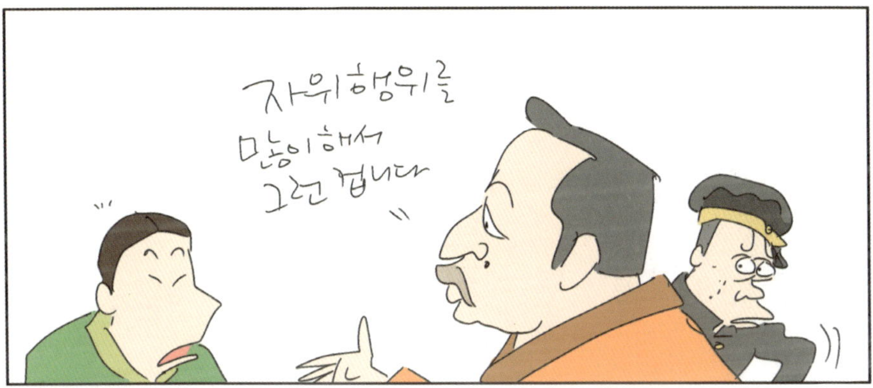
자위행위를
많이해서
그런 겁니다

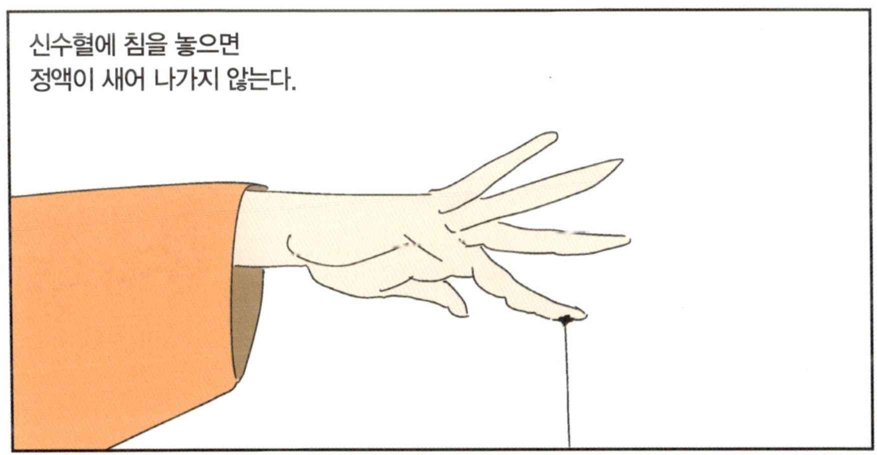
신수혈에 침을 놓으면
정액이 새어 나가지 않는다.

대포를 많이 쏘면 몸이 망가진다

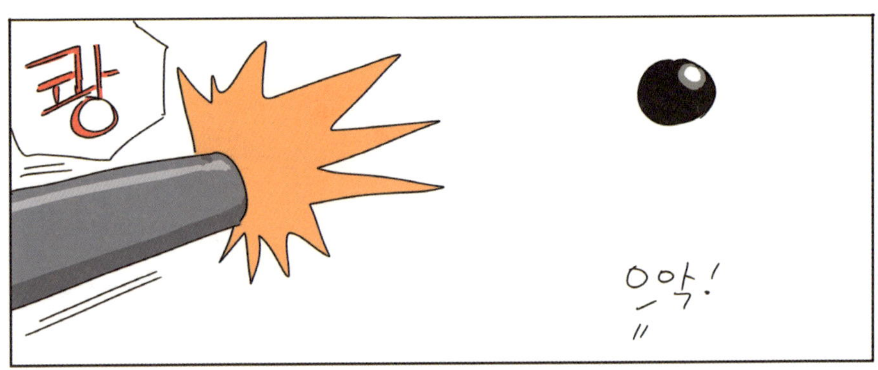

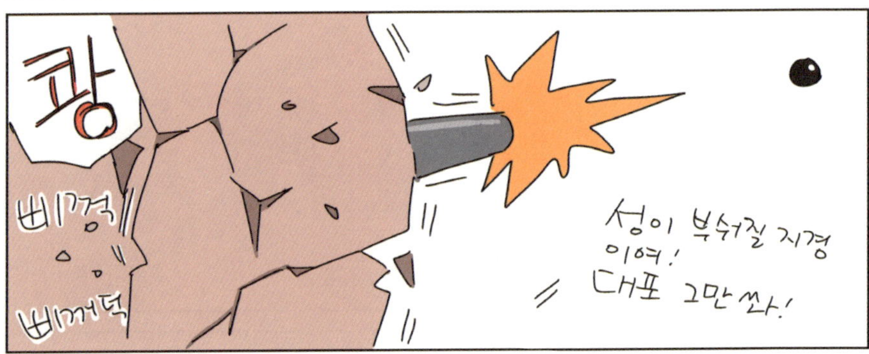

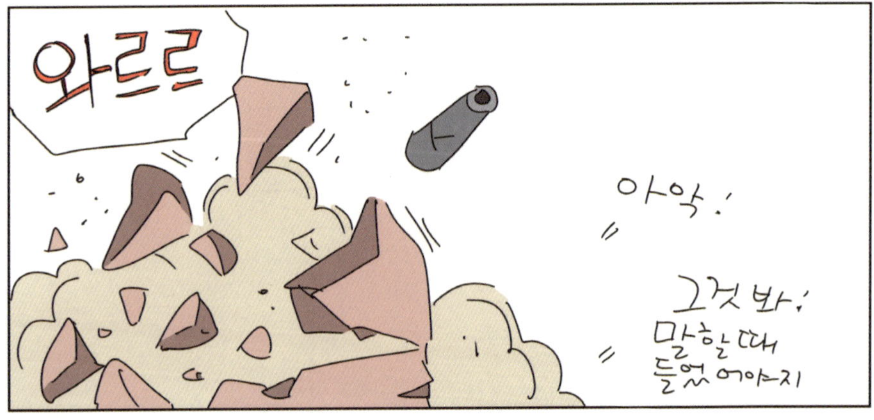

대포를 많이 쏘면 몸이 망가진다. 허리, 등, 다리가
시큰거리고 뼛속이 텅 비고 건망증이 오고
귀에서 소리가 난다.

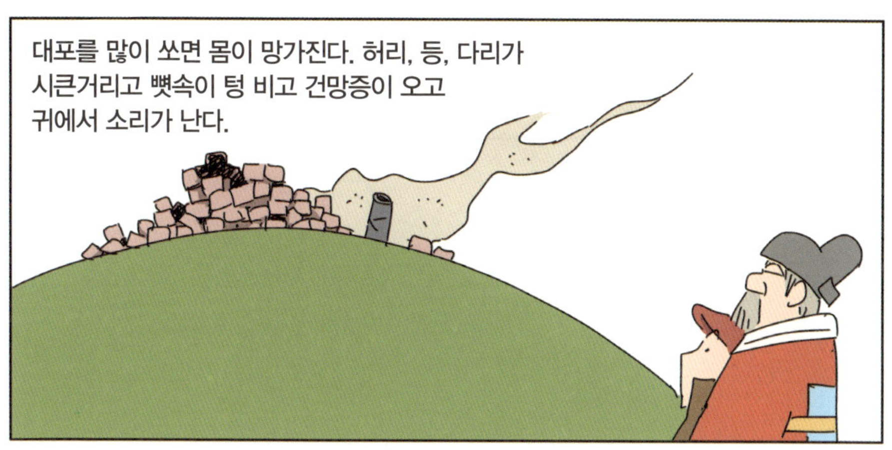

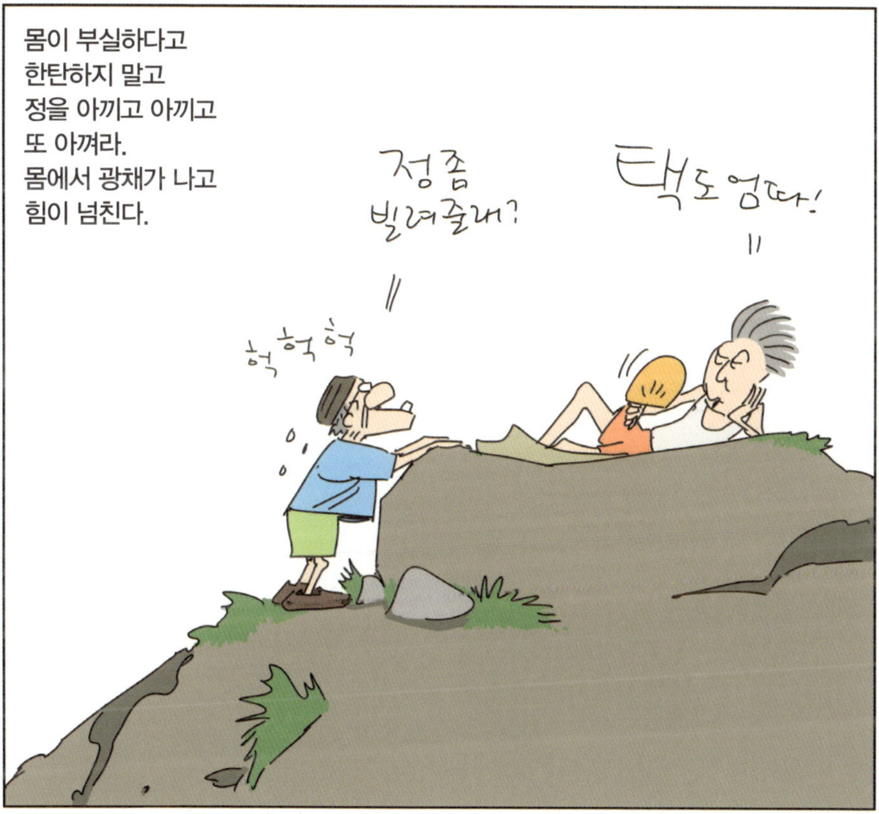

몸이 부실하다고
한탄하지 말고
정을 아끼고 아끼고
또 아껴라.
몸에서 광채가 나고
힘이 넘친다.

정 좀
빌려줄래?

택도 엄따!

헉 헉 헉

24화 침 치료 • 정력이 약할 때

태충혈에 침을 놓는다.
은단침을 써도 좋다.

태충

침을 놓지 않고도
좋아지는 방법은
까치발로 걷는 것이다.

도둑들이 정력 좋겠다 ;;

특히 발레리나들이 엄청 나다네 ;;
까치발 성일이 엄청 나겠네 ;;
삐빅
삐빅

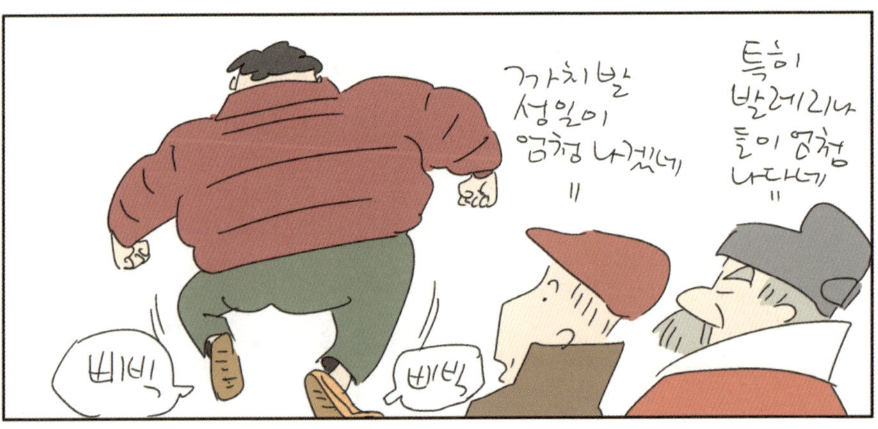

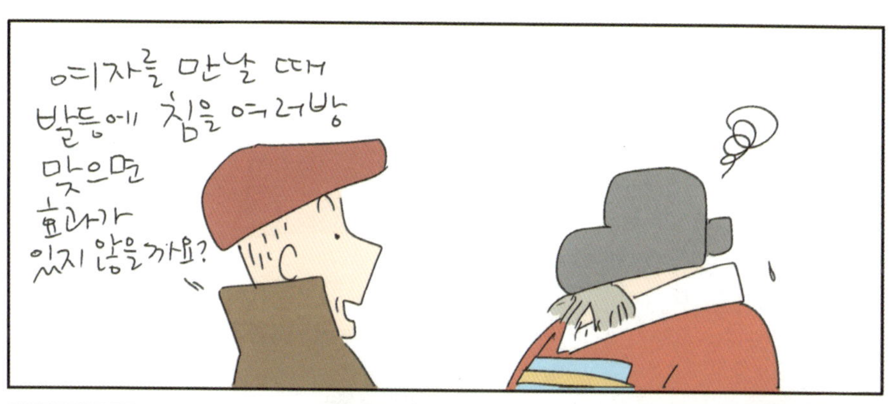
여자를 만날 때
발등에 침을 여러방
맞으면
효과가
있지 않을까요?

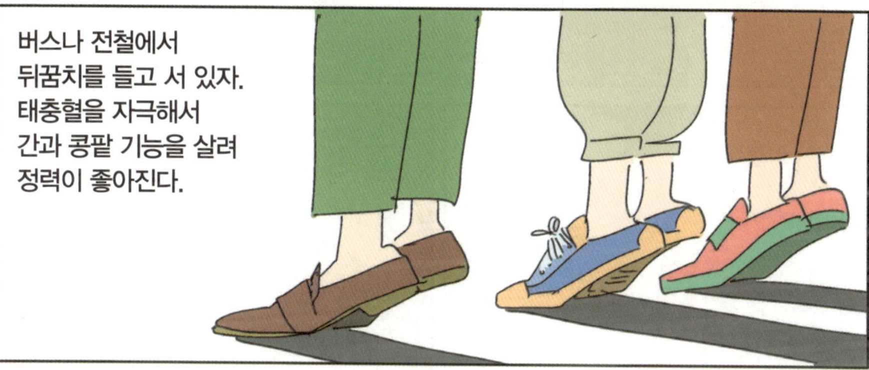
버스나 전철에서
뒤꿈치를 들고 서 있자.
태충혈을 자극해서
간과 콩팥 기능을 살려
정력이 좋아진다.

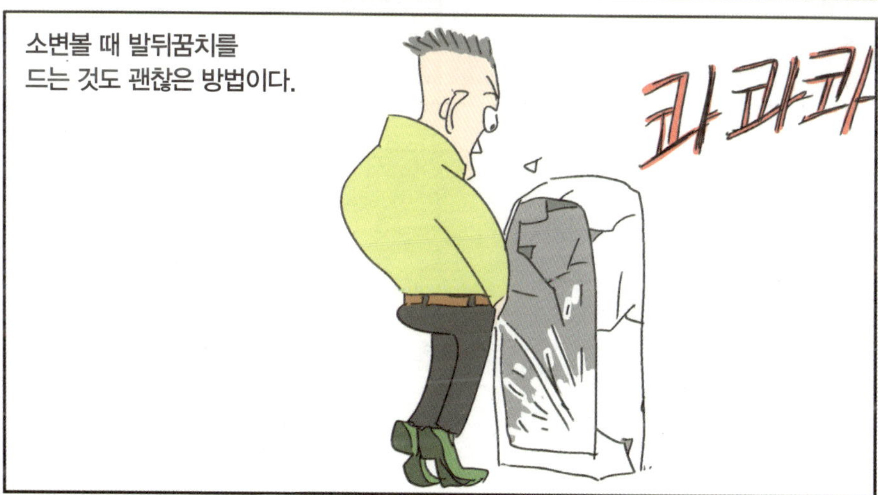
소변볼 때 발뒤꿈치를
드는 것도 괜찮은 방법이다.
콰콰콰

25화 마지막 신호탄

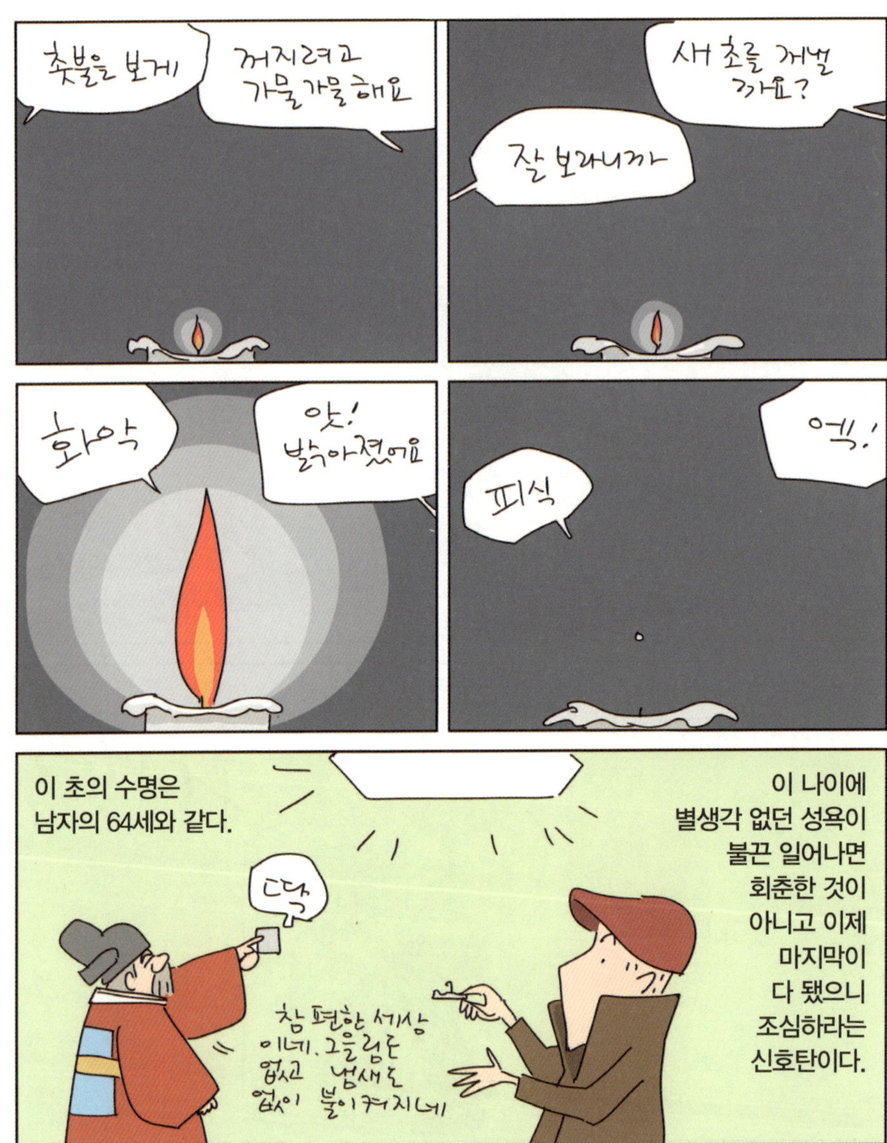

촛불을 보게
꺼지려고 가물가물 해요
새 초를 꺼낼까요?
잘 보라니까
화악
앗! 밝아졌어요
엑!
피식
이 초의 수명은 남자의 64세와 같다.
딱
참 편한 세상이네. 그을림도 없고 냄새도 없이 불이 켜지네
이 나이에 별생각 없던 성욕이 불끈 일어나면 회춘한 것이 아니고 이제 마지막이 다 됐으니 조심하라는 신호탄이다.

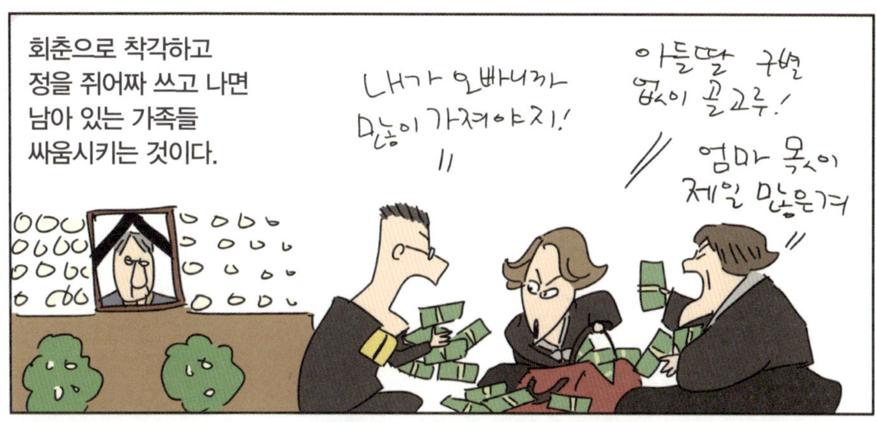
회춘으로 착각하고
정을 쥐어짜 쓰고 나면
남아 있는 가족들
싸움시키는 것이다.
내가 오빠니까 많이 가져야지!
아들딸 구별 없이 골고루!
엄마 몫이 제일 많은거

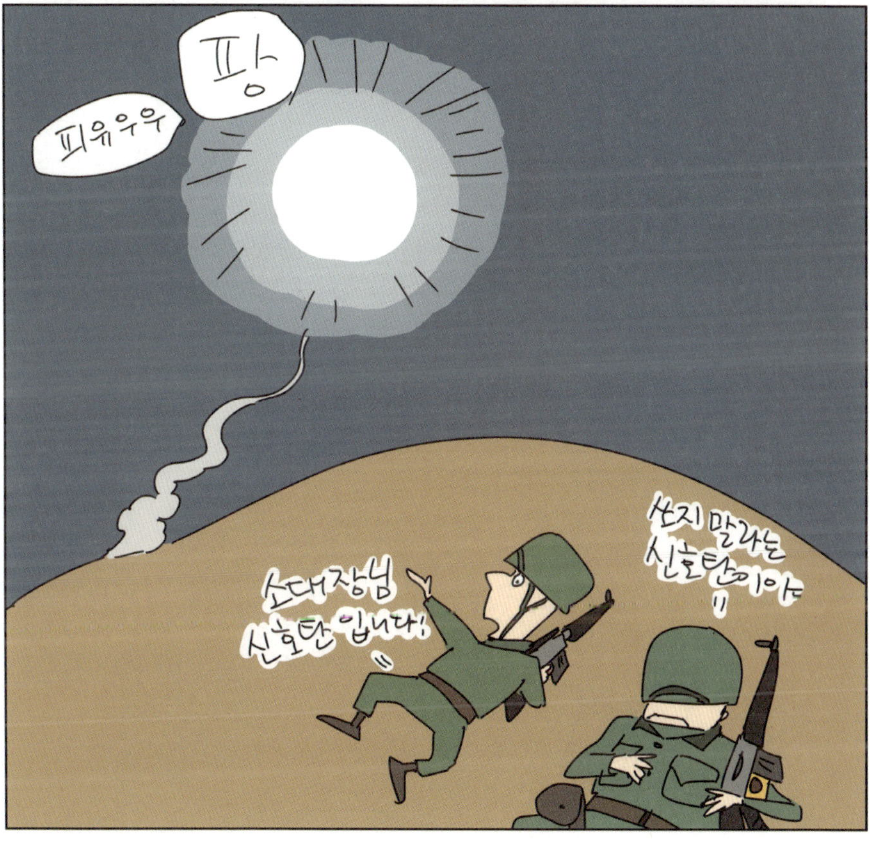

피유우우
팡
소대장님 신호탄 입니다!
쏘지 말라는 신호탄이야

26화 호두의 2가지 효과

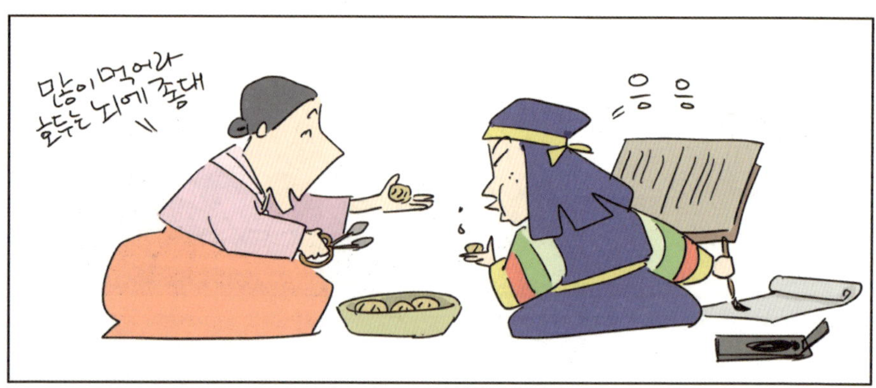

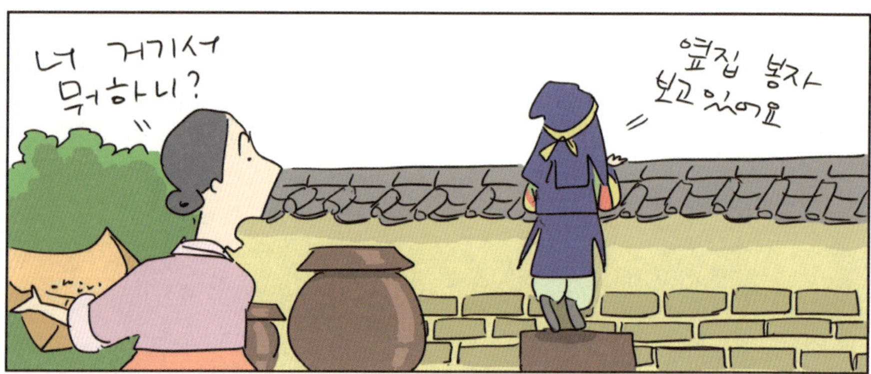

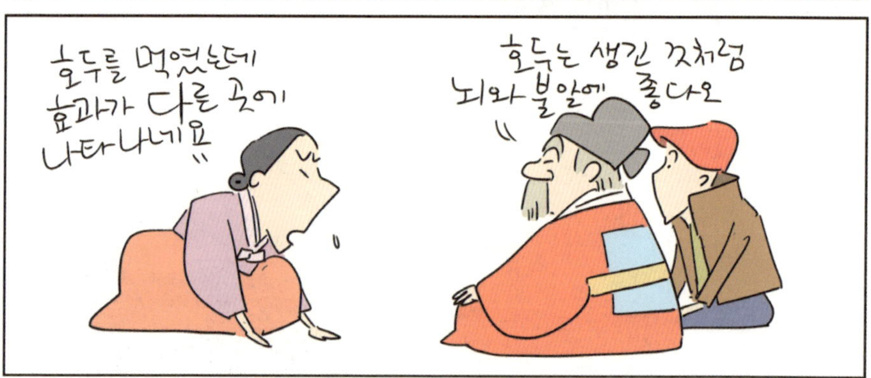

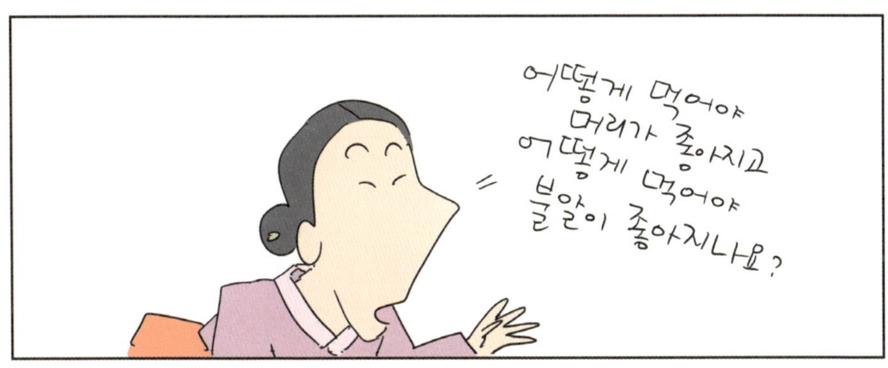
어떻게 먹어야
머리가 좋아지고
어떻게 먹어야
불알이 좋아지나요?

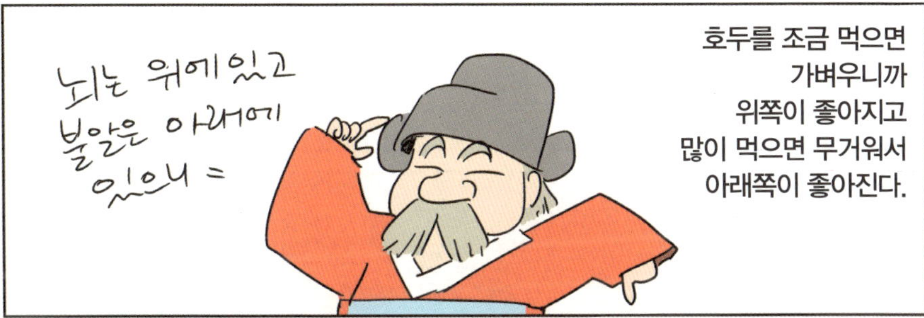
뇌는 위에 있고
불알은 아래에
있으니 =
호두를 조금 먹으면
가벼우니까
위쪽이 좋아지고
많이 먹으면 무거워서
아래쪽이 좋아진다.

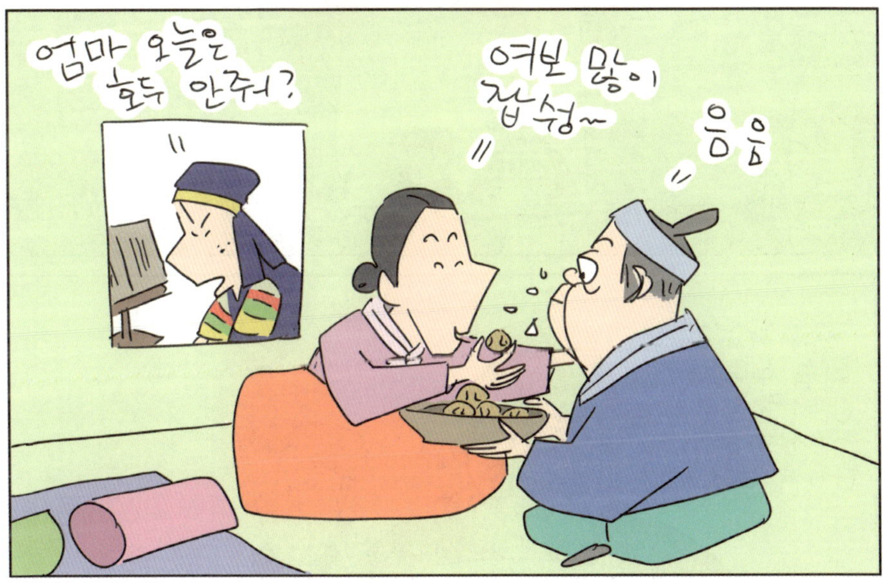
엄마 오늘은
호두 안줘?
여보 많이
잡숴~
응응

27화 죽염이 정력에 좋은 이유

집 분위기가 왜
이렇게 가라 앉았나?
풀도 나무도..

기운이 떨어져
일어설 수가
없어요
저런 남자랑 사는
내가 한심해요

쭈그리고 앉아
한숨 쉬면서
나아질 걸
기대하는 것이
더 한심하다오

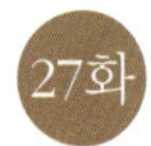

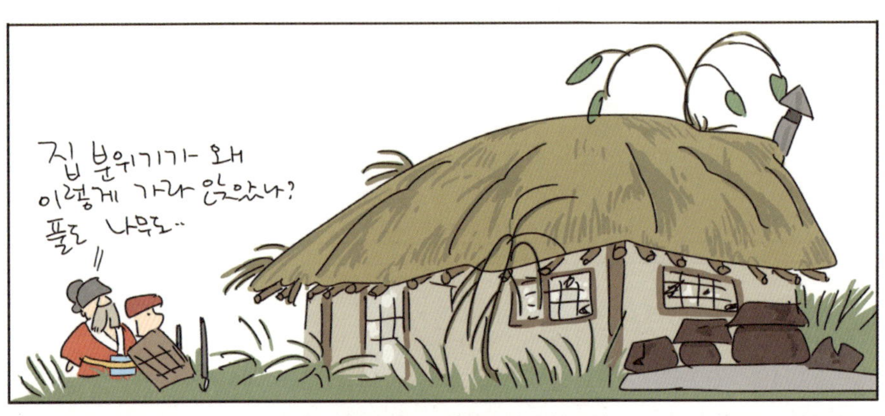

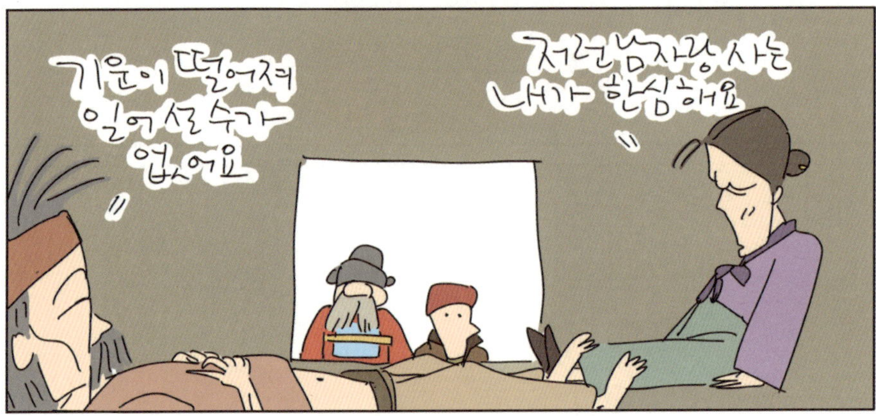

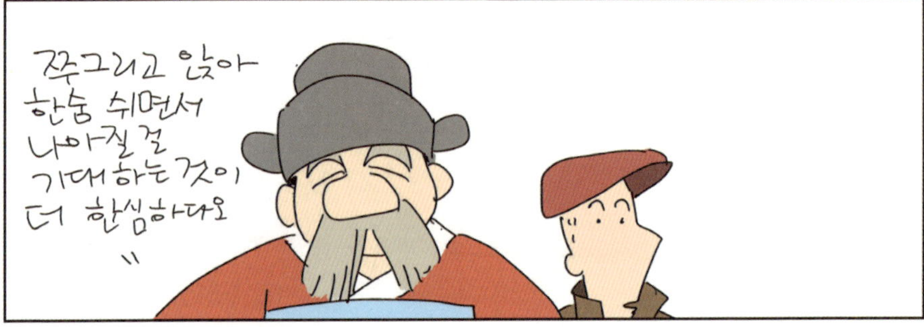

마지막 힘을 내서
나를 따라 오시오
竹力山房

쭈욱~ 쭈욱~
뻗어 올라가라!!
제발~

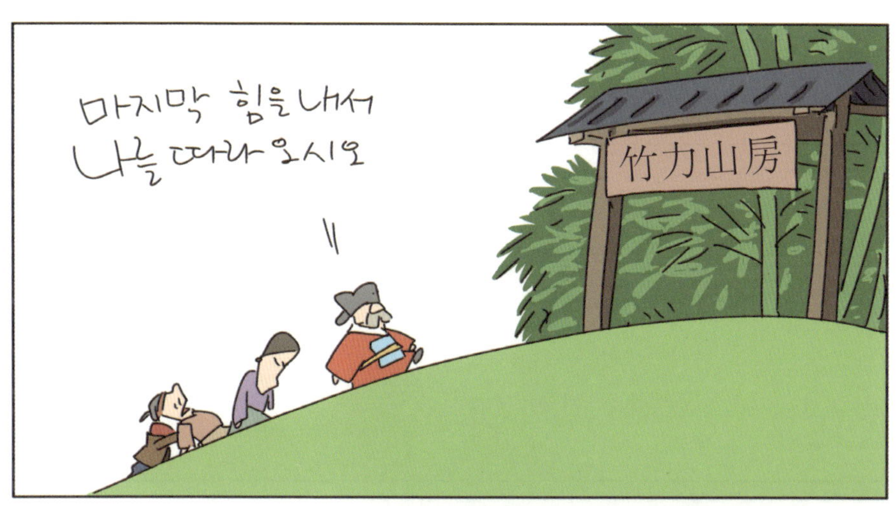

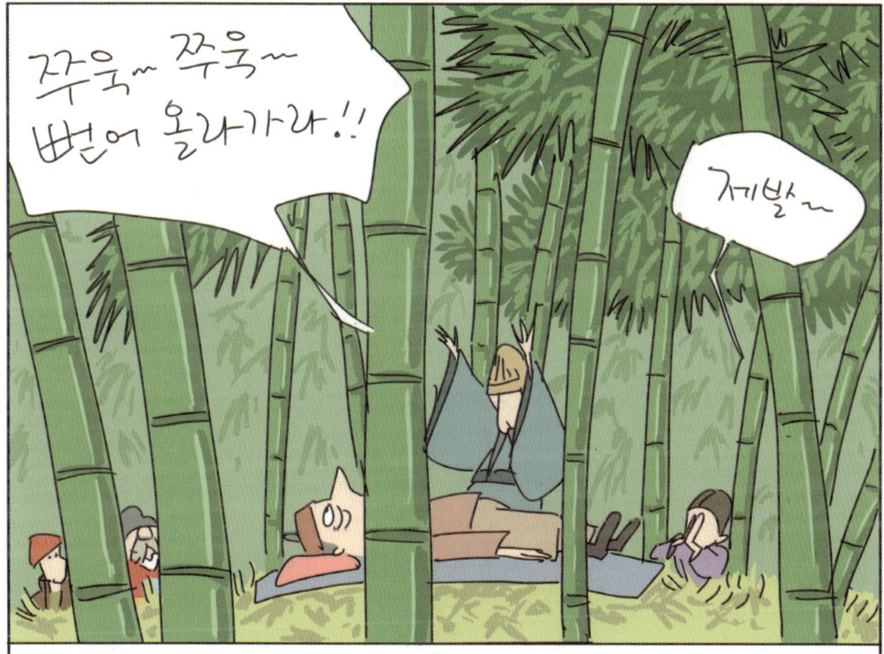

대나무는 솟아오르는 힘이 굉장히 강하다.
그래서 죽염을 꾸준히 복용하면 정력에 좋다.

28화

회춘하는 명약, 하수오

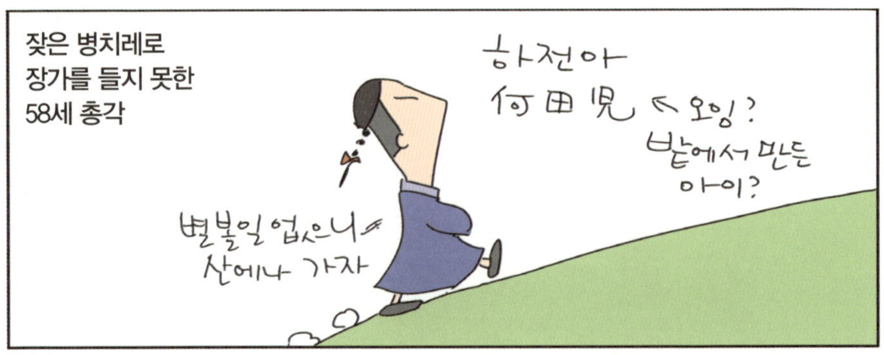
잦은 병치레로
장가를 들지 못한
58세 총각
하전아
何田兒 ← 오잉?
밭에서 만든
아이?
별볼일 없으니
산에나 가자

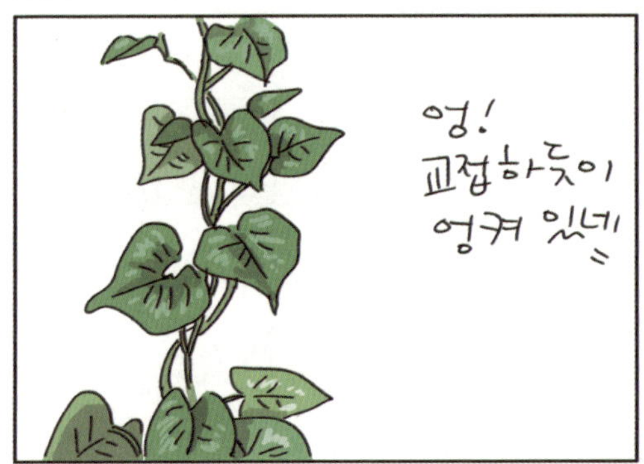
엉!
교접하듯이
엉켜 있네

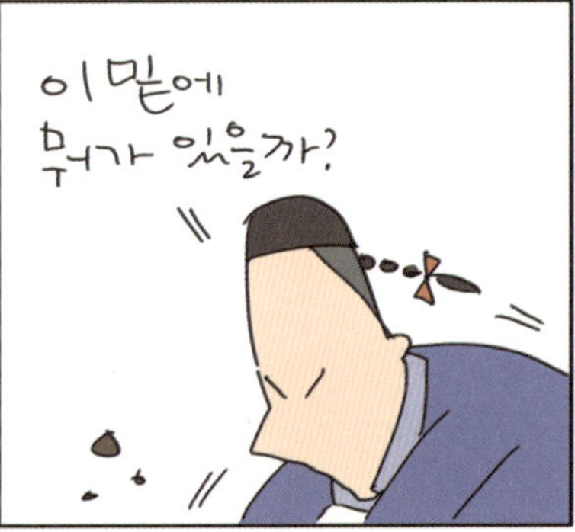
이 밑에
뭐가 있을까?

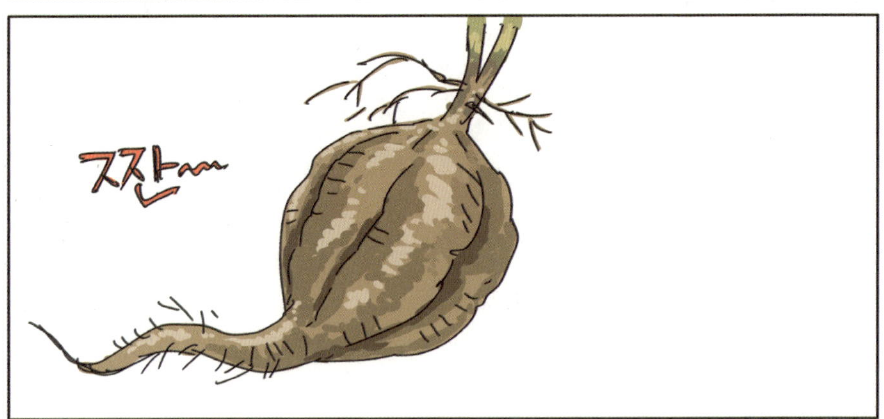
짜잔~

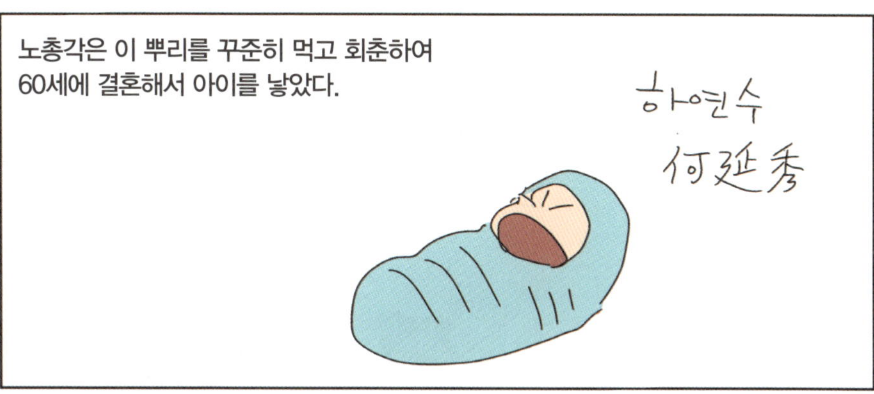
노총각은 이 뿌리를 꾸준히 먹고 회춘하여
60세에 결혼해서 아이를 낳았다.
하연수
何延秀

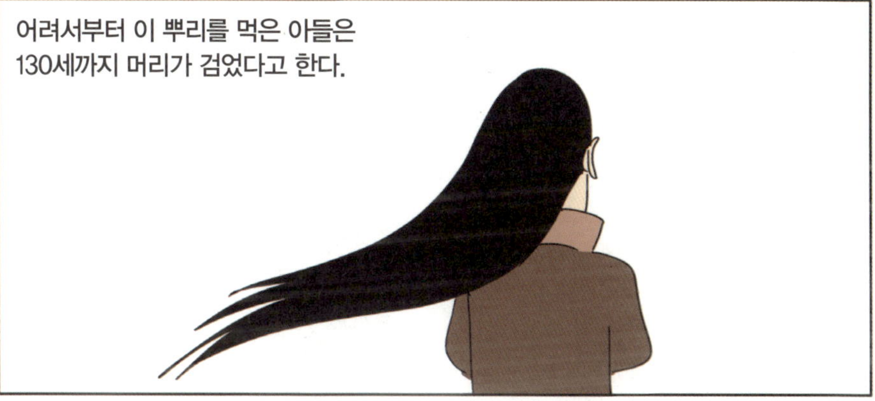
어려서부터 이 뿌리를 먹은 아들은
130세까지 머리가 검었다고 한다.

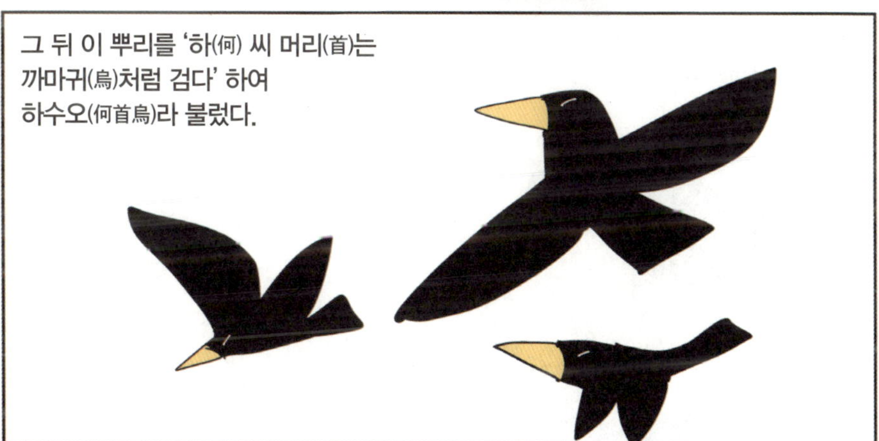
그 뒤 이 뿌리를 '하(何) 씨 머리(首)는
까마귀(烏)처럼 검다' 하여
하수오(何首烏)라 불렀다.

29화 머리를 검게 하려면

우헤헤
십년은 더
나이들어
보인다
우리하고
친구로 알겠다
저만치 가
흰머리
라도 있어야
염색도 하지

난 대머리든
흰머리든
신경 쓰지
않는다.
대머리
할아버지
한진
민

마누라만 아무 말
안 하면 됐지.
가발 쓰지말고
당당하게
다녀요!
예에!

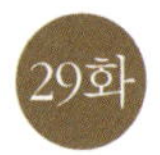

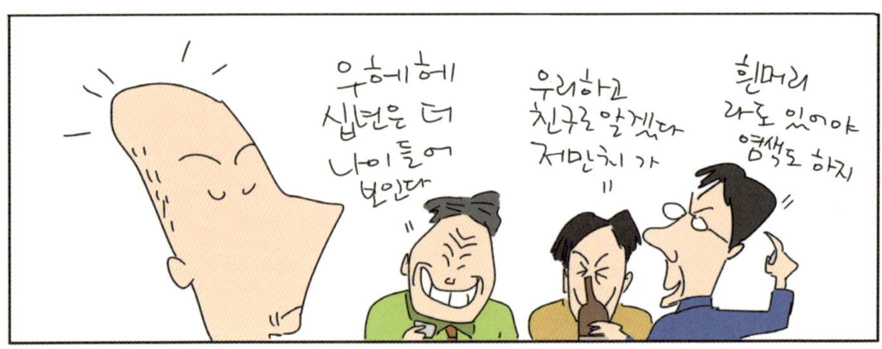

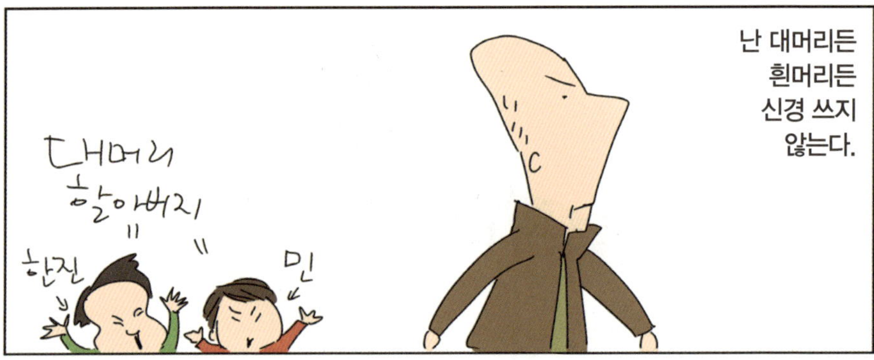

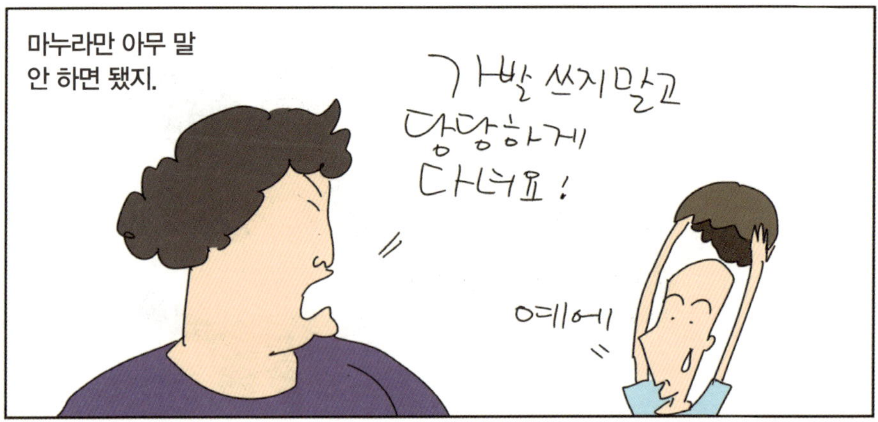

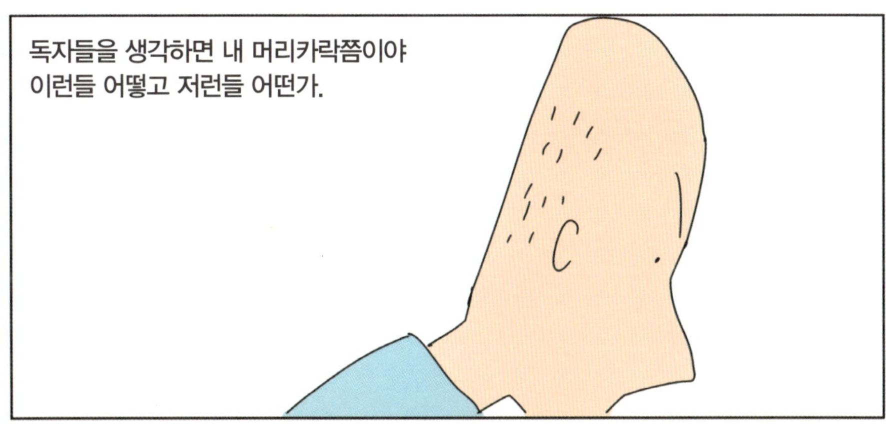

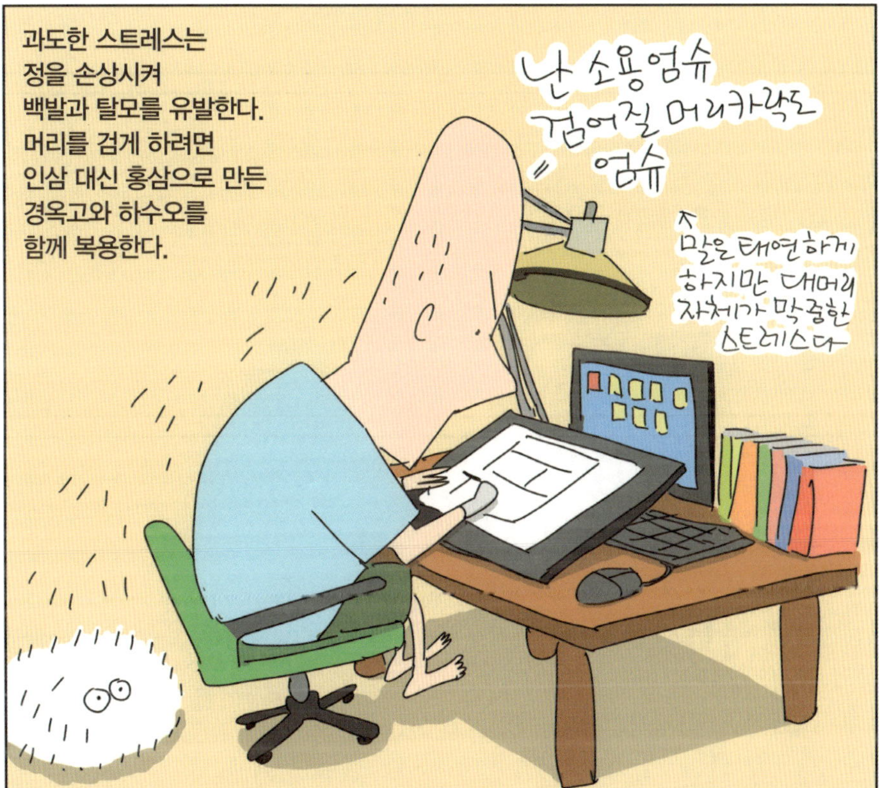

과도한 스트레스는
정을 손상시켜
백발과 탈모를 유발한다.
머리를 검게 하려면
인삼 대신 홍삼으로 만든
경옥고와 하수오를
함께 복용한다.

난 소용엄슈
검어질 머리카락도
엄슈

말은 태연하게
하지만 대머리
자체가 막중한
스트레스다

장어의 위력

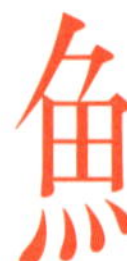

이 물고기를

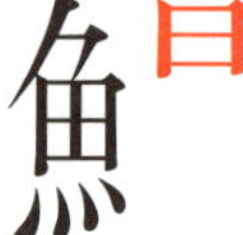

하루에 한 번씩 먹으면

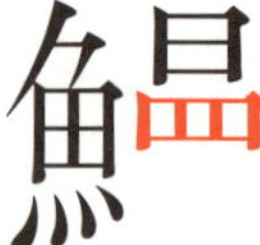

하루에 4번 교접할 수 있고

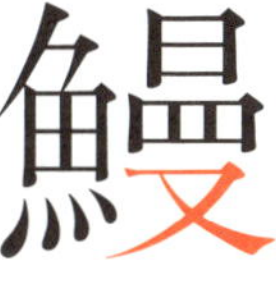

장어 만

또 할 수 있다.

장어의 효과는 굉장하다.

거짓말여! 하루에 4번 먹어도 소식이 엄써!
나이가 넘치면 장어도 소용없다오

장어보다
어마어마한
녀석이 있다.

7UP

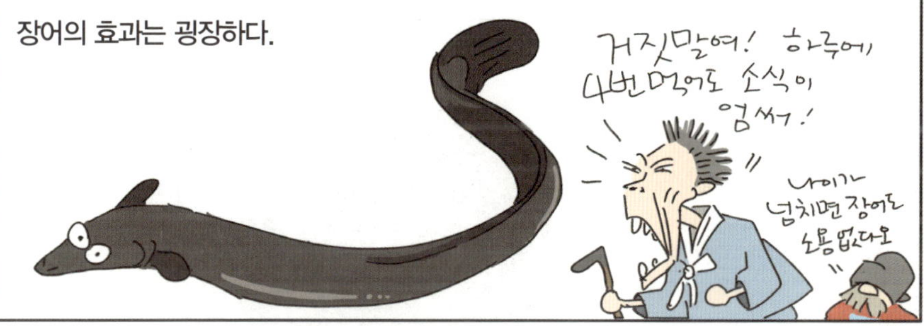

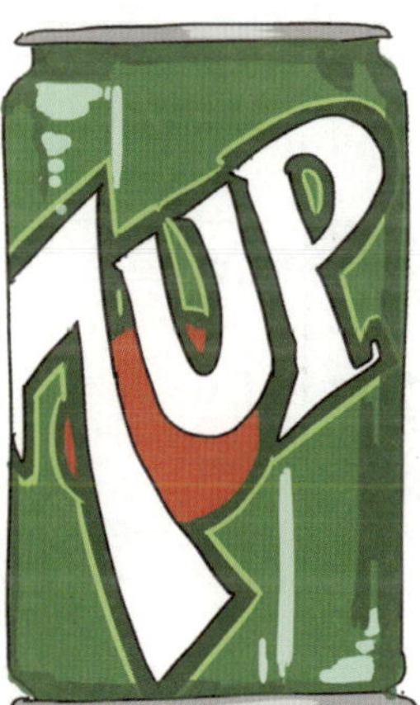

하룻밤에
7번 일어선다!

31화 카사노바가 즐겨 먹던 굴

기력이 좋은 청년의 독에
물이 채워지면 넘친다.
이것이 몽정이다.
지극히 정상이다.
치료할 필요가 없다.

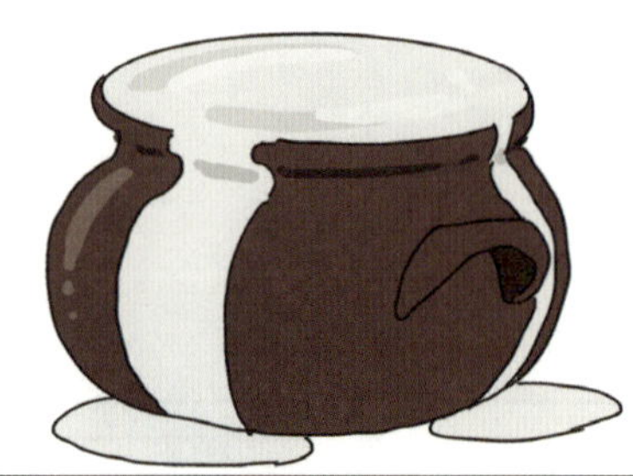

허약한 사람이 몽정이
잦으면 금 간 독에서
물이 새는 것과 같다.
독에 물이 항상 부족하다.
이런 상태는 오래가기
전에 치료해야 한다.

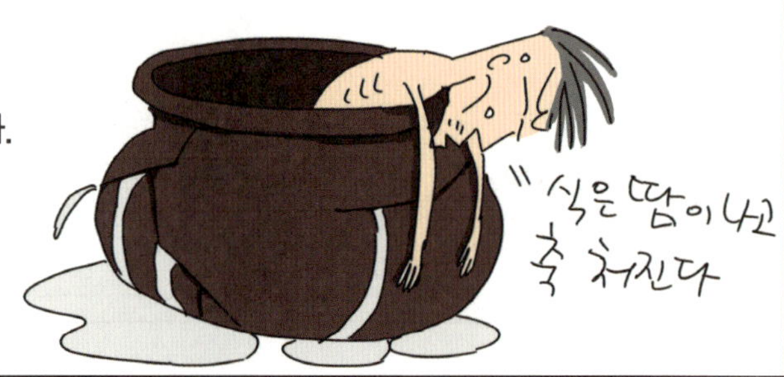

이때 쓰는 약이 황백(黃柏)과 지모(知母)다.

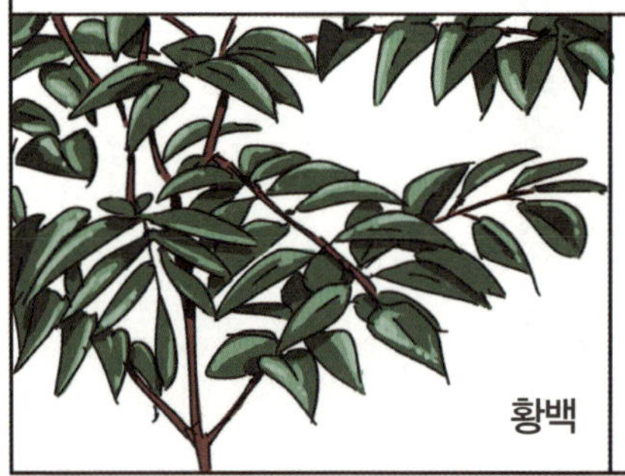

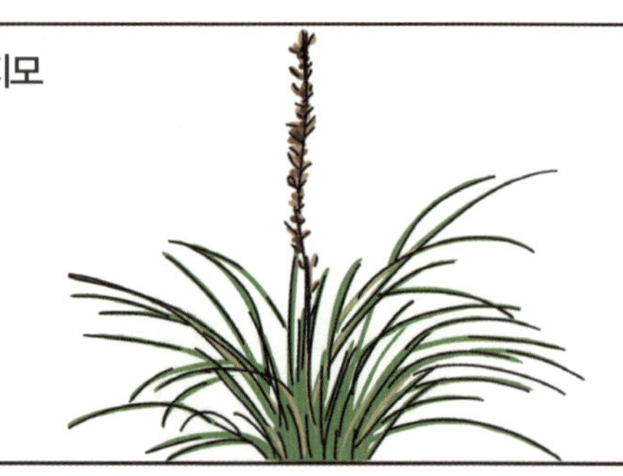

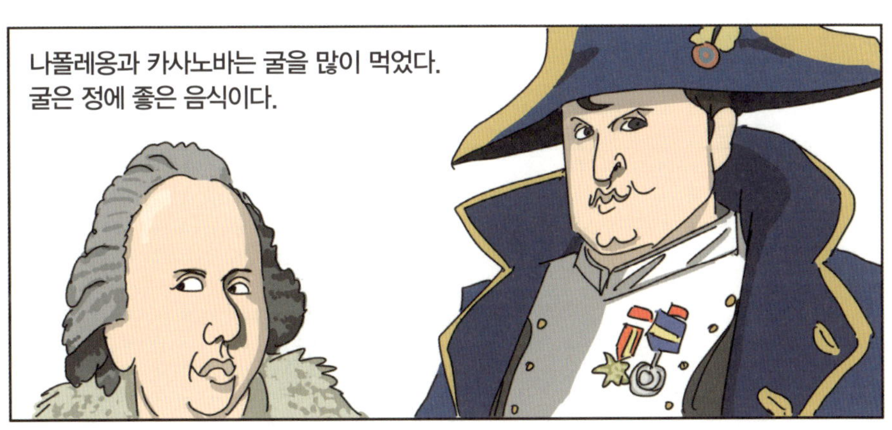
나폴레옹과 카사노바는 굴을 많이 먹었다.
굴은 정에 좋은 음식이다.

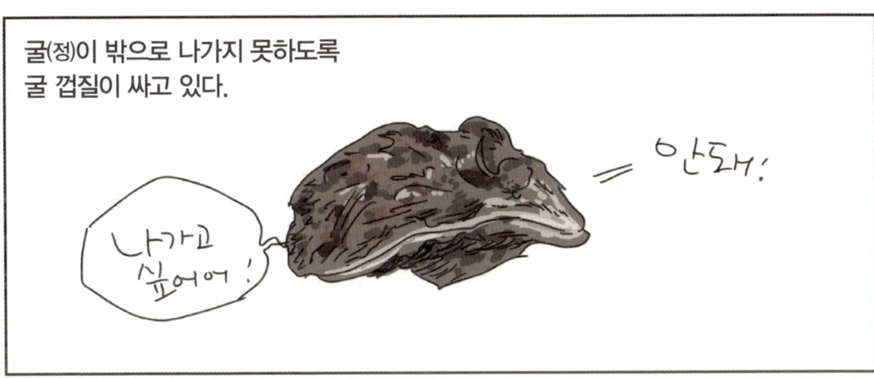
굴(정)이 밖으로 나가지 못하도록
굴 껍질이 싸고 있다.
나가고 싶어어!
안돼!

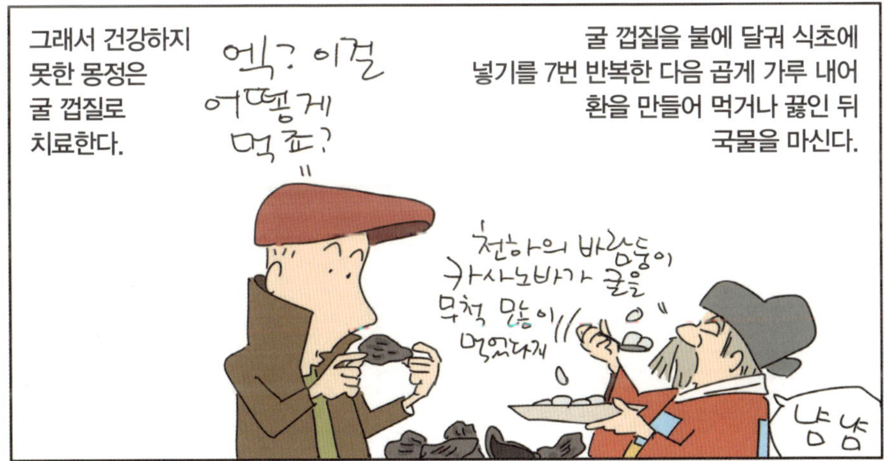
그래서 건강하지 못한 몽정은 굴 껍질로 치료한다.
억? 이걸 어떻게 먹죠?
굴 껍질을 불에 달궈 식초에 넣기를 7번 반복한 다음 곱게 가루 내어 환을 만들어 먹거나 끓인 뒤 국물을 마신다.
천하의 바람둥이 카사노바가 굴을 무척 많이 먹었다네
냠냠

32화 여자의 정에 좋은 조개

조개대장
간다
얼레 꼴레
조개대장
알알
조개가 없었으면 너희들이 생겼을 것 같으냐?

집에 조개 천지면서 또 캐가는구나
조개대장 이리와 한잔해
술마실 시간에 조개캐는것이 훨씬 낫지

이 미끄러운 조개 속살 봐라!

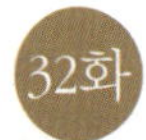

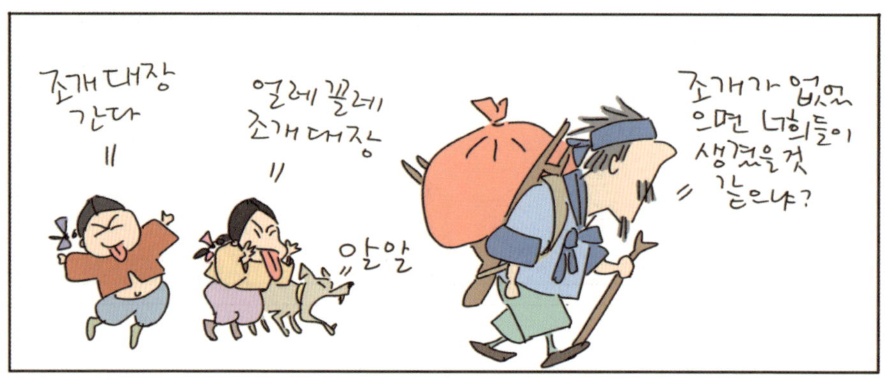

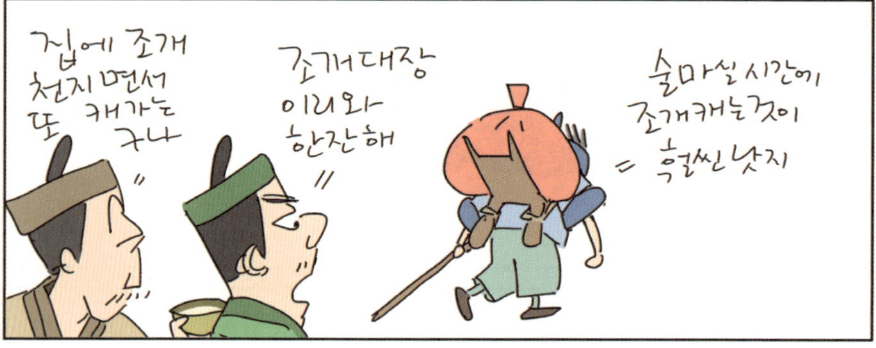

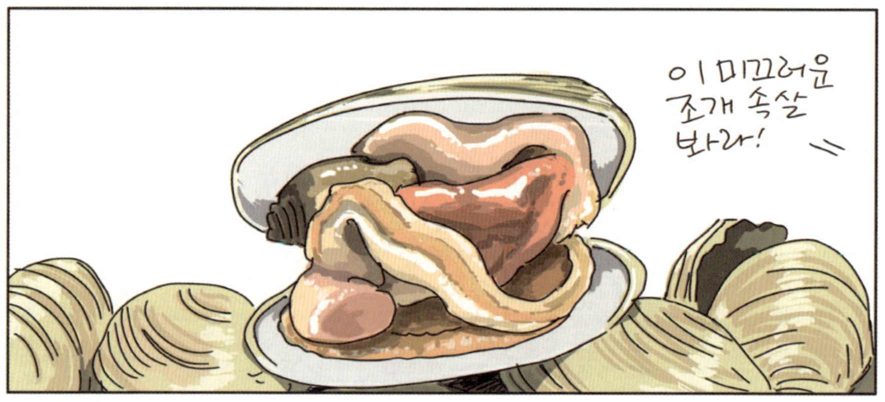

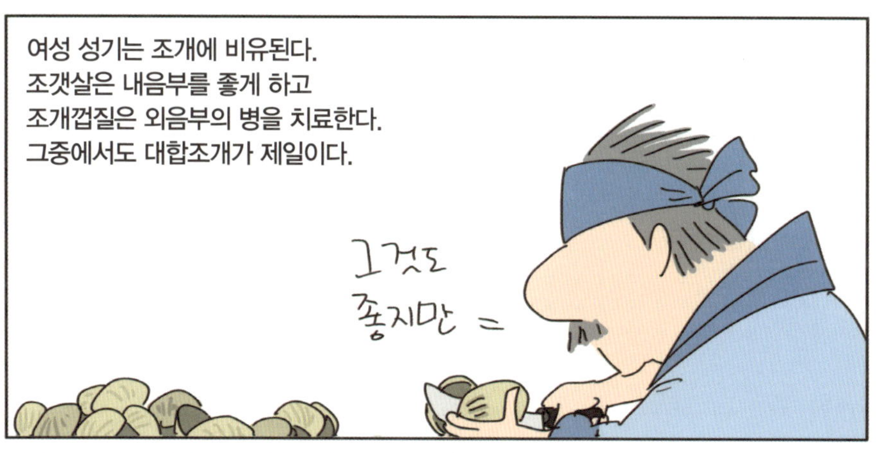
여성 성기는 조개에 비유된다.
조갯살은 내음부를 좋게 하고
조개껍질은 외음부의 병을 치료한다.
그중에서도 대합조개가 제일이다.
그것도 좋지만

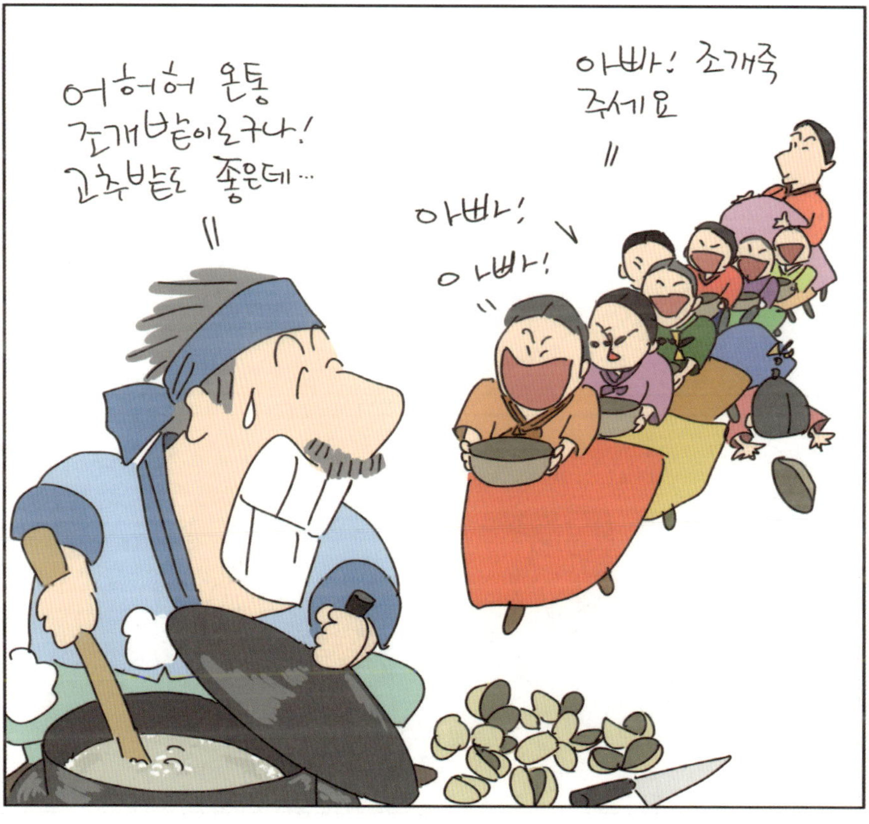

어허허 온통 조개밭이로구나! 고추밭도 좋은데…
아빠! 조개죽 주세요
아빠!
아빠!

33화 침 치료 • 삼음교 마사지

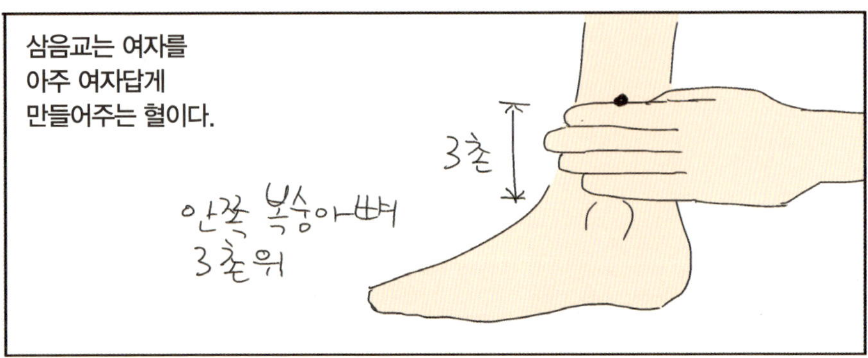

섹스에 관심 없는
여자라도
삼음교를 계속
자극하면 섹스를
하고 싶어 한다.
남자의
용천혈과 같다.

종아리를 만지게 했다는것은
이미 반쯤
허락한것
아닙니까?
거기까지는
각자의 능력
이지 않은가

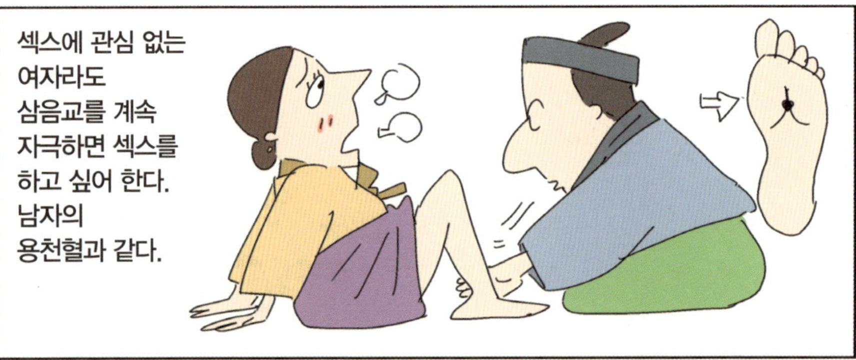

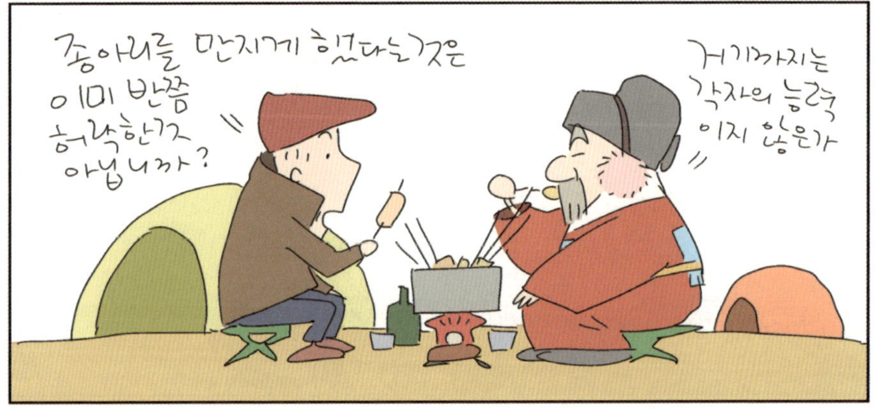

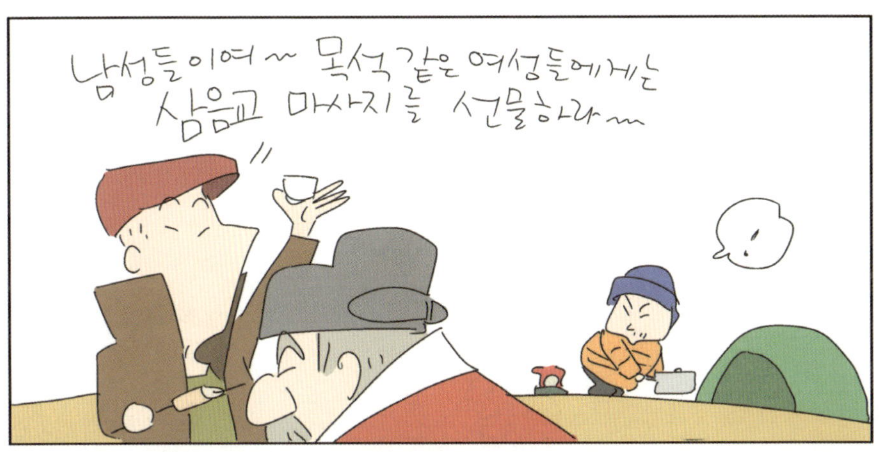
남성들이여~ 목석같은 여성들에게는
삼음교 마사지를 선물하라~
!
아우
밥먹다 말고 왜 자꾸
종아리를 더듬는 거야!

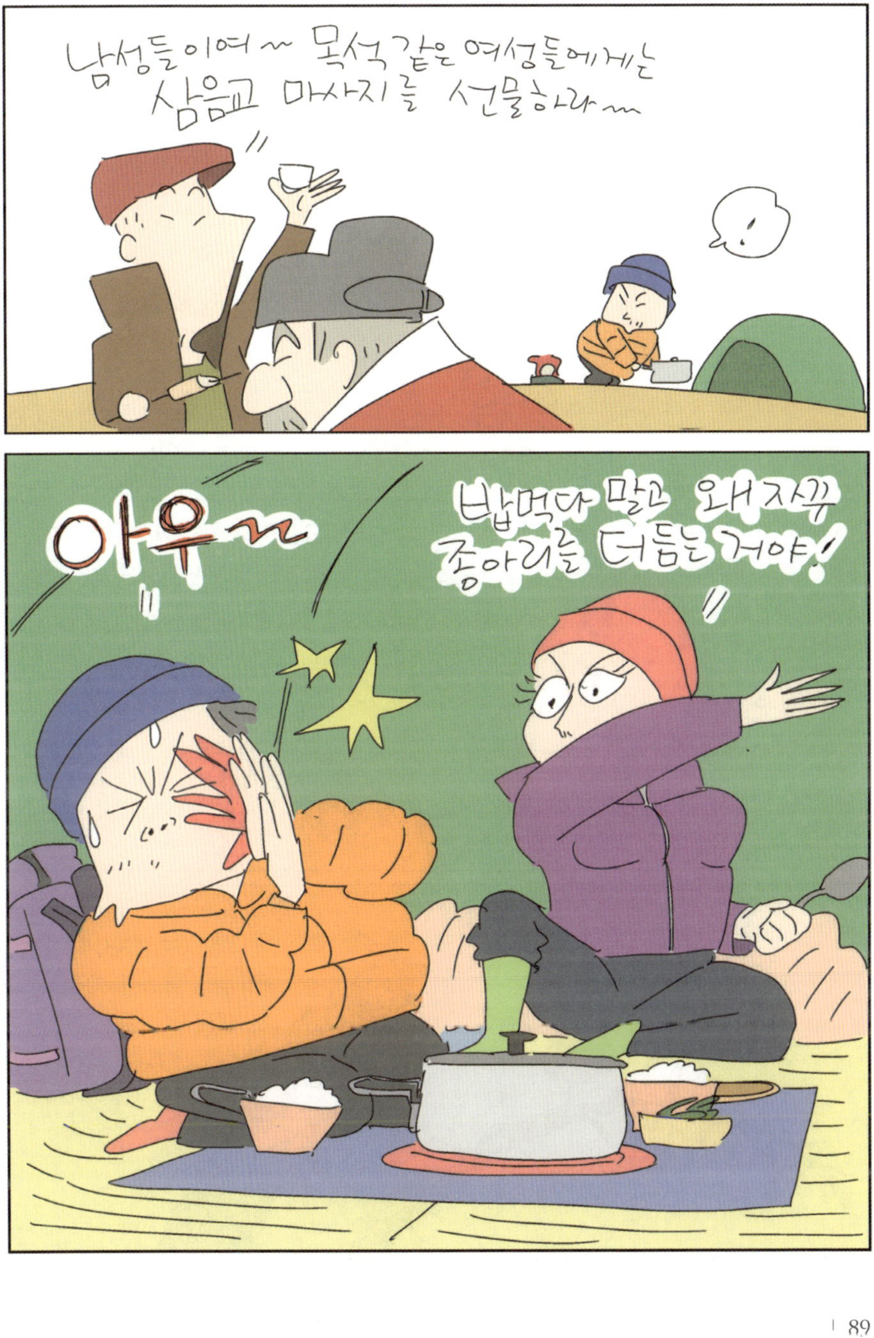

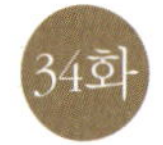
34화

씨앗 먹는 법

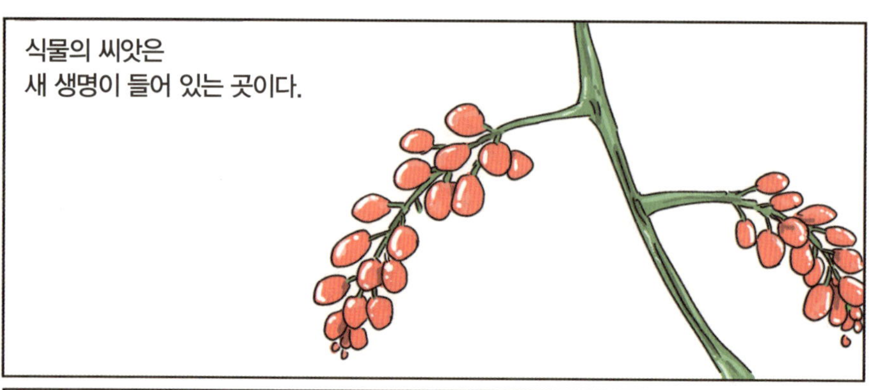
식물의 씨앗은
새 생명이 들어 있는 곳이다.

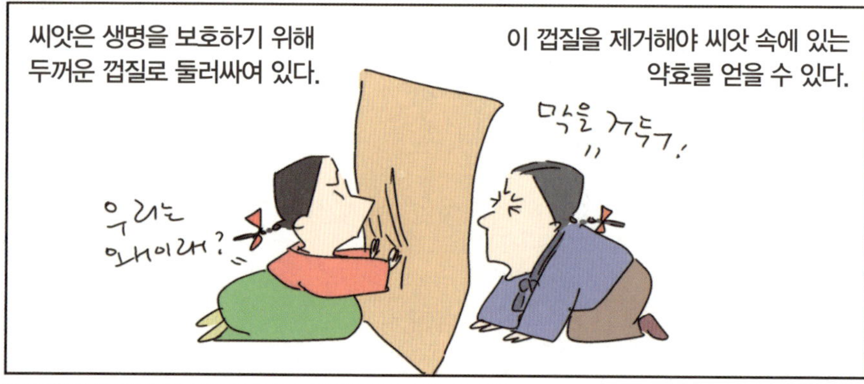
씨앗은 생명을 보호하기 위해
두꺼운 껍질로 둘러싸여 있다.
이 껍질을 제거해야 씨앗 속에 있는
약효를 얻을 수 있다.
우리는 왜이래?
막을 거두구!

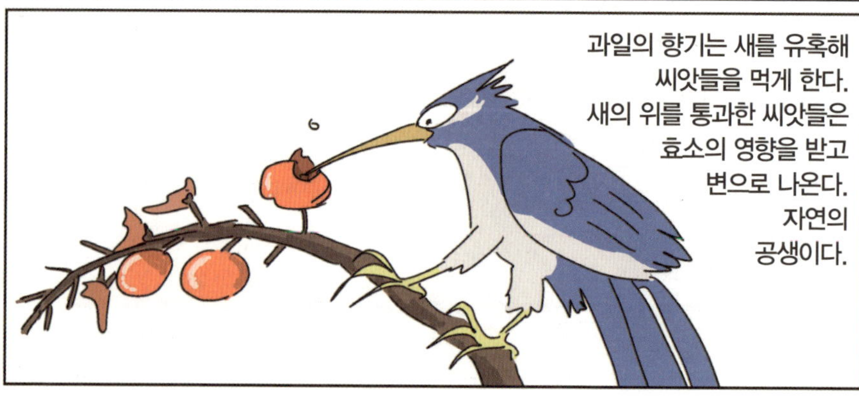
과일의 향기는 새를 유혹해
씨앗들을 먹게 한다.
새의 위를 통과한 씨앗들은
효소의 영향을 받고
변으로 나온다.
자연의
공생이다.

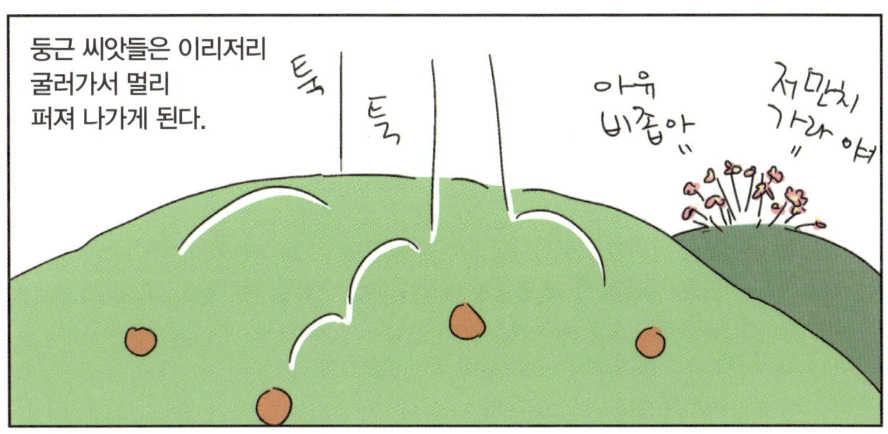
둥근 씨앗들은 이리저리
굴러가서 멀리
퍼져 나가게 된다.
툭
툭
아유 비좁아
저만치 가라 야

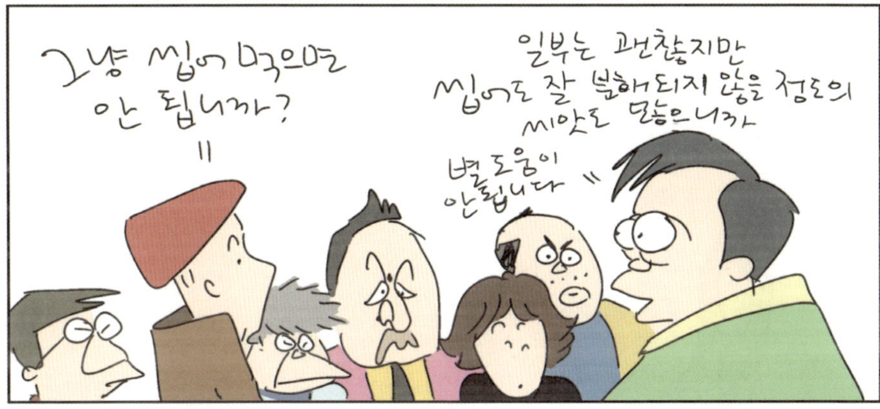
그냥 씹어 먹으면 안 됩니까?
일부는 괜찮지만 씹어도 잘 분해되지 않을 정도의 씨앗도 많으니까
별 도움이 안됩니다

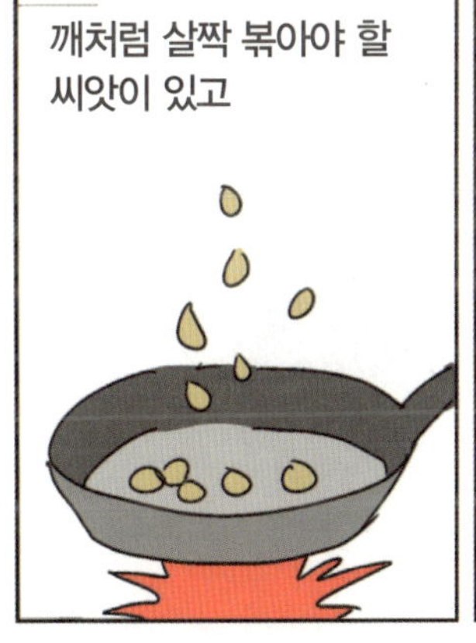
깨처럼 살짝 볶아야 할
씨앗이 있고

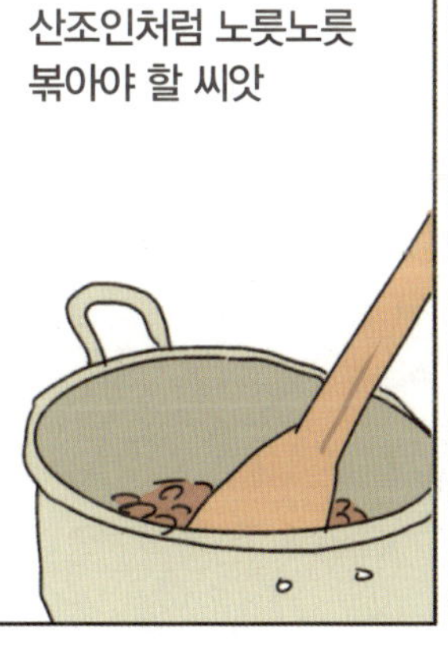
산조인처럼 노릇노릇
볶아야 할 씨앗

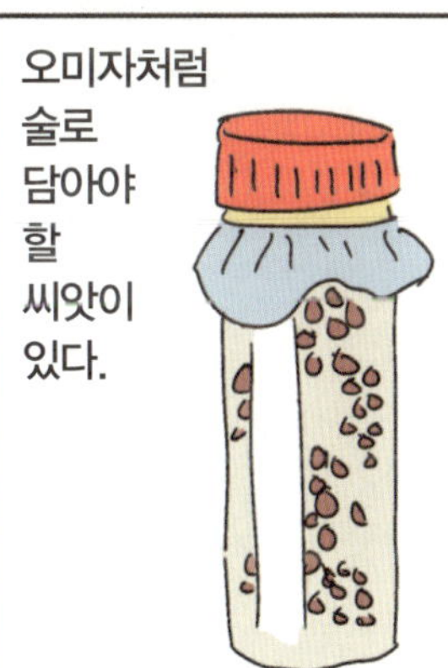
오미자처럼
술로
담아야
할
씨앗이
있다.

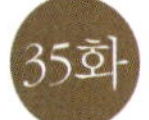

정이 좋아지는 단방

| 지황 |

지황을 9번 쪘다 말리기를 반복하면 숙지황이 된다. 인삼은 기(氣)를 보해주는 대표약이고 숙지황은 혈(血)을 보해주는 대표약이다. 수염과 머리털을 검어지게 하며, 골수를 보충하고, 살찌우고 힘줄과 뼈를 튼튼하게 한다. 기력을 더해 주고 귀와 눈을 밝게 한다. 한마디로 노화를 방지하는 최고의 약이다.

주의 사항

소화기가 약한 사람은 설사를 할 수 있다. 그럴 경우 복용을 중단해야 한다.

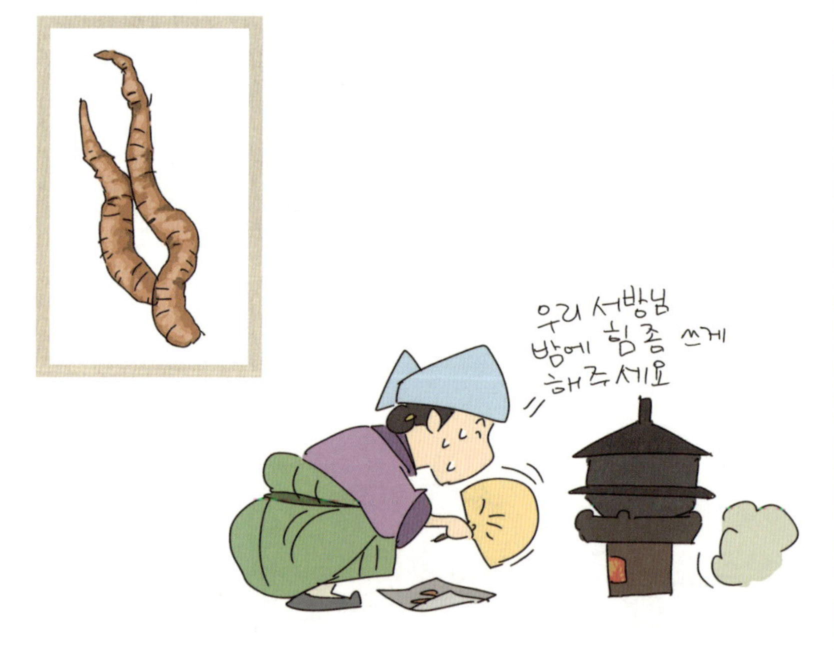

| 토사자 |

콩밭에서 기생하는 식물이 토사자다. 처음에는 뿌리에서 싹이 나오지만 기생이 되고 나면 뿌리를 없앤다. 다음에는 잎사귀도 없앤다. 뿌리 없이 살만큼 생명력이 강하다.
토사자는 신장을 보하고 몸을 따뜻하게 한다. 또한 입맛이 쓰고 입이 마르며 갈증이 나는 것(당뇨)을 다스리고, 골수를 보충하며 허리 통증과 무릎이 찬 것을 치료한다. 한해살이풀이라서 씨앗을 많이 만들기 때문에 먹으면 정이 보해진다.

주의 사항

껍질이 매우 단단하므로 잘 찧어 갈아야 씨앗의 영양분이 제대로 우러나온다.

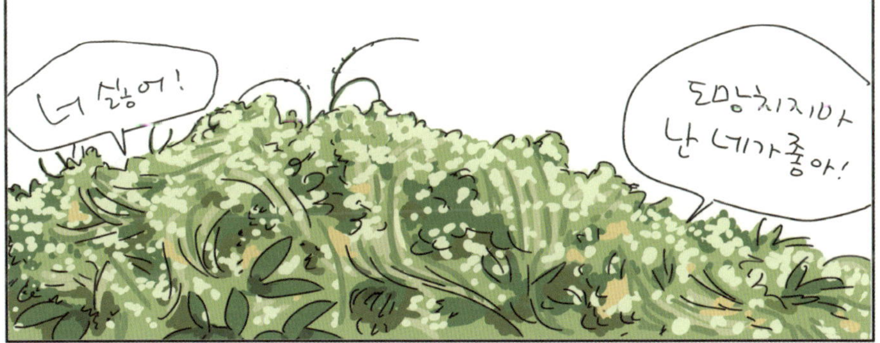

| 음양곽 |

정을 좋게 해주는 베스트 약 3종(음양곽, 인삼, 토사자) 중 으뜸이다. 남자의 양기가 끊어져서 음경이 일어나지 않는 것과 여자의 음기가 끊어져 아이를 낳지 못하는 것, 늙은이가 정신이 없고 기력이 없는 것은 물론 중년 건망증을 다스린다. 술과 배합하여 쓰는 것이 효과가 좋다.

주의 사항

가짜가 많다. 3개의 가지와 9개의 잎사귀(삼지구엽초)를 확인하라.

논밭 팔아서
약 해드렸는디
워째 일어날
기미가 안보유?

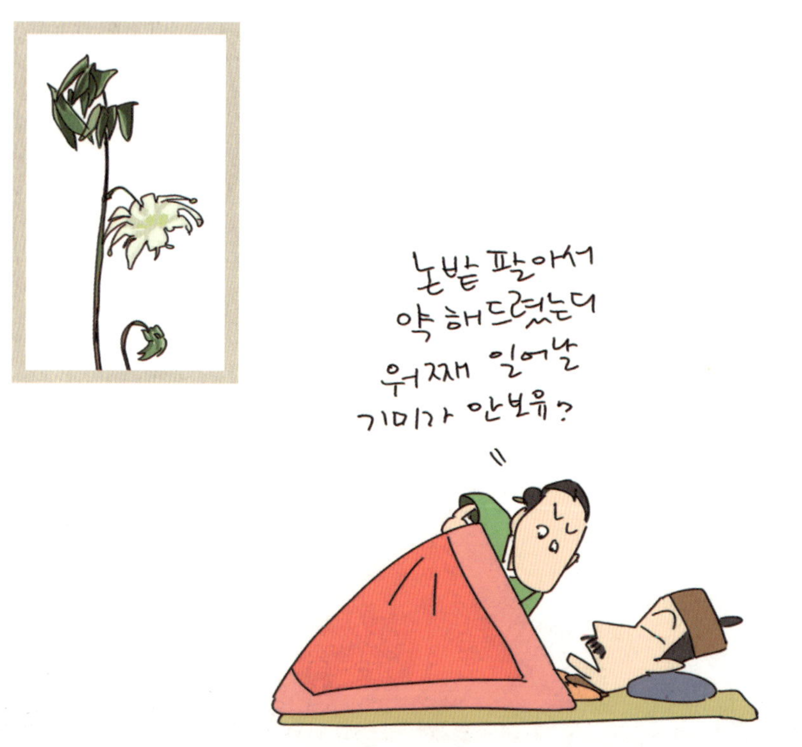

| 육종용 |

육종용은 봄가을에 캔다. 봄에 캔 것이 효과가 더 좋고, 가을에 캔 것은 소금에 절인다. 생김새는 양물(陽物)과 같고 냄새 또한 정액과 같다. 음위(성욕은 있으나 음경이 제대로 발기 되지 않는 병증) 증상에 아주 효과적이며, 잦은 섹스로 얼굴이 까매진 것을 치료한다. 우리나라에서는 자라지 않는다.

복용법

육종용 4냥을 문드러질 정도로 달여 곱게 간 후 양고기와 함께 갖은 양념을 해 먹는다.

주의 사항

많이 먹으면 변이 묽어진다.

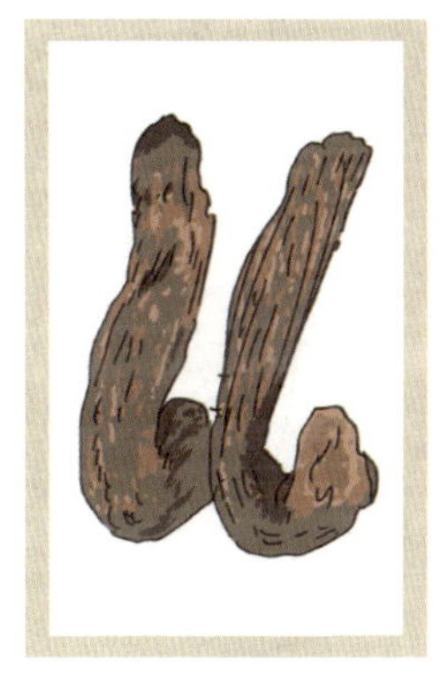

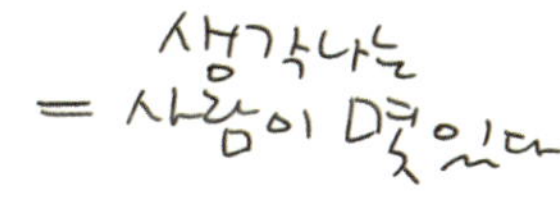

| 오미자 |

오미자의 껍질과 살은 달고 시며, 씨는 맵고 쓰고 짜다. 다섯 가지 맛이 고루 나서 오미(五味)자라 한다. 신맛은 거두어들이는 성질이 있어 몸 밖으로 나가려고 하는 것을 나가지 못하게 잡아 준다. 예를 들어 기침을 멎게 하고, 기운을 회복시키며 식은땀을 그치게 하고, 설사를 멎게 한다. 또한 간 기능을 향상시키며 유정과 몽설에도 효과가 좋아 정액을 지킨다. 고아서 고약처럼 만들어 꾸준히 복용하면 밤이 즐겁다.

복용법

오미자를 씻어 하루 동안 물에 담갔다 주물러 씨를 버린다. 삼베 주머니에 걸러 냄비에 넣고 꿀을 함께 넣어 은근한 불에 졸인다.

주의 사항

감기로 인한 기침에는 별로 효과가 없다. 많이 먹으면 속에서 신물이 올라온다.

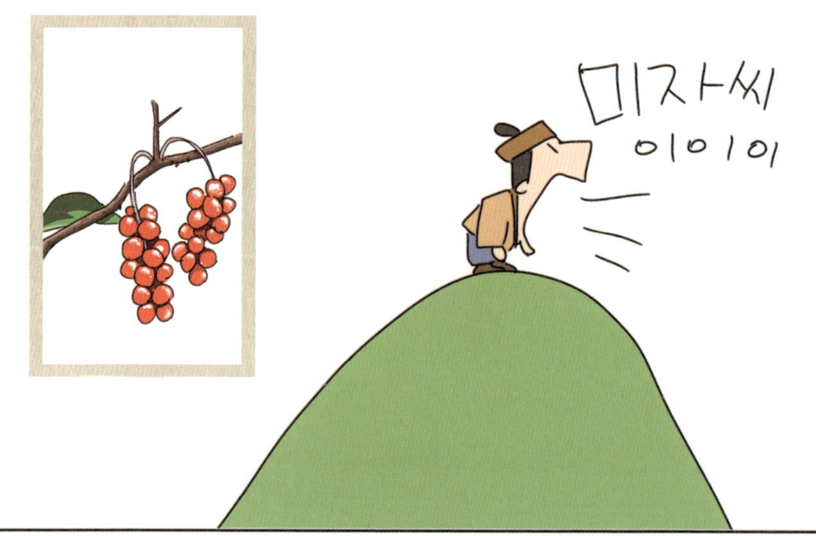

| 하수오 |

몸이 허약하고 피로하며, 여윈 것을 보해주고 산후에 생긴 여러 가지 병과 적대하, 백대하를 치료한다. 힘줄과 뼈를 튼튼하게 하며, 정수를 보충하고, 머리털을 검어지게 하며, 얼굴색을 좋아지게 하고, 늙지 않게 하며, 오래 살게 한다. 밤에 남녀를 합치게 한다고 하여 야합(夜合)이라 불리기도 한다. 하수오는 붉은색의 수컷(적하수오)과 흰색의 암컷(백하수오) 두 종류로 나뉘는데, 이 둘을 함께 복용해야 효과가 있다.

주의 사항

변비약으로 써도 될 만큼 변을 묽게 만든다.

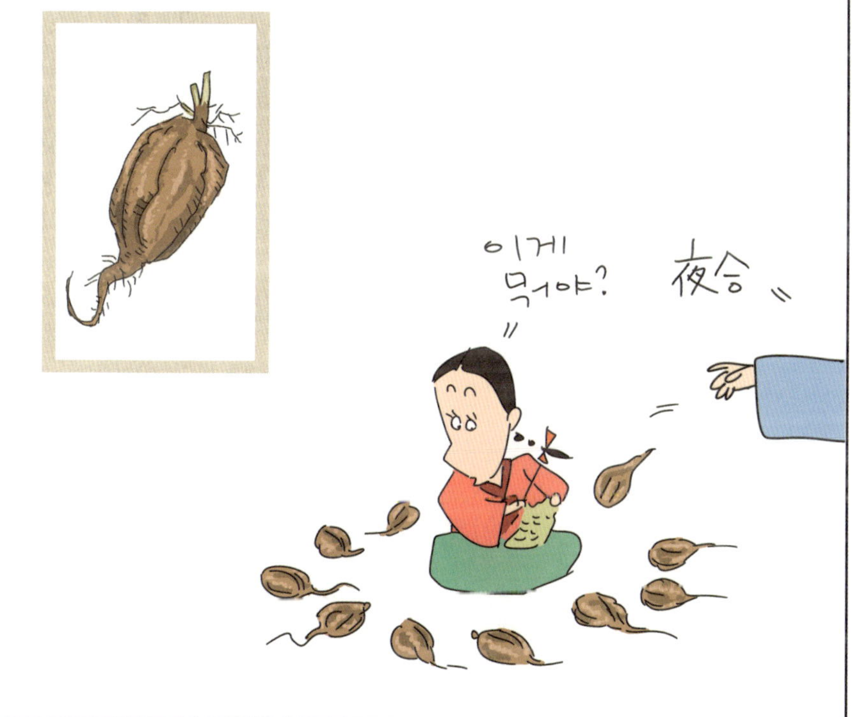

| 백복령 |

옛 어른들은 송진이 땅에 들어가 천 년이 지나면 생기는 것을 복령이라고 했다. 실제 백복령은 복령균에 감염된 소나무 뿌리에서 발견되는 버섯의 일종인데 소변이 나오지 않는 것과 건망증에 특효가 있다. 또한 마음을 안정시키는 데도 도움이 되는데 이럴 때는 뿌리를 감싸고 있는 복령(이것은 신(神) 자를 써서 복신이라 부름)이 더 효과적이다.

복용법

곱게 갈아 15g씩 하루 3번 먹는다.

주의 사항

소나무 뿌리에 기생하기 때문에 소나무 기운이 강하다. 이 기운은 솔잎처럼 마르게 하므로 뚱뚱하거나 잘 붓는 사람에게는 적당하지만 마른 사람은 절대 쓰지 말아야 한다.

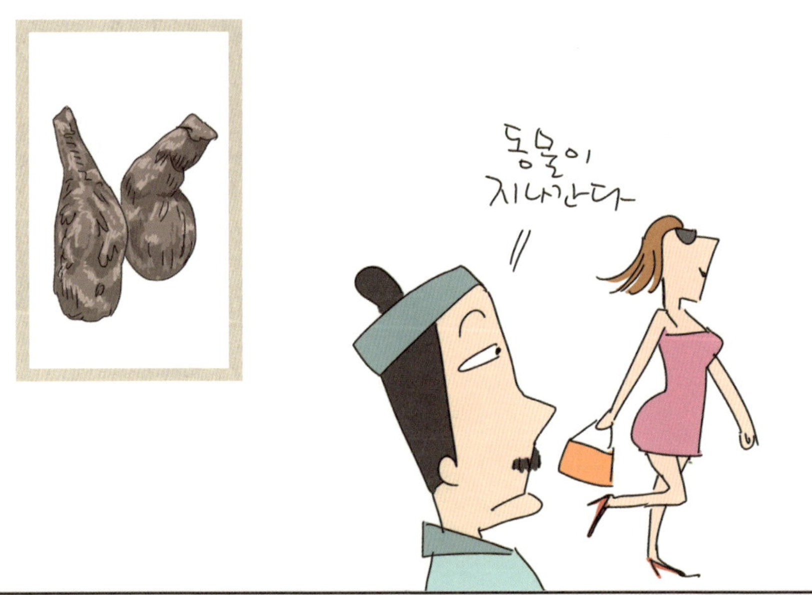

| 주사 |

부적을 쓸 때 사용하는 빨간색 물감이 주사다. 어떤 서양인의 책에는 '중국 사람들은 아플 때 종이를 태워 먹더니 병이 낫더라'라고 쓰여 있는데 당시 태운 종이는 부적이었고 부적의 빨간 글씨는 수은 성분이 많은 주사였다. 화병이나 정신병에 주사를 쓴다. 수은은 무겁다. 무거우면 가라앉는다. 그래서 마음을 가라앉히지만 많이 먹으면 중독된다.

주의 사항

주사는 수은과 황의 화합물이다. 잘못 쓸 경우 수은중독이 일어날 수 있다.

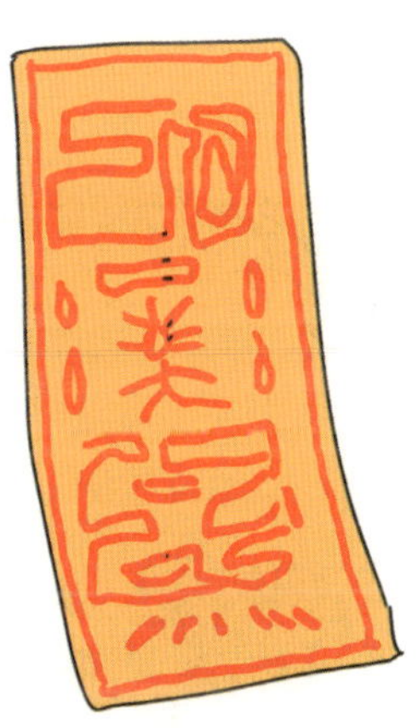

| 구기자 |

구기자나무는 예부터 땅에서 사는 신선이라 하여 '지선(地仙)' 혹은 '신선들의 지팡이(仙人杖)'라고 했다.

신선들은 구름을 타고 다닐 정도로 몸이 가볍다. 오래 복용하면 몸이 가벼워지고 기운이 난다. 또한 정과 기를 더해주고, 얼굴색을 젊게 하며, 흰머리를 검게 하고, 눈을 밝게 하며 정신을 안정시키고 오래 살 수 있게 한다. 최근에는 부작용이 없는 다이어트 한약재로도 많이 쓰인다. 신혼에 조금 허(虛)하다 싶을 때 쌍화탕에 구기자 4~8g(1첩 분량임)만 넣고 달여 먹어도 효과를 본다.

주의 사항

변이 약간 물러질 수 있다.

흐허허
내 입으로
상말을…
구기자는 한문이고
우리말로는 괴좆이라네
고양이 좆
그만큼 거시기를
좋게 한다는 거지
엥!? 괴좆?

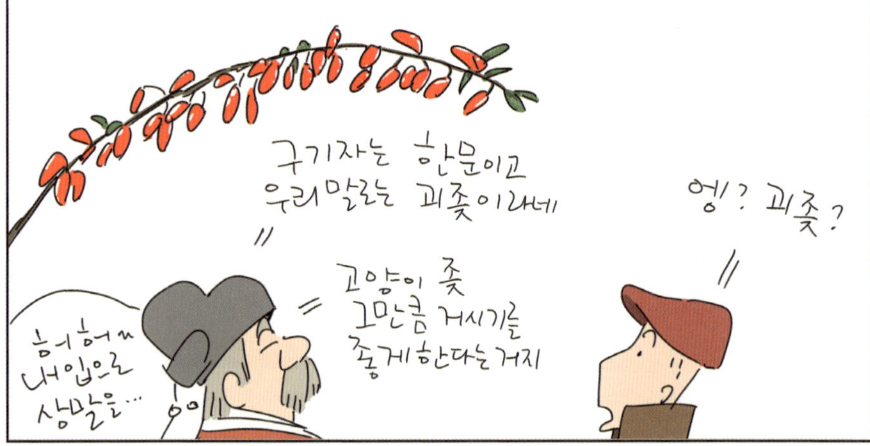

| 산수유 |

봄이 왔음을 가장 먼저 알려주는 나무는 산수유나무다. 우리 몸에 봄을 되찾아 주는(回春) 최고의 약 역시 산수유다. 음을 왕성하게 하고 정을 더해주어 신(腎)의 기운을 도와주고, 양도(陽道)를 성하게 하여 음경을 딴딴하게 한다. 또한 정과 골수를 더해주어 허리와 무릎을 뜨겁게 하고, 신을 도와주며, 소변이 잦은 것과 노인이 때 없이 소변을 보는 것을 다스린다. 또한 두풍과 코가 막히는 것, 귀가 먹은 것을 치료한다.

주의 사항

살은 원기를 성하게 하고 정을 굳건하게 하나 씨는 정을 미끄러져 나가게 한다. 그러므로 씨는 제거해서 먹어야 한다. 산수유 열매 600g에서 씨를 제거하고 나면 150g 정도 남는다.

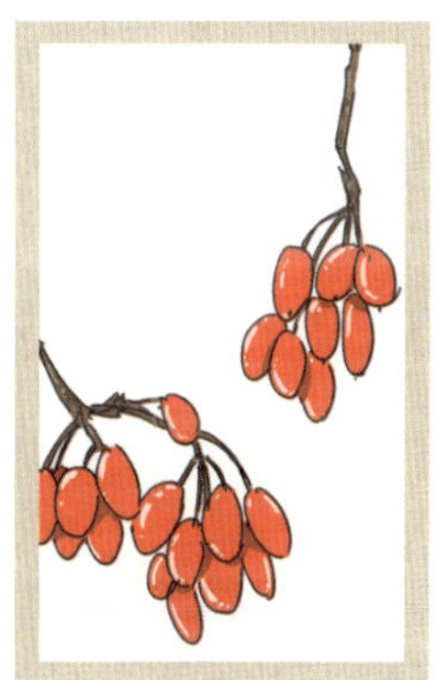

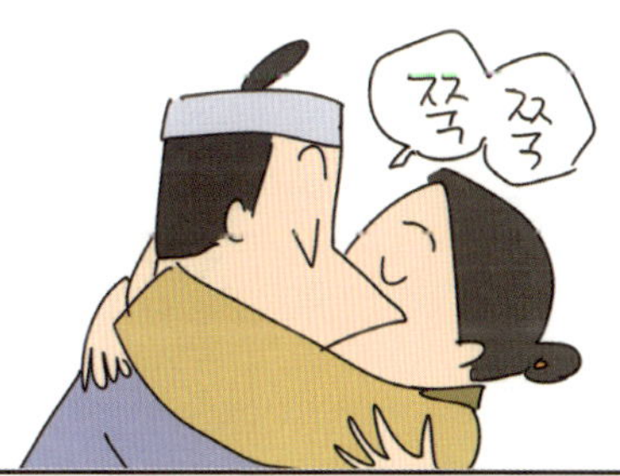

| 금앵자 |

한때 언론에서 '천연 비타민의 보고'라며 각광 받았던 금앵자는 그 맛이 유독 시고 떫다. 시고 떫은 맛을 상상하면 알 수 있듯이 나가는 것을 잡아 주는 힘이 세다. 잦은 설사와 소변을 멎게 하고 정(精)과 기(氣)가 나가지 못하도록 거두어 준다. 유정과 몽설에도 효과적이다.

주의 사항

서리를 맞고 나야 빨갛게 익는데 이때는 약효가 떨어진다. 익지 않은 열매는 따먹지 말라고 신맛을 띠지만, 다 익은 열매는 '날 잡아 잡수' 하며 단맛을 낸다. 이것이 자연의 섭리다.

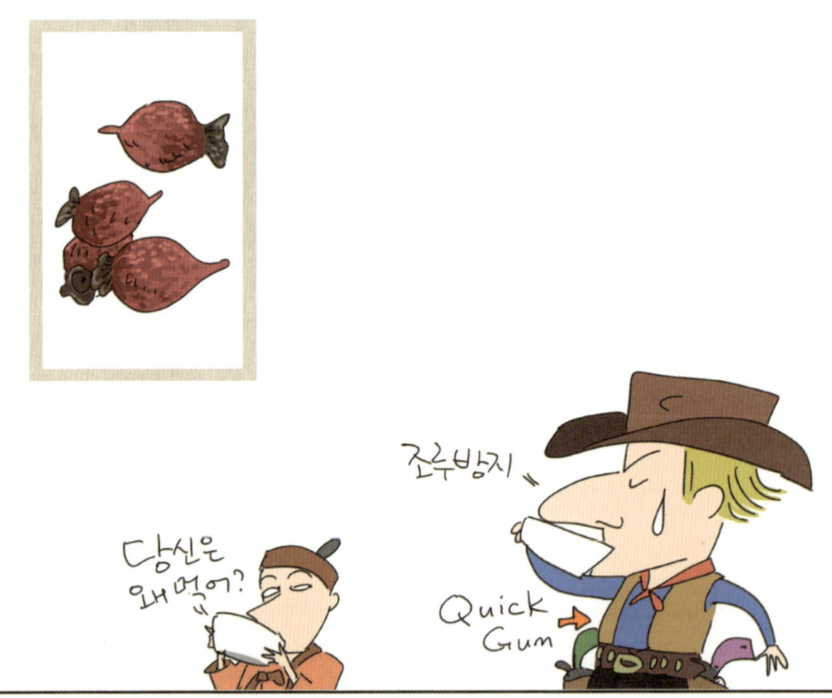

| 누에 |

누에는 하늘이 내린 벌레로 천충(天蟲)이라 한다. 누에가 2번 이상 자고 고치를 틀어 번데기가 되었다가 8~9일 정도 지나면 원잠아가 된다. 원잠아는 누에고치에서 나오자마자 교합한다. 교합한 후에는 약효가 없으므로 나오자마자 포획하여 날개와 다리를 떼어 내고 살짝 볶아서 쓴다. 남자의 성욕을 성하게 하고, 정이 새는 것과 혈뇨를 멎게 하며, 신을 더워지게 하고, 정과 기력을 더해 주며, 음도를 세게 하여 성생활을 하여도 피로하지 않게 한다.

복용법

구워서 가루 내어 먹는다.

주의 사항

나오자마자 교합하는 힘을 빌어 쓰기 때문에 정상적인 보음, 보양약이라고 할 수 없다. 《동의보감》에서는 누에와 관련된 것 중 원잠아만 소독(小毒)이 있다고 되어 있다. 오래 먹어서는 안 된다는 뜻일 것이다.

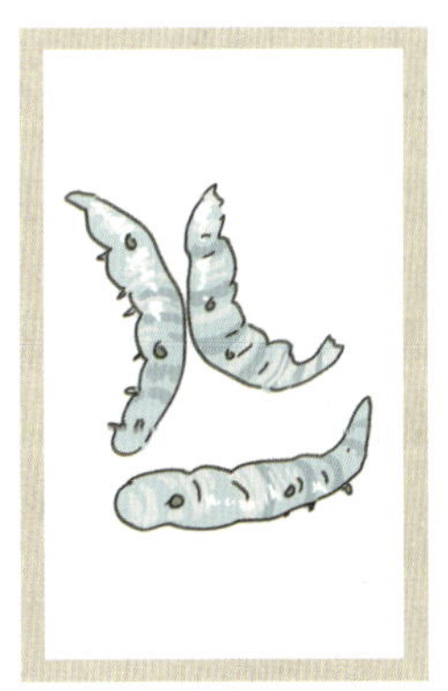

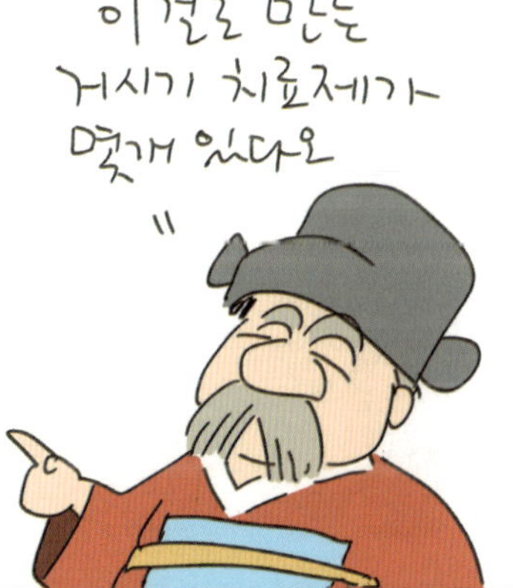

| 복분자 |

산딸기는 절반쯤 익었을 때 따는 것이 가장 좋은데, 이때 따는 산딸기만이 신맛이 난다. 신맛을 생각하면 침이 꿀떡 삼켜진다. 거두는 성질이 있기 때문인데 이는 신(腎)의 정을 더해 주고 소변이 잦은 것을 멎게 한다. 유정, 몽정에도 특효가 있다. 5~6월 양지 바른 곳에서 햇빛 기운을 받고 자라기 때문에 눈도 밝아진다.

복용법

술에 담갔다가 찐 뒤 말려서 가루 내어 먹는다.

주의 사항

소변이 잘 나오지 않아서 힘이 들 때는 먹지 않는 것이 좋다.

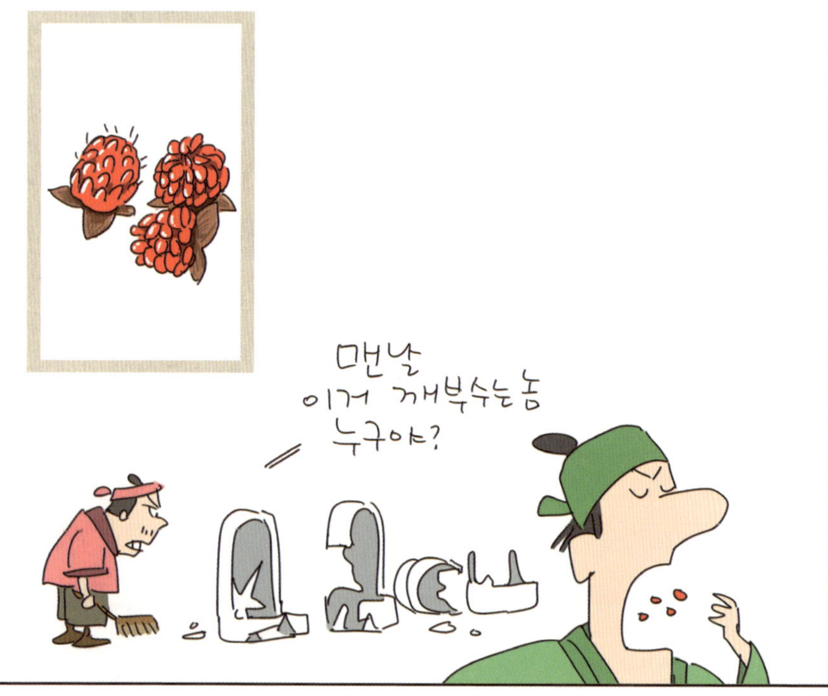

| 참깨 |

참깨는 《동의보감》에서 약으로 쓰는 곡식 중 가장 먼저 소개하고 있다. 8곡(기장, 피, 벼, 양미, 조, 검은 참깨, 콩, 보리) 중 가장 으뜸이 된다고 하여 거승(巨勝)으로 불리기도 한다. 복용하면 능히 다른 곡식을 먹지 않아도 배고프지 않게 된다. 몸의 기력을 더해 주고, 살찌우며, 골수와 뇌수를 충실하게 하고, 힘줄과 뼈를 단단하게 하며, 오장을 윤택하게 한다.

복용법

반나절 동안 술에 쪄서 햇볕에 말린 후 가루 내어 먹는다.

주의 사항

기름 성분이 많아 설사하는 사람이나 정액이 자기도 모르게 흐를 때는 쓰지 않는 것이 좋다.

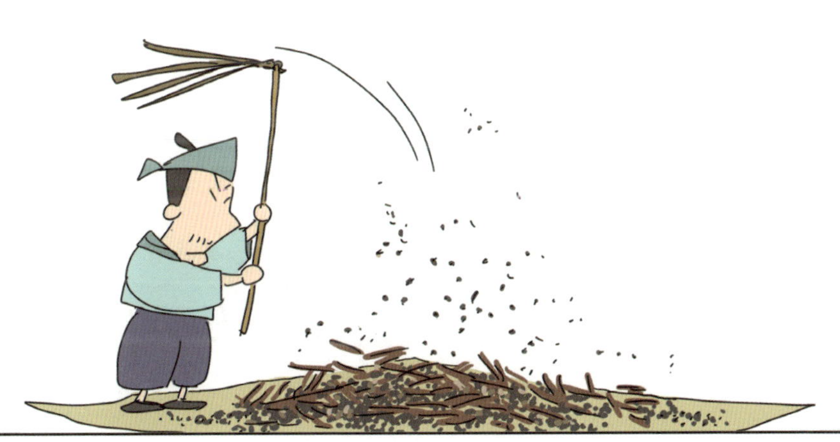

| 부추 |

초봄 눈밭을 뚫고 싹이 올라오는 만큼 양기가 무지 세다. 다리에 힘이 생긴다. 교접을 많이 해서 걸을 힘도 없는 사람에게 부추 한 가마니를 먹였더니 걸어서 기생집으로 갔다는 이야기가 있을 정도다. 약으로 쓸 때는 오월 단오 전에 채취해서 쓰는 것이 좋다.

복용법

살짝 볶아서 가루 내어 먹는다.

주의 사항

몸에 열이 있을 때 부추를 먹으면 열이 더 나면서 눈이 충혈되고 발진이 생긴다.

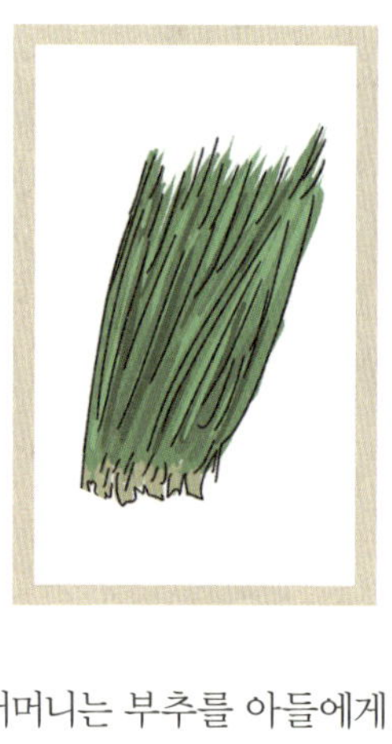

어머니는 부추를 아들에게
주지 않고 사위에게 준다.
아들에게 주면 며느리만 좋으니까.

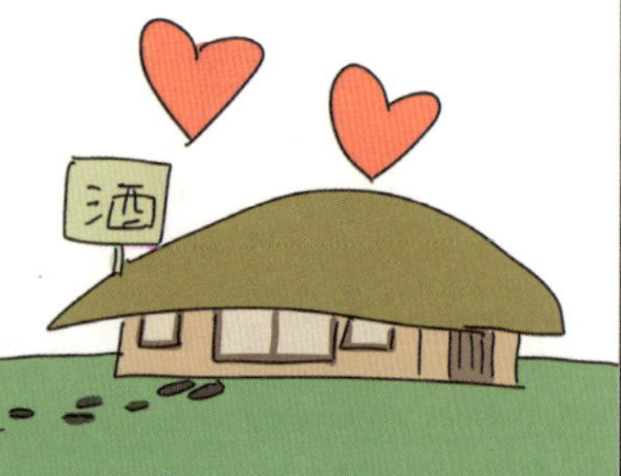

| 녹용 |

사슴의 몸뚱이 중 제일 높은 곳에서 또 위로 자라는 것이 녹용이다. 음력 5월 갓 돋아서 굳어지지 않는 뿔을 최고로 치는데 올리는 기운이 강하다. 녹용을 먹으면 키가 크고 기운이 위로 뻗친다. 남자의 귀두도 위로 솟구친다. 몸에서 가장 많은 피를 필요로 하는 곳은 뇌(腦)다. 뿔 끝까지 피가 올라가는 녹용을 뇌 기능을 좋게 해 건망이나 치매 증상에도 효과가 있다.

주의 사항

몸에 열이 있을 때는 복용을 삼간다. 녹용을 먹을 때는 내리는 기운이 강한 김, 미역 등은 적게 먹는 것이 좋다.

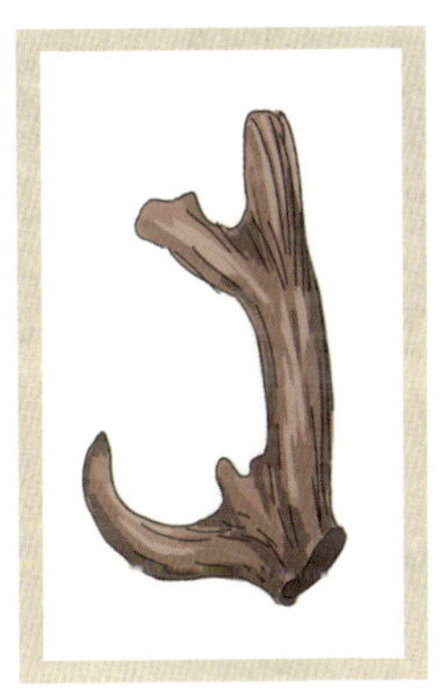

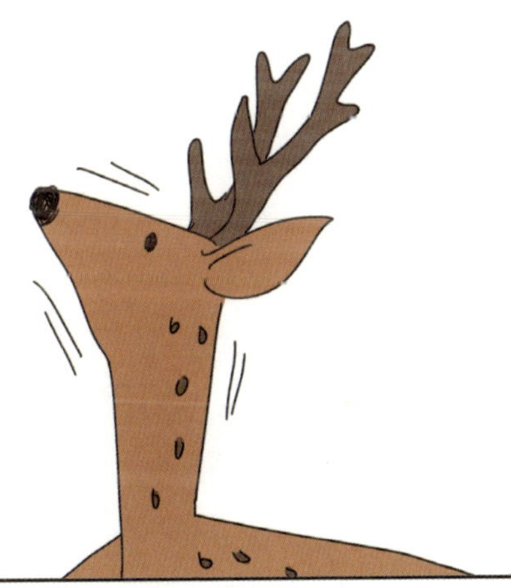

| 해구신 |

물개 수놈의 거시기다. 물개는 수놈 한 마리가 암놈 수십 마리를 거느린다. 힘이 엄청나다. 해구신의 효과는 아주 좋지만 포획금지동물이어서 구할 수가 없다. 시중에 유통되는 해구신의 99.9%는 가짜다.

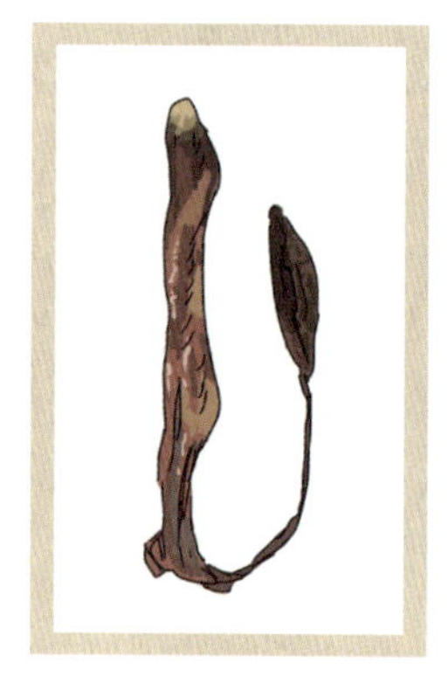

개 거시기를 속여서
팔기도 한다.
개 거시기 10개가
해구신 1개랑 맞먹는다.
개도 세다.

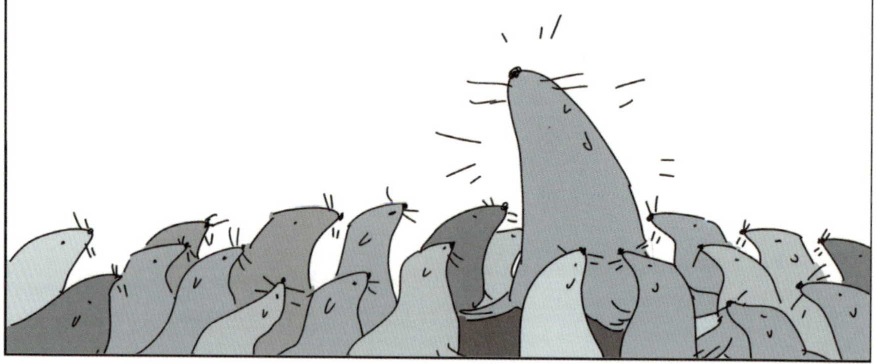

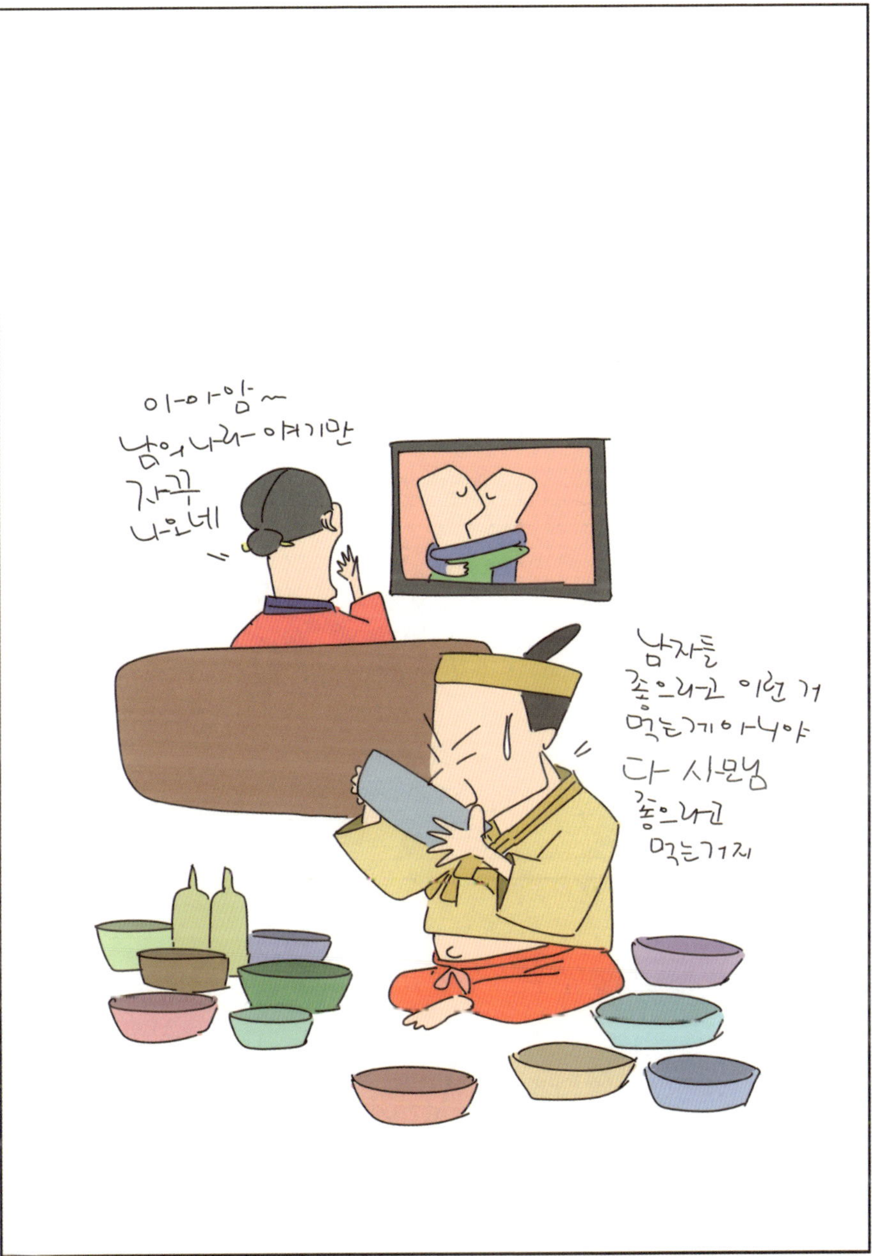

이-아암~
남의 나라 얘기만
자꾸
나오네
남자들
좋으라고 이런 거
먹는게 아니야
다 사모님
좋으라고
먹는거지

36화 정력 보강 체조1 • 용천혈 자극하기

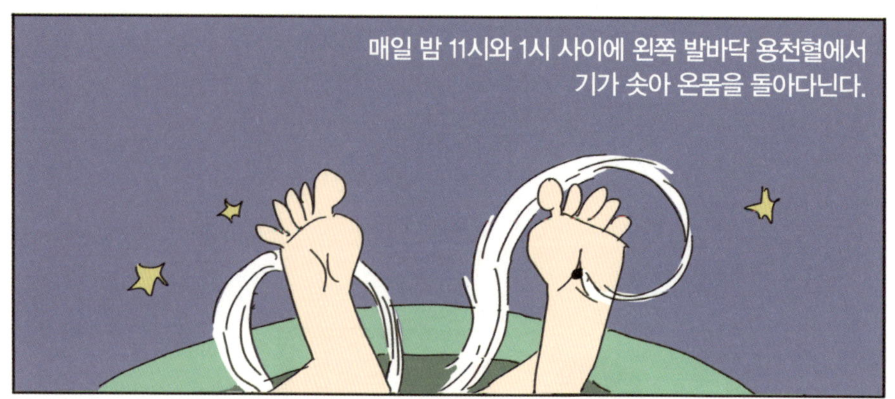

결혼하면 신부 댁에서
신랑을 매달아 놓고
때리는 곳이 용천혈이다.
악! 악!
핫핫
지랄용천
하네
그만해!
우리 신랑
죽겠어!

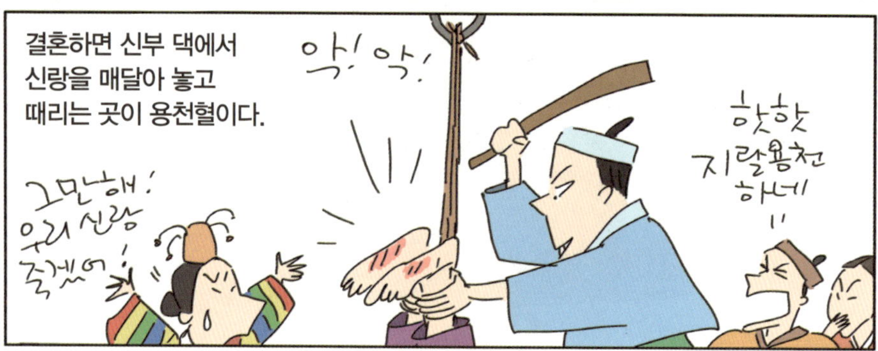

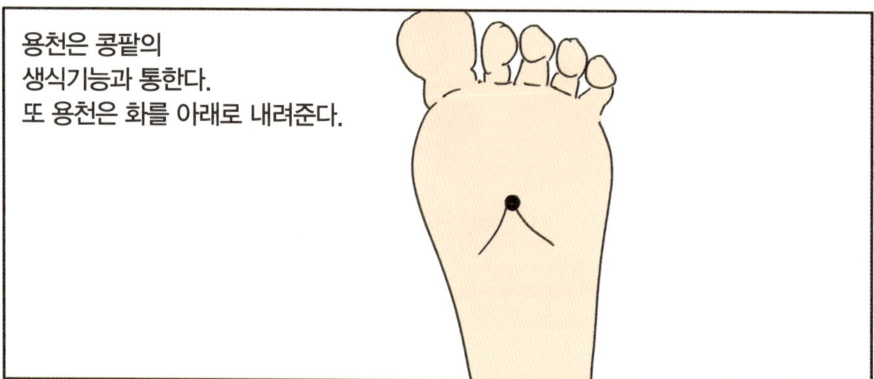

에구구~
에구구~
용천을 너무 때려서 죽도 밥도 아니야~

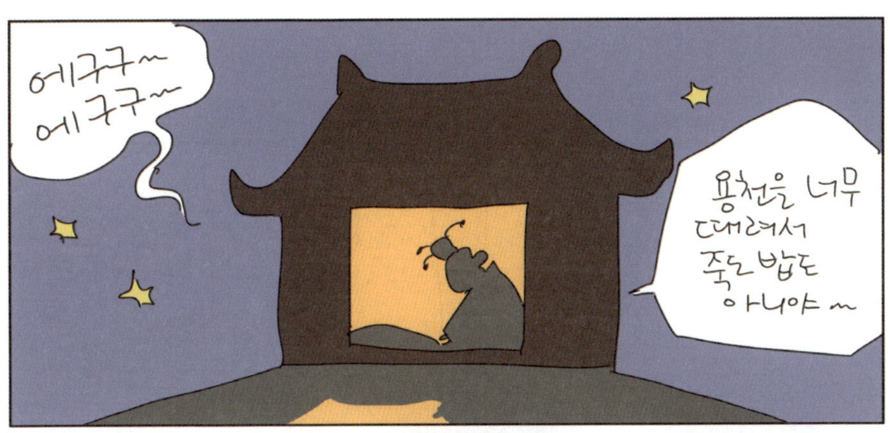

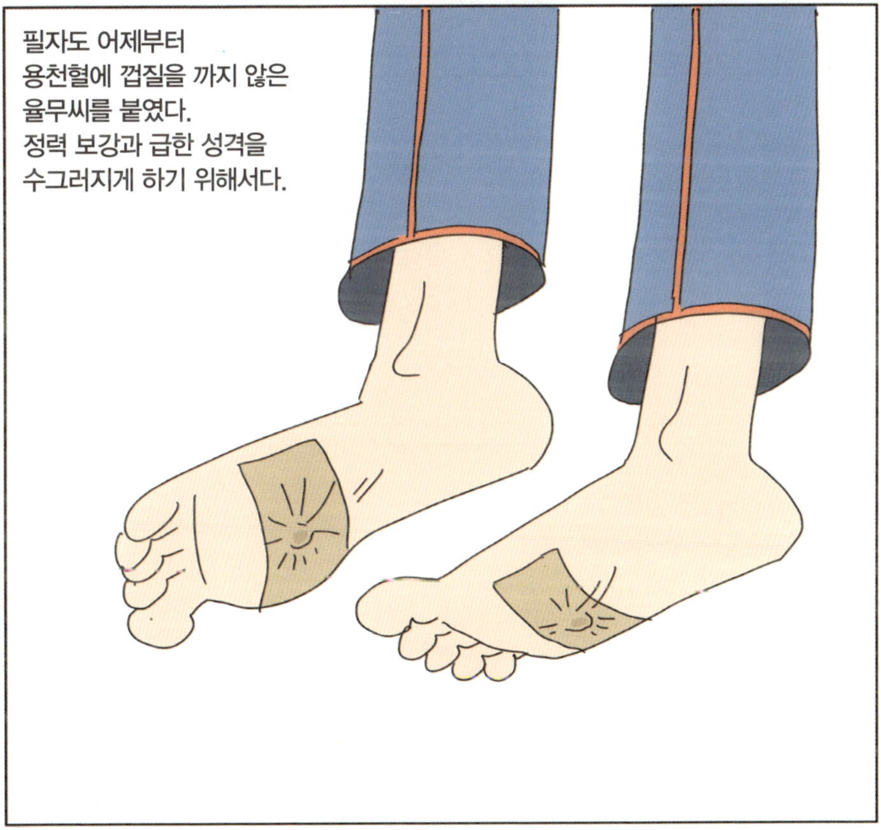

필자도 어제부터
용천혈에 껍질을 까지 않은
율무씨를 붙였다.
정력 보강과 급한 성격을
수그러지게 하기 위해서다.

37화

고무신으로 돌아가자

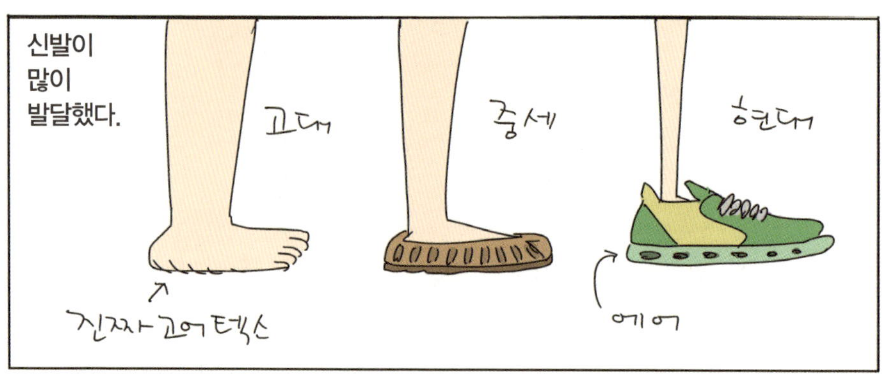
신발이
많이
발달했다.
고대
중세
현대
진짜고어텍스
에어

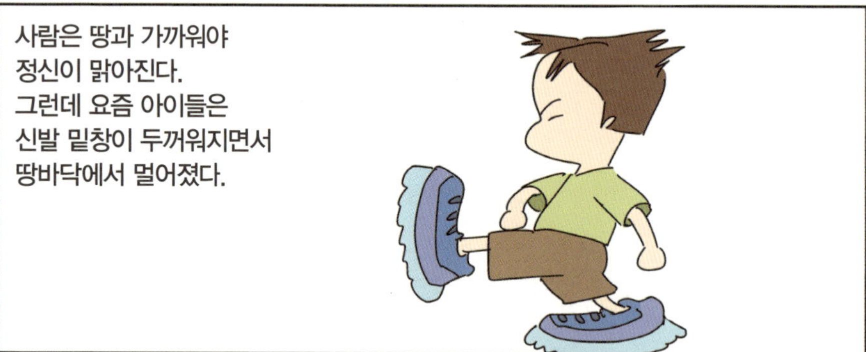
사람은 땅과 가까워야
정신이 맑아진다.
그런데 요즘 아이들은
신발 밑창이 두꺼워지면서
땅바닥에서 멀어졌다.

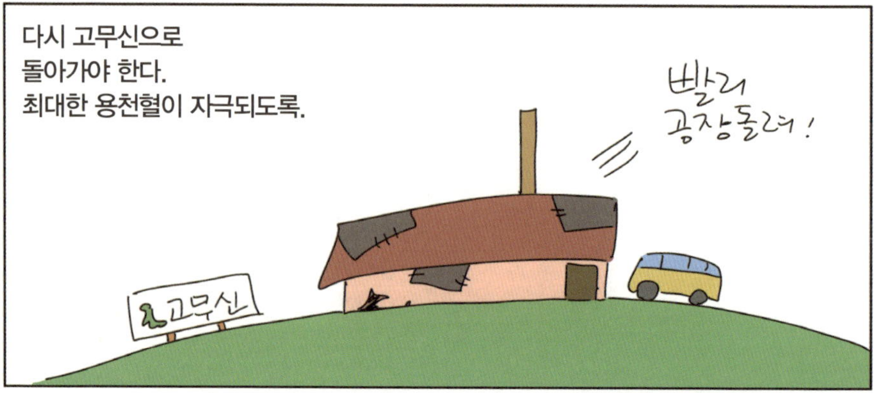
다시 고무신으로
돌아가야 한다.
최대한 용천혈이 자극되도록.
빨리
공장돌려!
고무신

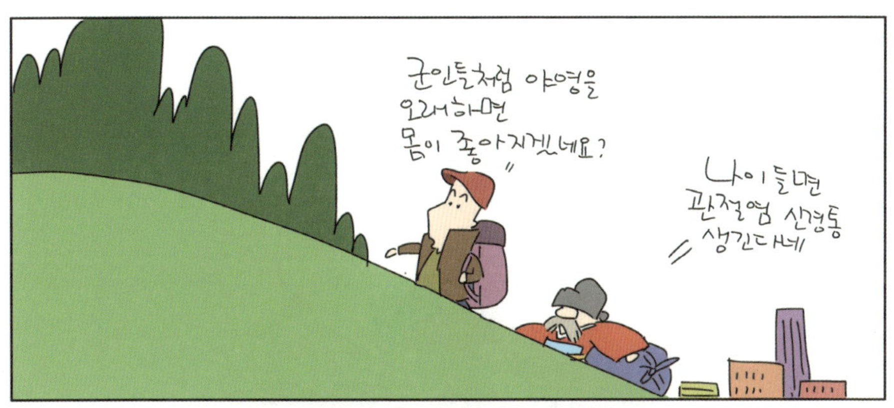
군인들처럼 야영을
오래하면
몸이 좋아지겠네요?
나이 들면
관절염 신경통
생긴다네

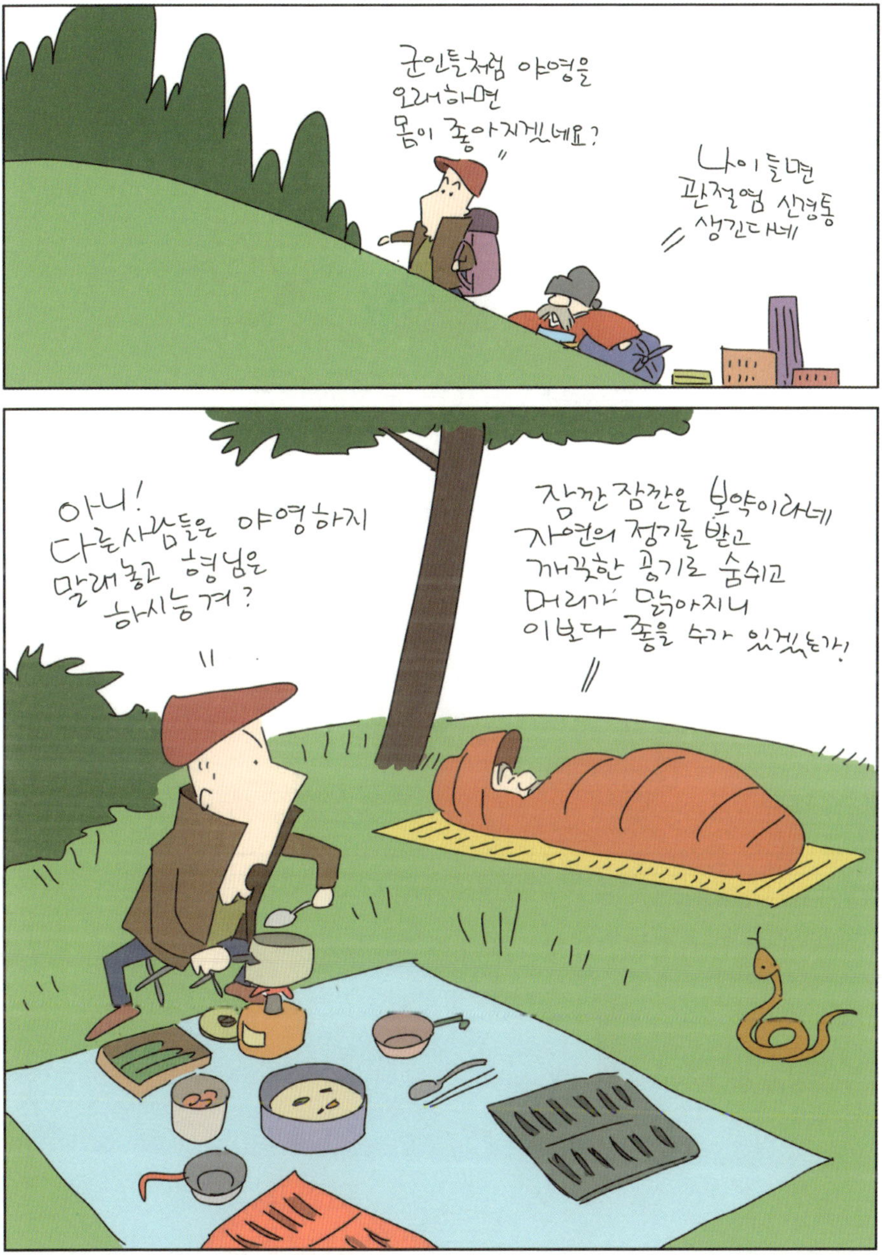

아니!
다른 사람들은 야영하지
말래놓고 형님은
하시능겨?
잠깐 잠깐은 보약이라네
자연의 정기를 받고
깨끗한 공기로 숨쉬고
머리가 맑아지니
이보다 좋을 수가 있겠는가!

38화 정력 보강 체조2 • 기마 자세

몸을 단련할 때
기본이 되는 자세가
기마 자세다.
태권 기마 자세!
얍!

기마 자세는
의자에
앉은 상태에서
의자를 빼낸
자세다.

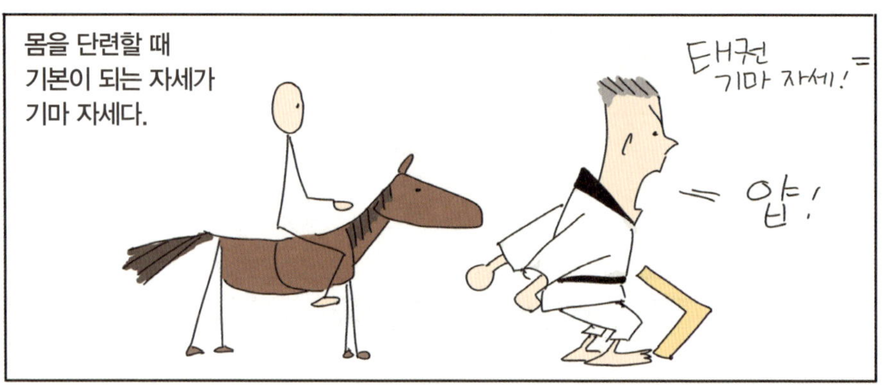

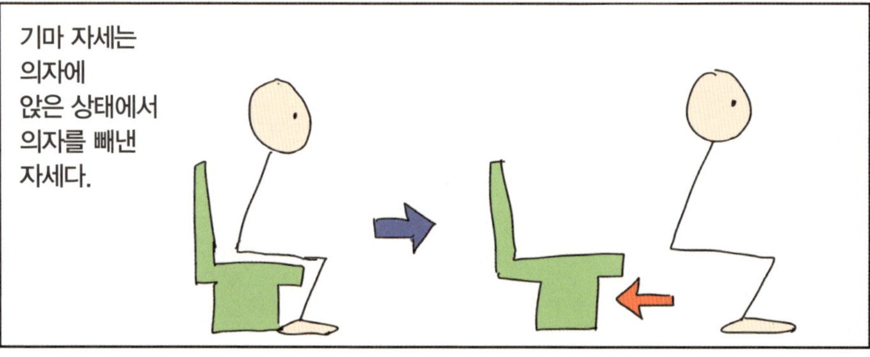

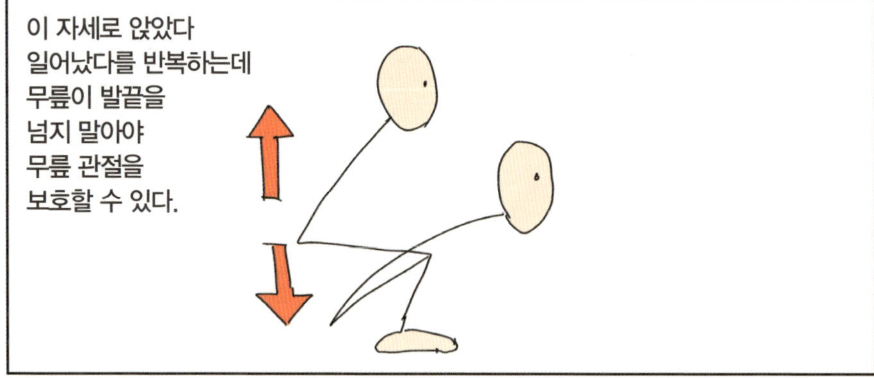

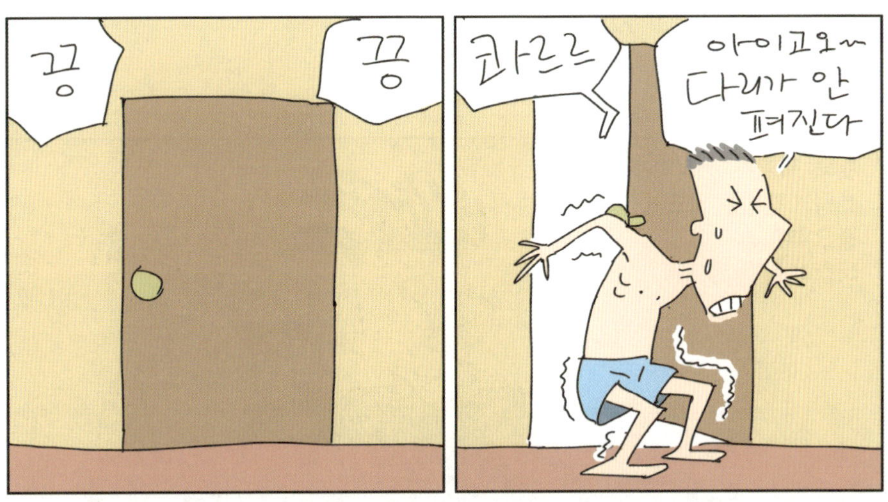

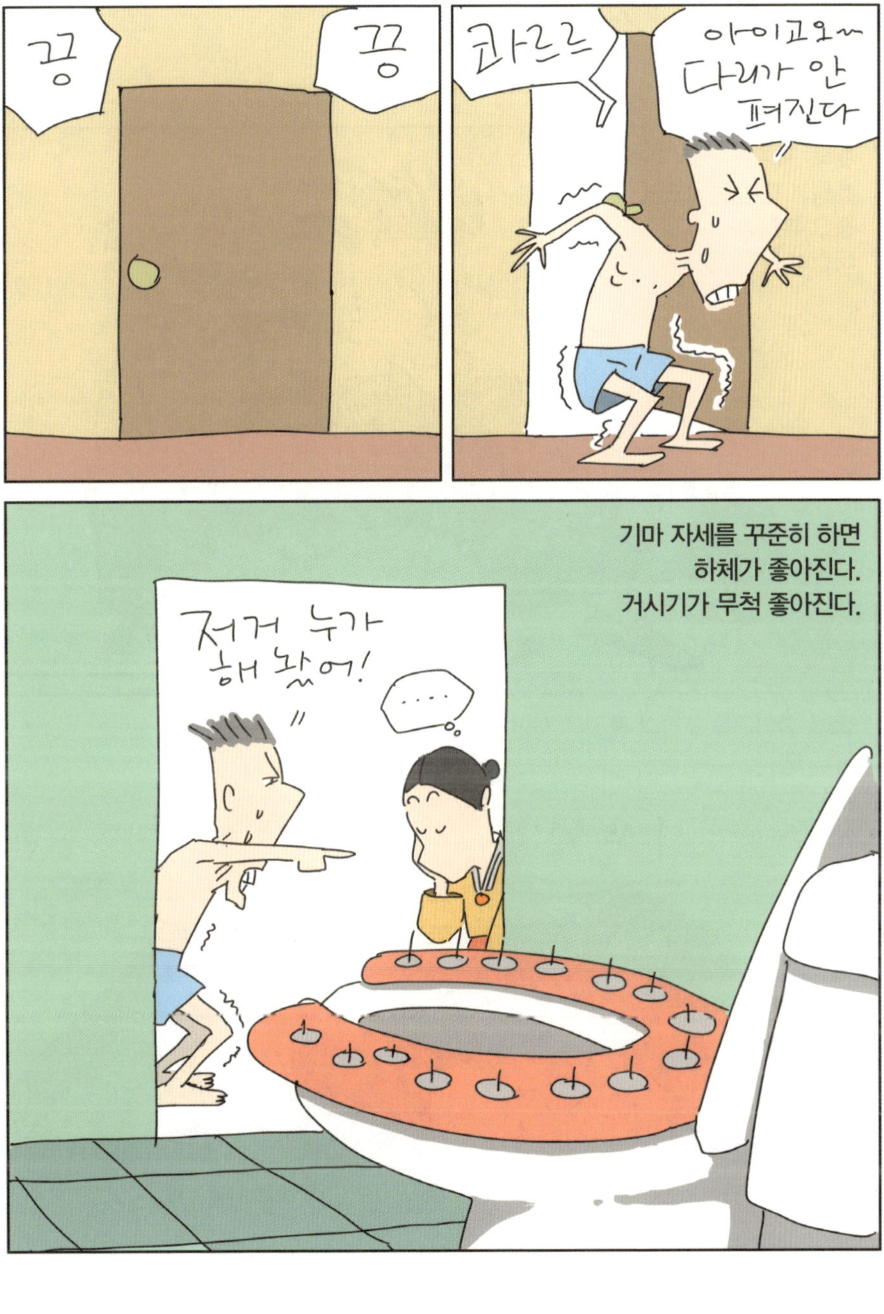

기마 자세를 꾸준히 하면
하체가 좋아진다.
거시기가 무척 좋아진다.

저거 누가
해 놨어!

39화 생활 속 정력 증강법

첫째, 꽉 조이는 삼각팬티보다 트렁크 팬티를 입으면 중요 부분에 바람이 잘 통한다.
에이~ 혼자서 3자리를 차지했어

둘째, 괄약근을 조였다 풀었다 하면 남녀 모두 거시기 힘이 좋아진다.
목욕탕에서 이런 표정의 사람은 괄약근 운동 중이라오
88..89..90 91..
21375 21376 21377

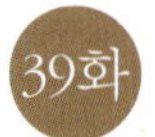

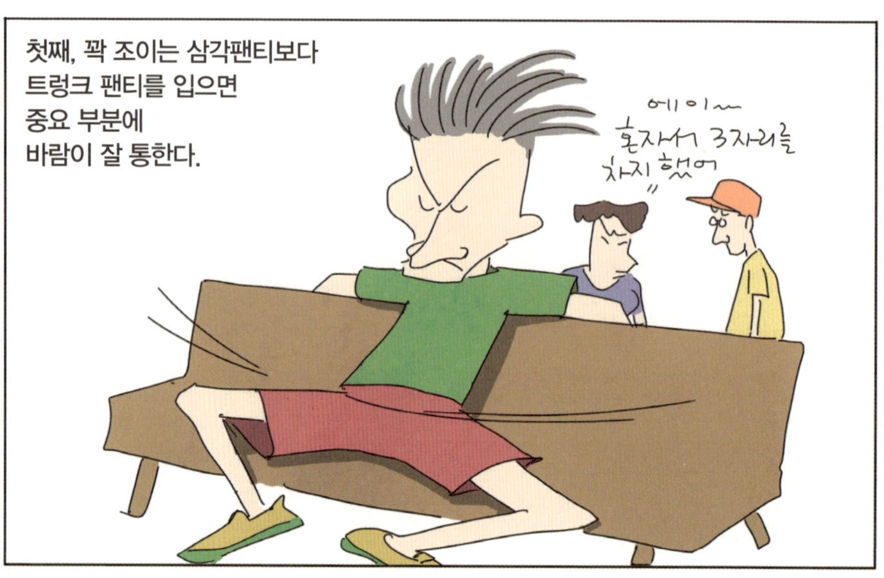

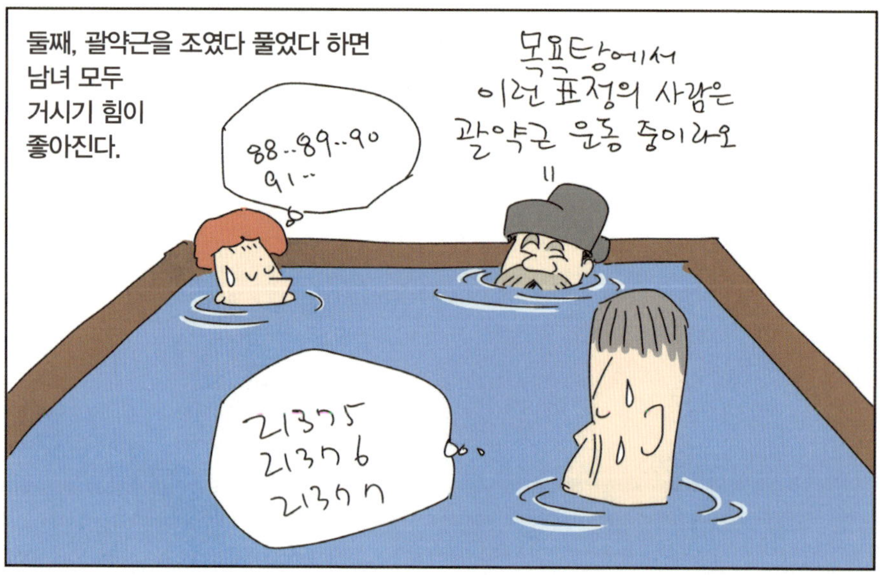

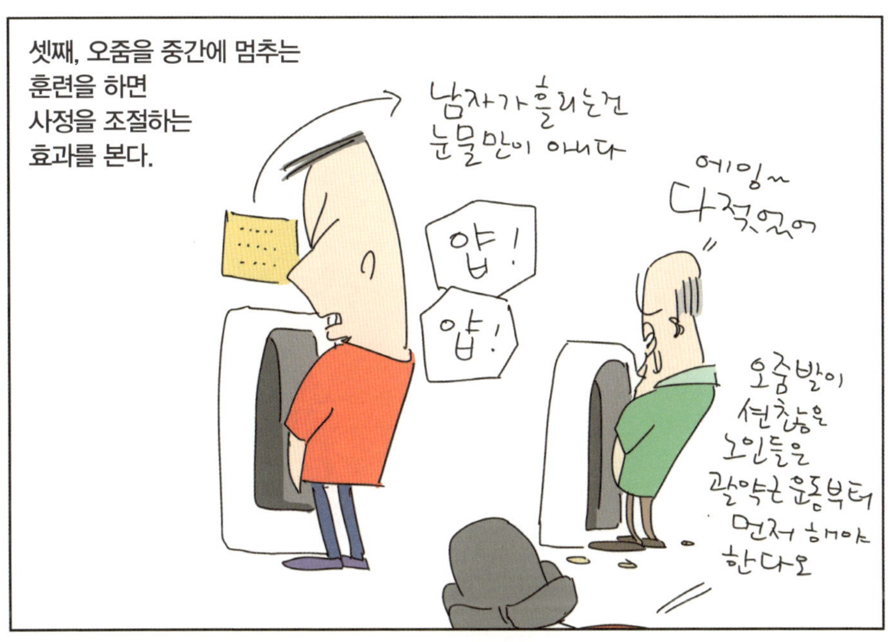
셋째, 오줌을 중간에 멈추는
훈련을 하면
사정을 조절하는
효과를 본다.
남자가 흘리는 건
눈물만이 아니다
얍!
얍!
에잉~
다 젖었어
오줌발이
션찮은
노인들은
괄약근 운동부터
먼저 해야
한다오

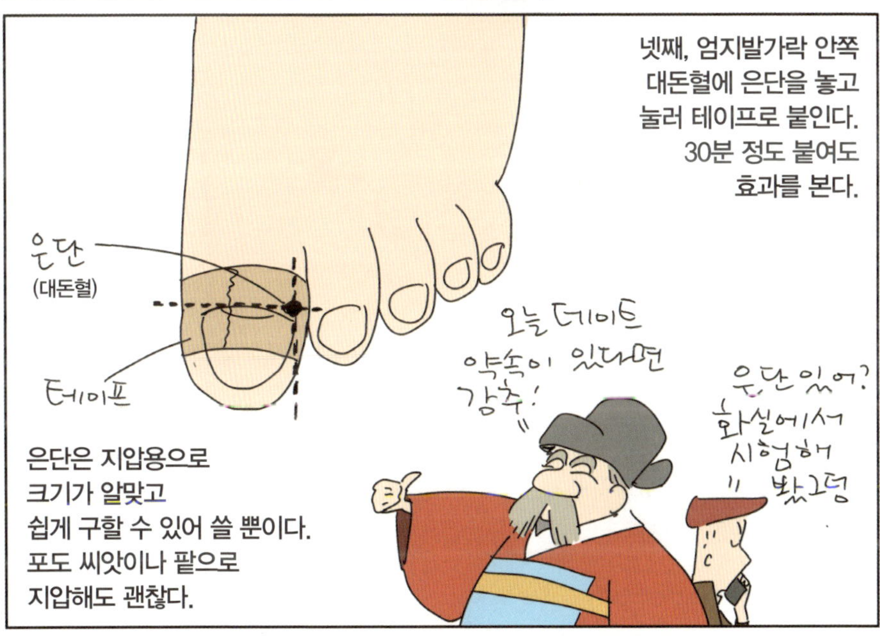
넷째, 엄지발가락 안쪽
대돈혈에 은단을 놓고
눌러 테이프로 붙인다.
30분 정도 붙여도
효과를 본다.
은단
(대돈혈)
테이프
오늘 데이트
약속이 있다면
강추!
은단 있어?
화실에서
시험해
봤그덩
은단은 지압용으로
크기가 알맞고
쉽게 구할 수 있어 쓸 뿐이다.
포도 씨앗이나 팥으로
지압해도 괜찮다.

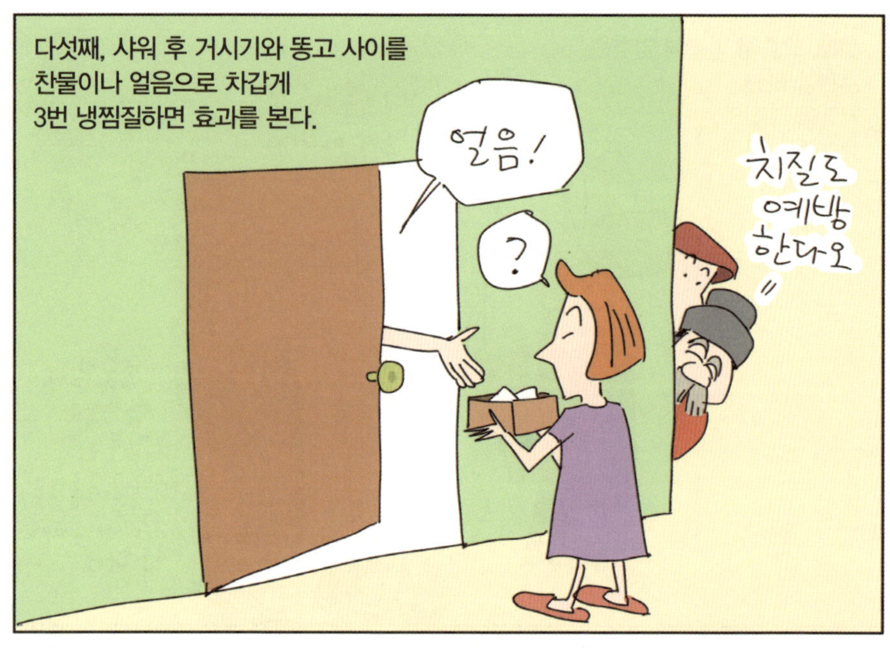
다섯째, 샤워 후 거시기와 똥고 사이를
찬물이나 얼음으로 차갑게
3번 냉찜질하면 효과를 본다.
얼음!
?
치질도
예방
한다오

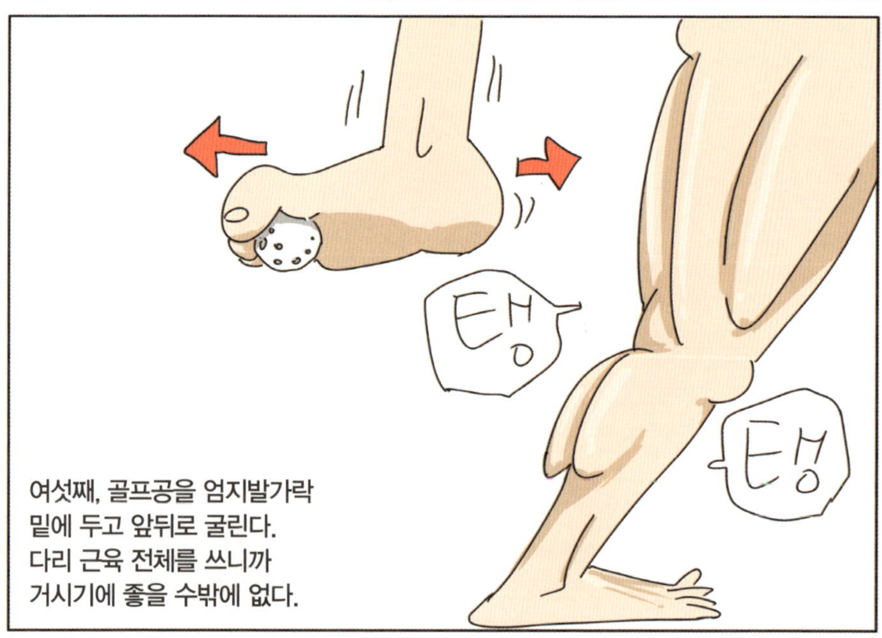
탱
탱
여섯째, 골프공을 엄지발가락
밑에 두고 앞뒤로 굴린다.
다리 근육 전체를 쓰니까
거시기에 좋을 수밖에 없다.

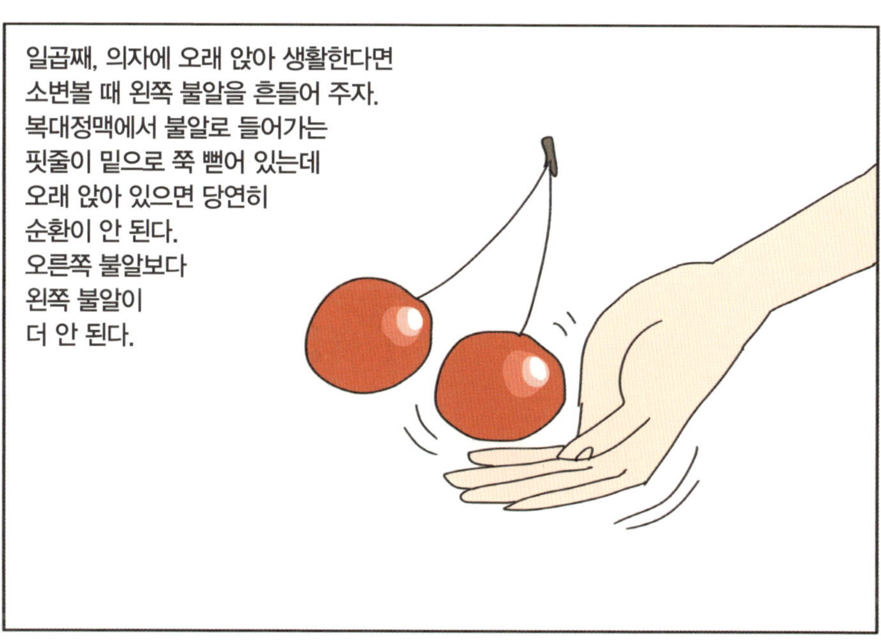
일곱째, 의자에 오래 앉아 생활한다면
소변볼 때 왼쪽 불알을 흔들어 주자.
복대정맥에서 불알로 들어가는
핏줄이 밑으로 쭉 뻗어 있는데
오래 앉아 있으면 당연히
순환이 안 된다.
오른쪽 불알보다
왼쪽 불알이
더 안 된다.

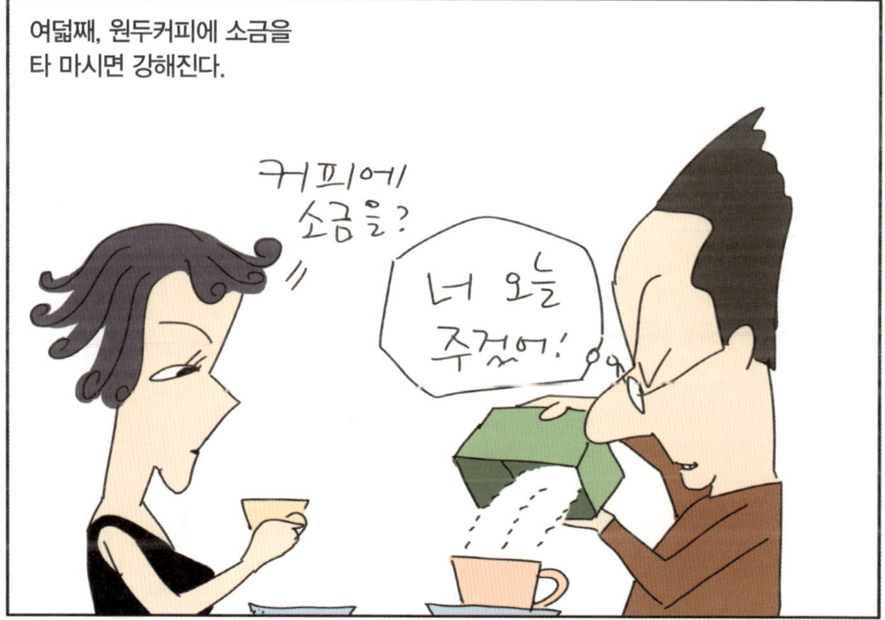
여덟째, 원두커피에 소금을
타 마시면 강해진다.
커피에 소금을?
너 오늘 주겄어!

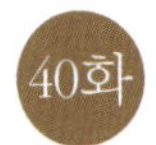

침 치료 • 발기가 쉽게 되지 않을 때

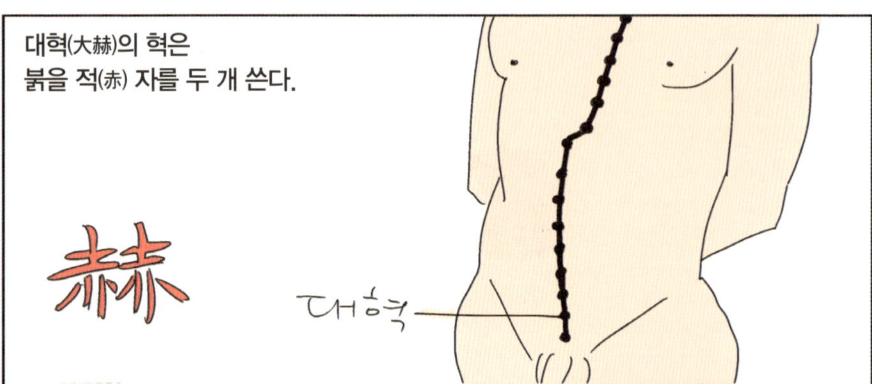

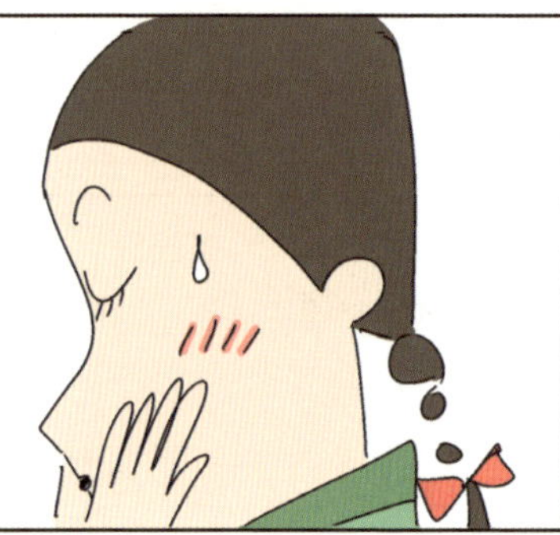

젊을 때는 발기가 쉽지만
나이가 들면 시원찮다.
이럴 때 대혁혈에 침을 놓는다.

저것봐!
또 저런다
요새는
마나님 마음에
들게 하시나?
피노키오다!

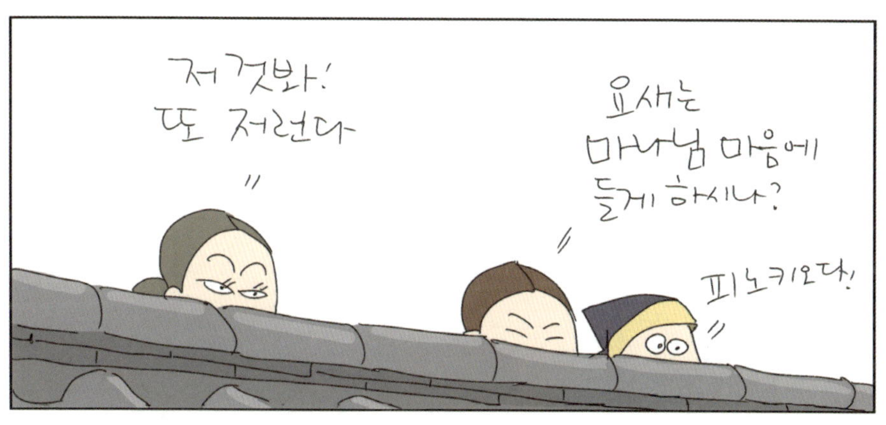

산책할 때 대혁혈을 때리면서 걷는 사람은
고추에 집중하고 있는 것이다.

"한번 닫히고 한번 열리는 것을 변(變)이라 하고,
오고 감이 끝이 없음을 통(通)이라 한다."《주역》.
"열고 닫히는 것과 오고 가는 것은 코의 호흡에서 나타난다."(정이程頤)

"기가 왕성히 어리어 열고 닫히는 그 오묘함이 끝이 없는데
그 누가 맡아 다스리는 것이겠는가.
아무도 맡아 다스리지 않아도 자연히 공이 있는 것이다."(주희朱喜)

–《동의보감》 중에서

기

돈은 변통이 잘되어야 한다. 돈이 변통되지 않으면 망한다.
사람도 변통이 잘되어야 한다. 변통이 되지 않으면 죽는다.
사람에게 그런 변통은 기가 잘 도는 것이다.
자연이 그러하듯 기가 자연스럽게 잘 돌게 되면
어떤 병도 생길 수 없다.
기가 잘 돌지 못하게 하는 원인, 기가 막히는 원인은
외부의 나쁜 기운도 있지만 더 큰 적은 내부에 있다.
집착하는 내 마음이 기를 막는 가장 큰 적이다.

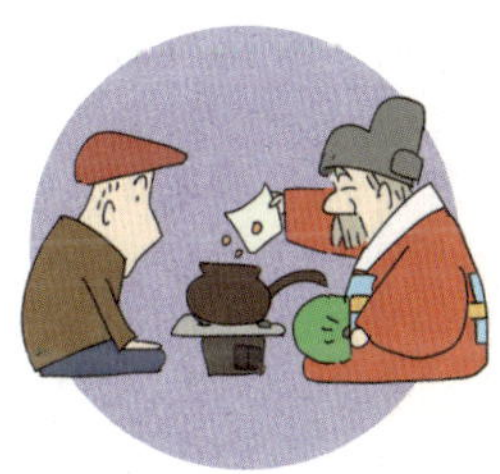

41화 기의 원천

기
氣

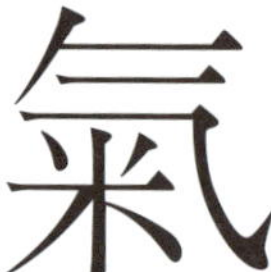

운기 '기(气)' 자와
쌀 '미(米)' 자가
합쳐져 만들어진 글자가
기운 '기(氣)' 자다.

기를 움직일 수 있다면
신선이 될 수 있다.

나는 기를 움직일 수 있어!
오모! 자기 신선이네

자!
휙
휙
배꼽이나 가려!

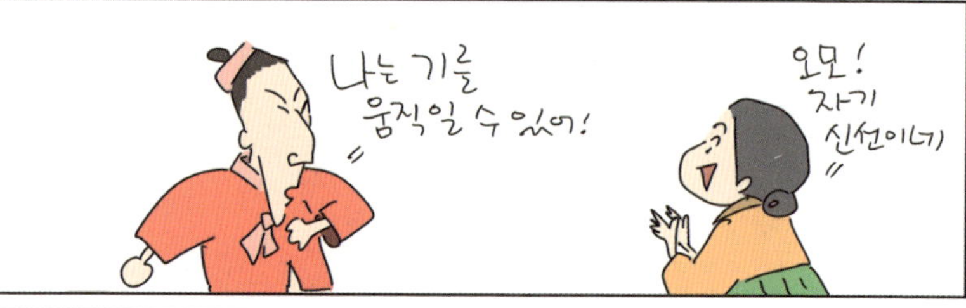

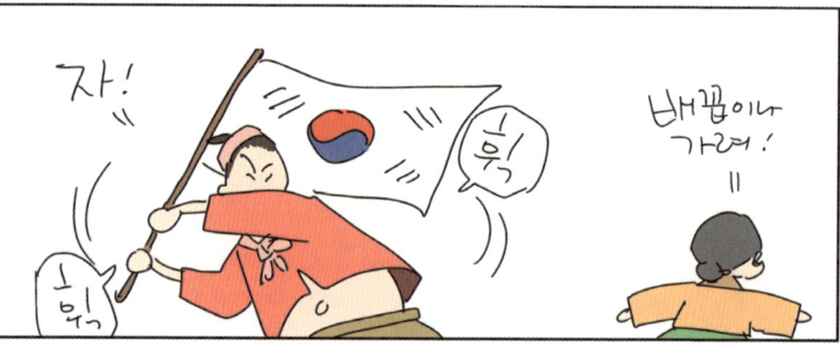

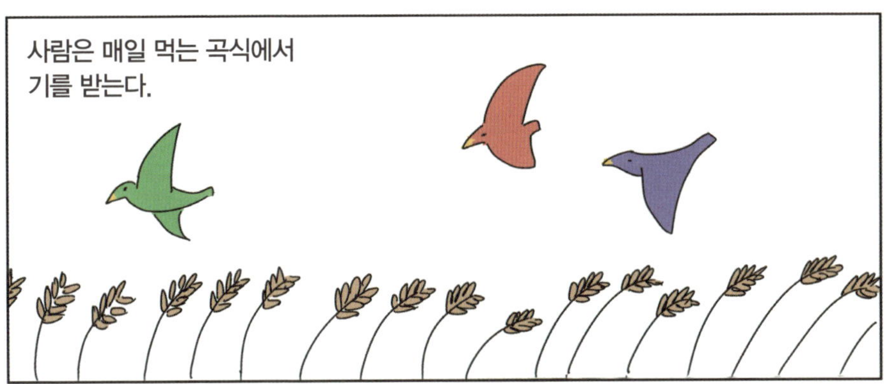
사람은 매일 먹는 곡식에서
기를 받는다.

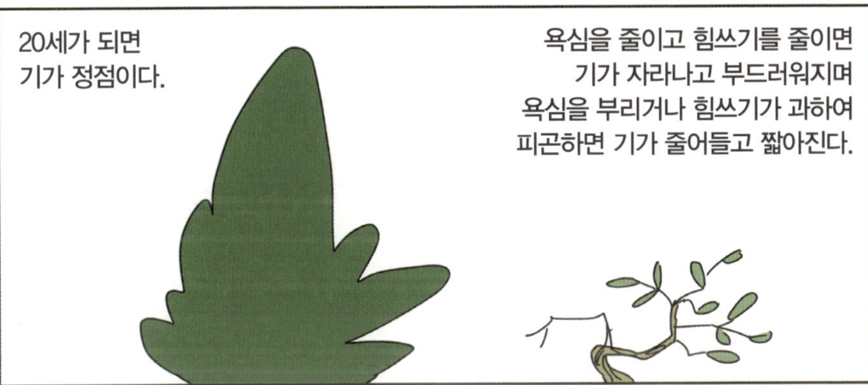
20세가 되면
기가 정점이다.
욕심을 줄이고 힘쓰기를 줄이면
기가 자라나고 부드러워지며
욕심을 부리거나 힘쓰기가 과하여
피곤하면 기가 줄어들고 짧아진다.

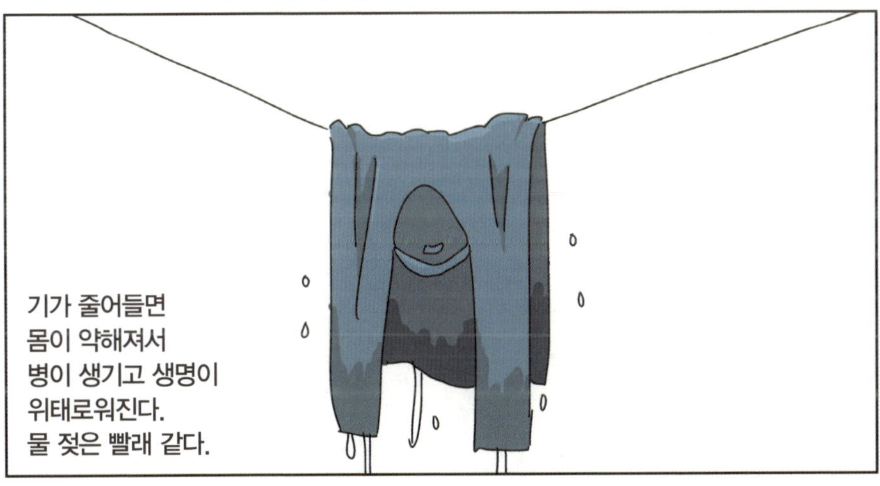
기가 줄어들면
몸이 약해져서
병이 생기고 생명이
위태로워진다.
물 젖은 빨래 같다.

42화

양기는 햇볕의 기운

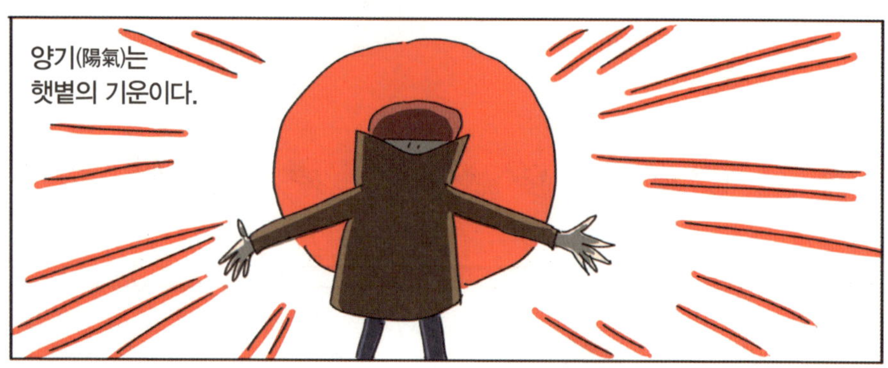
양기(陽氣)는
햇볕의 기운이다.

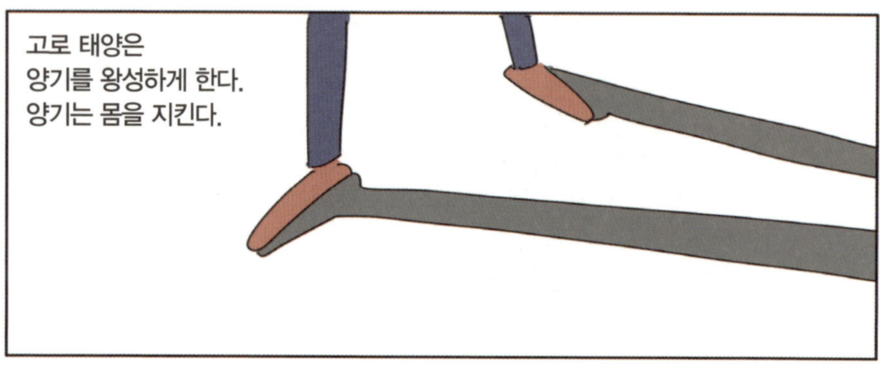
고로 태양은
양기를 왕성하게 한다.
양기는 몸을 지킨다.

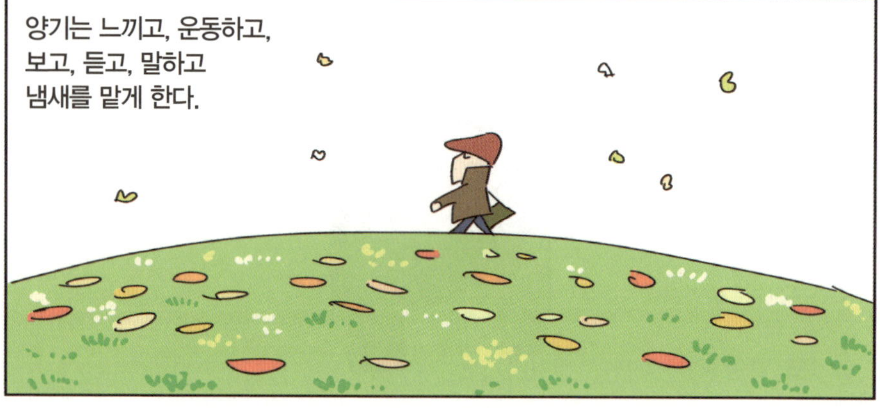
양기는 느끼고, 운동하고,
보고, 듣고, 말하고
냄새를 맡게 한다.

안개와 이슬이 대지를 적시듯
양기는 피부를 보호하고
몸을 튼튼하게 하며
머리털을 반짝이게 한다.

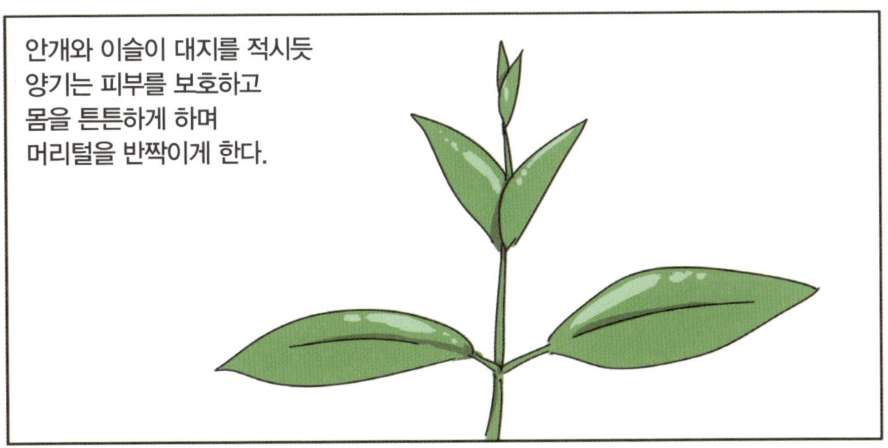

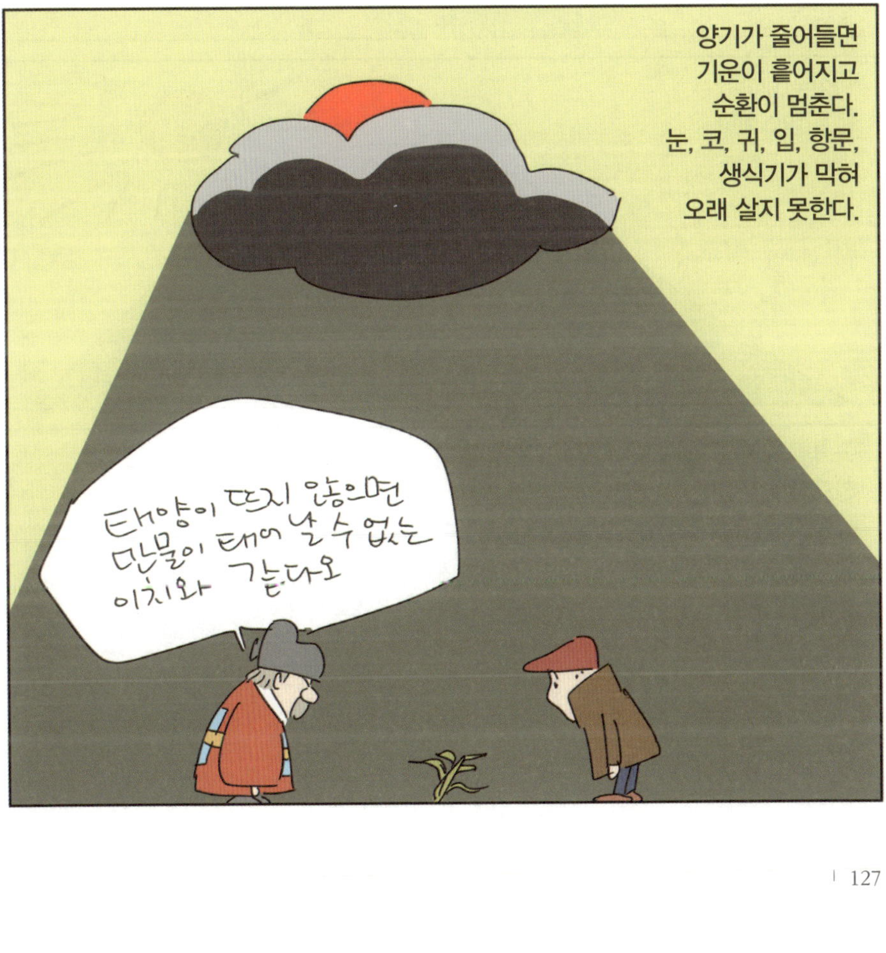

양기가 줄어들면
기운이 흩어지고
순환이 멈춘다.
눈, 코, 귀, 입, 항문,
생식기가 막혀
오래 살지 못한다.

태양이 뜨지 않으면
만물이 태어날 수 없는
이치와 같다오

43화

우리 몸의 낮과 밤

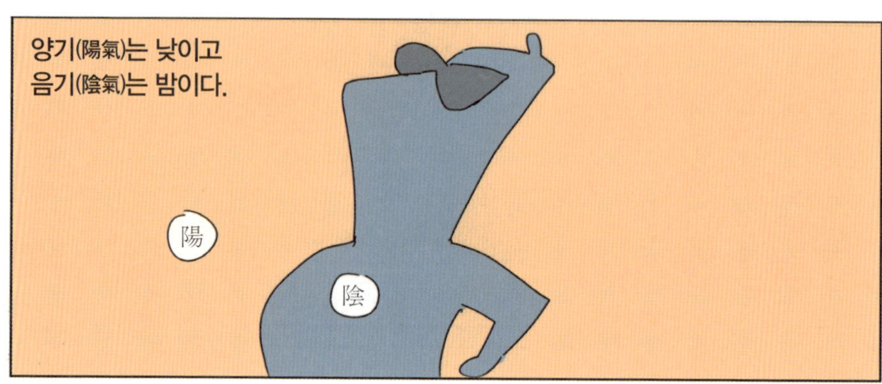
양기(陽氣)는 낮이고
음기(陰氣)는 밤이다.
陽
陰

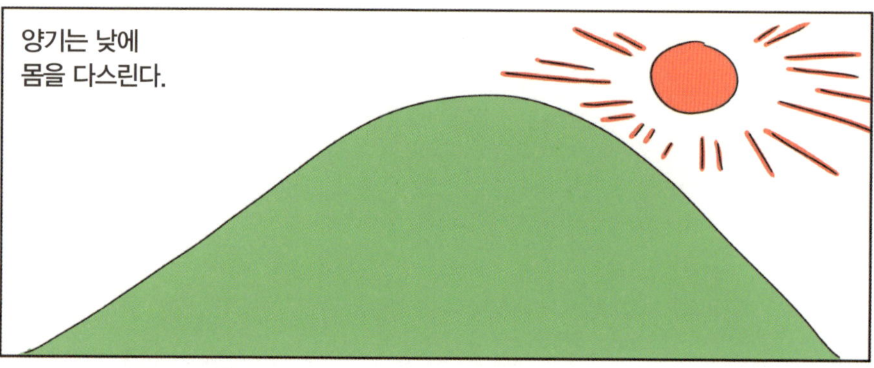
양기는 낮에
몸을 다스린다.

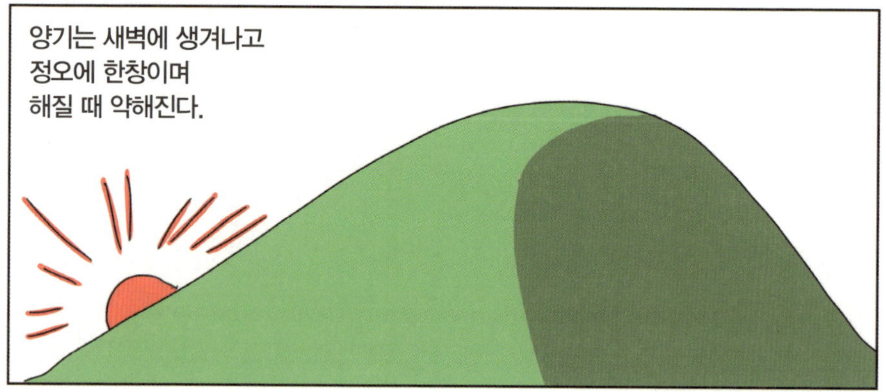
양기는 새벽에 생겨나고
정오에 한창이며
해질 때 약해진다.

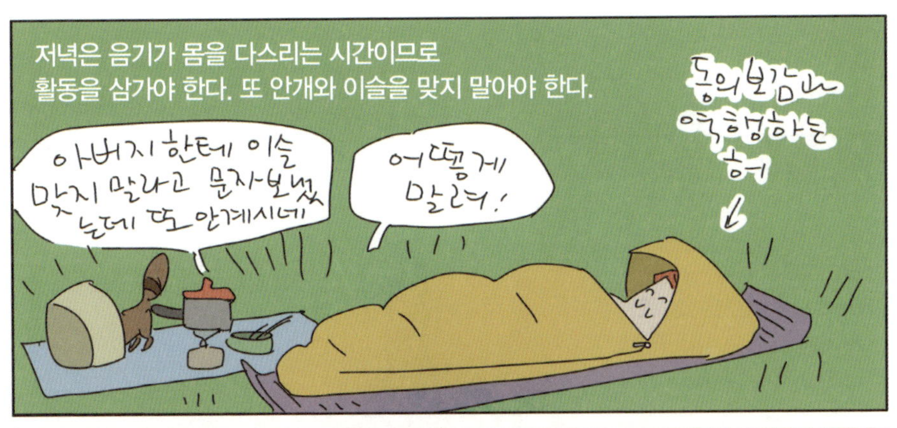
저녁은 음기가 몸을 다스리는 시간이므로
활동을 삼가야 한다. 또 안개와 이슬을 맞지 말아야 한다.
아버지한테 이슬 맞지 말라고 문자보냈는데 또 안계시네
어떻게 말려!
동의보감과 역행하는 형

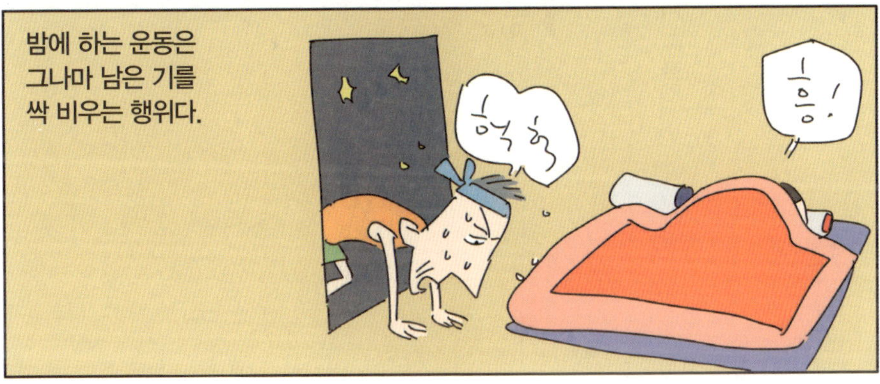
밤에 하는 운동은
그나마 남은 기를
싹 비우는 행위다.
헉 헉
흥!

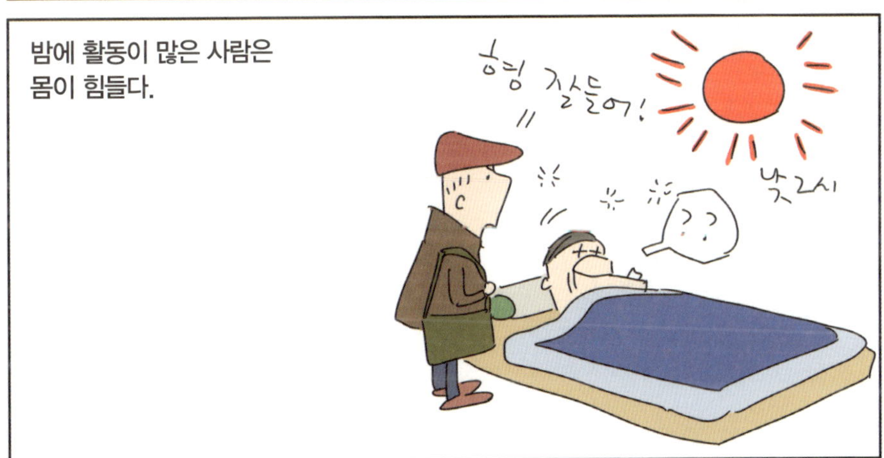
밤에 활동이 많은 사람은
몸이 힘들다.
낮2시
??

44화 기의 순환

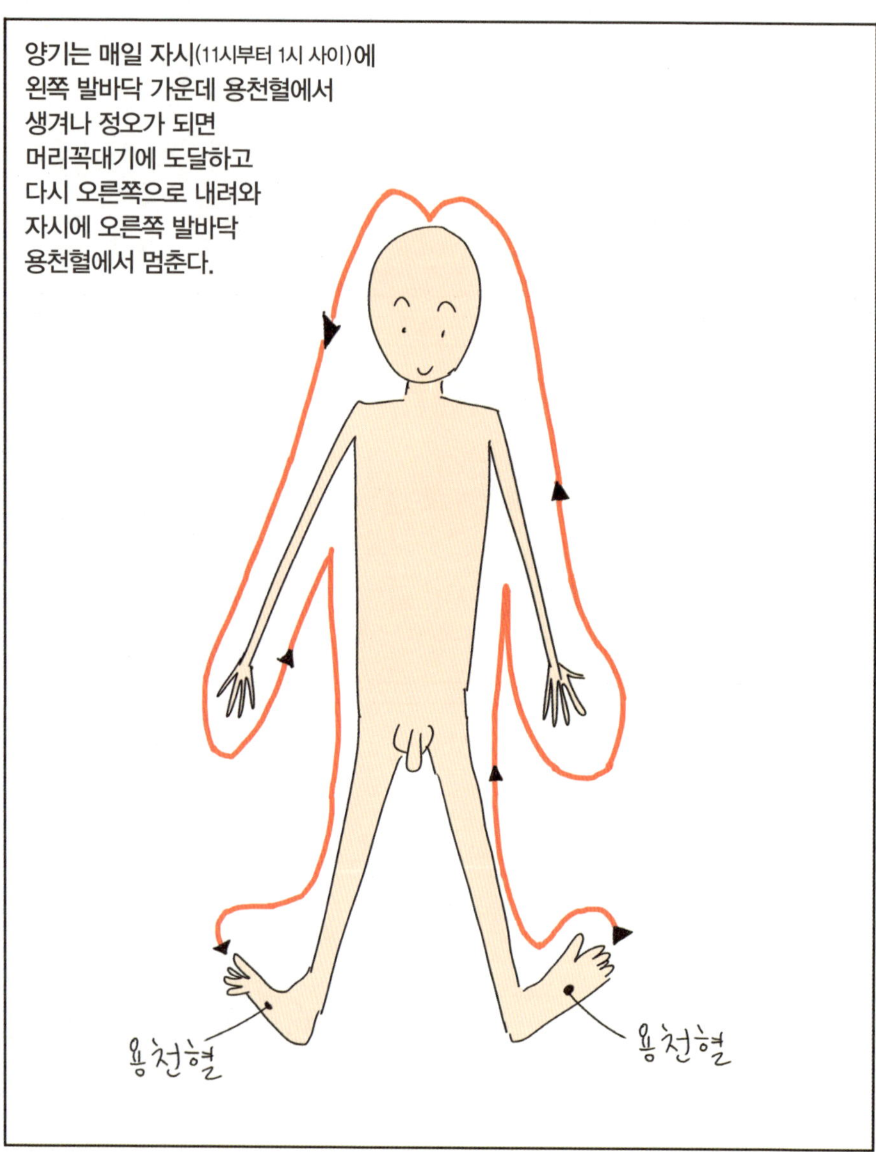
양기는 매일 자시(11시부터 1시 사이)에
왼쪽 발바닥 가운데 용천혈에서
생겨나 정오가 되면
머리꼭대기에 도달하고
다시 오른쪽으로 내려와
자시에 오른쪽 발바닥
용천혈에서 멈춘다.
용천혈
용천혈

위기(衛氣, 몸을 보호하는 기운)는 낮에 몸 밖을 25번,
밤에 몸 안을 25번, 하루에 50번을 돈다.
위기가 잘 돌아야 낮에는 나쁜 기운으로부터
몸을 보호할 수 있고
밤에는 편히 쉴 수 있다.

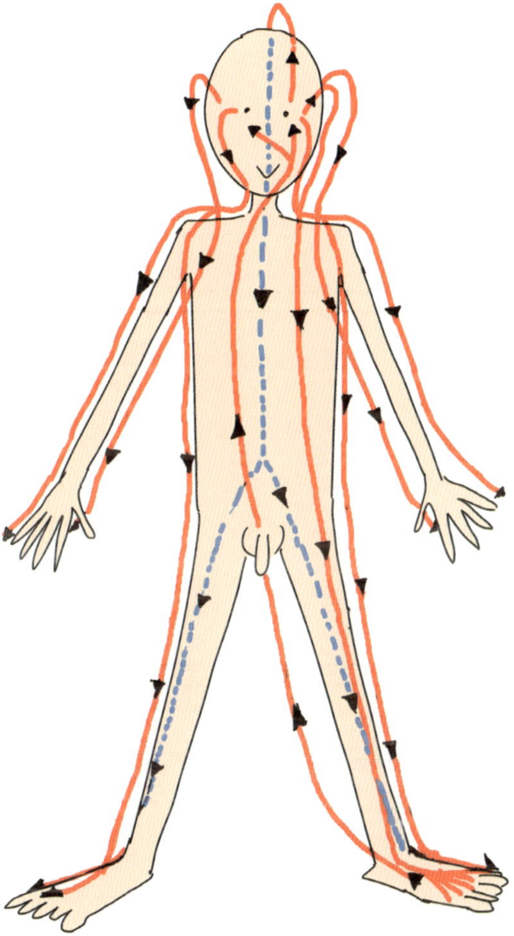

덩치가 크면 기가 강할까

댁의 아이죠?
어쩜 저렇게 튼튼해요?
복스럽기도 하고.
뭘 먹였죠?
그냥 고기를
많이 먹였죠.
그런데…

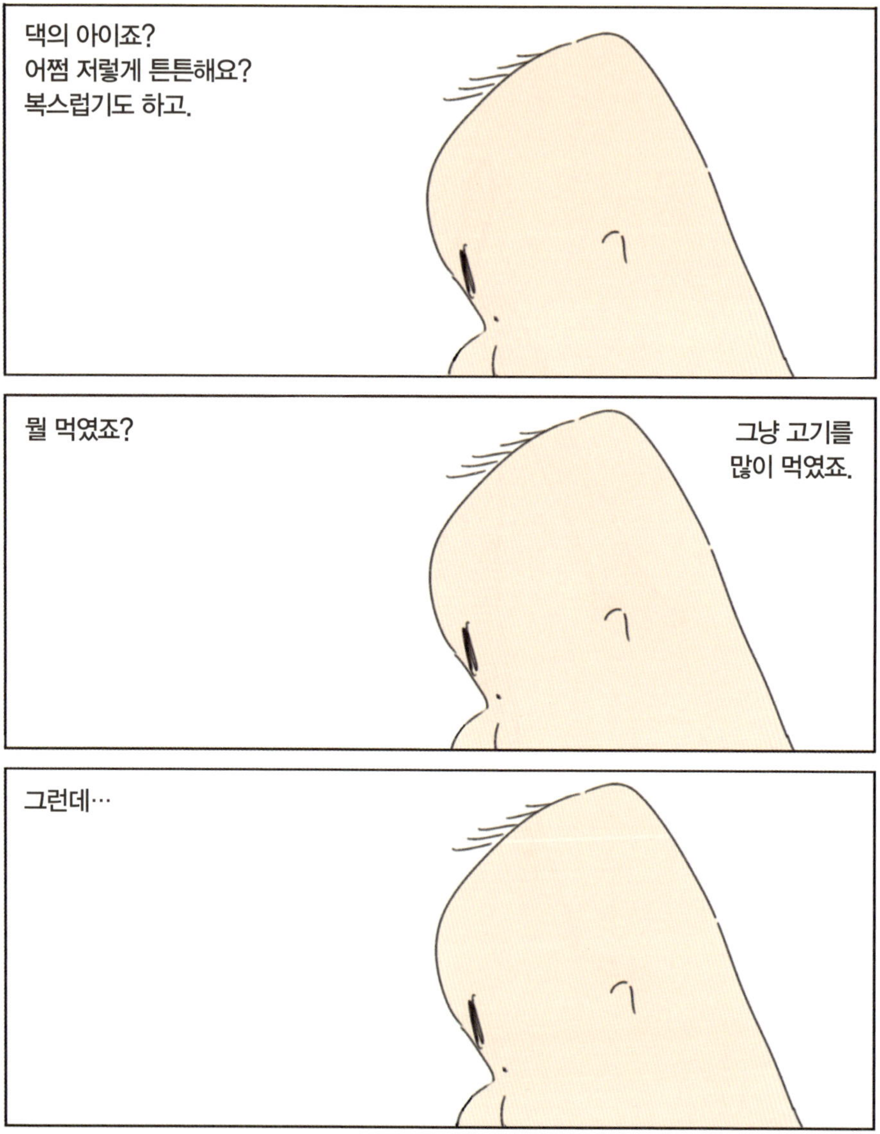

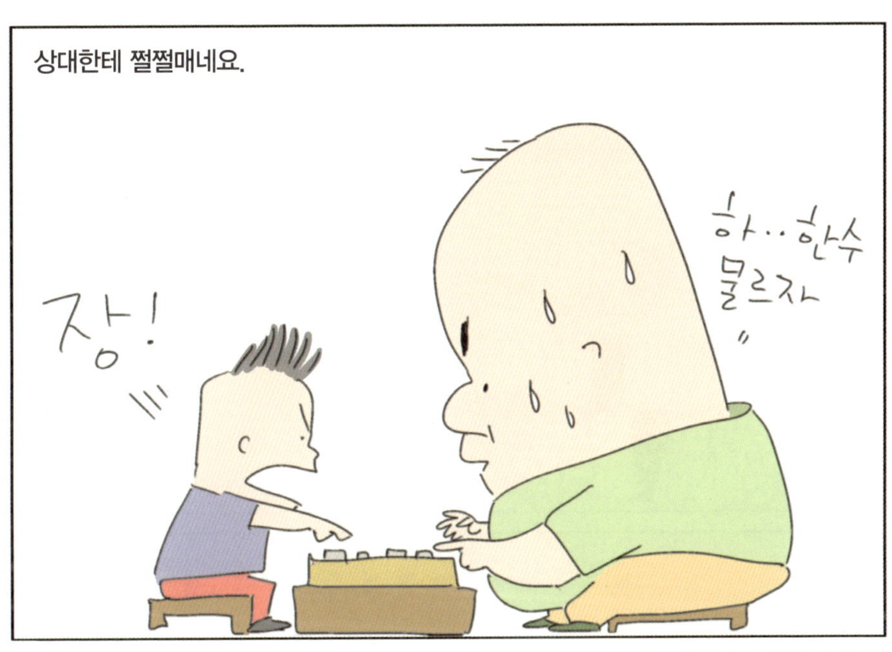
상대한테 쩔쩔매네요.
장!
하.. 한수
물르자

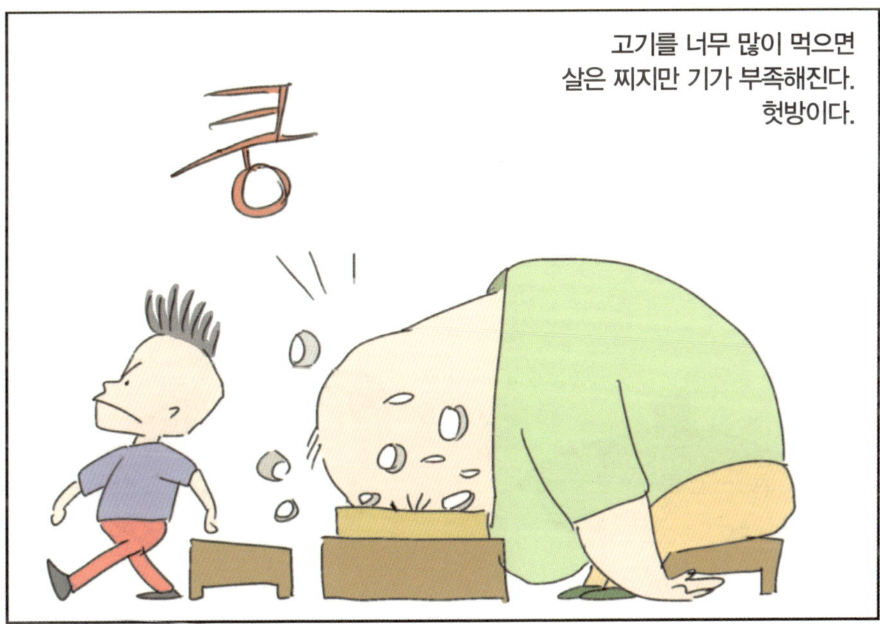
고기를 너무 많이 먹으면
살은 찌지만 기가 부족해진다.
헛방이다.
쿵

46화

화병에는 단중혈을 누른다

× ÷ √ − +
αβΩθ !!

옹? 조금 전에
무슨 말을 했지?
자주 화를 내면
앞에 한 말을
잊는다.

화를 내면 끓어 넘치는
솥과 같다.

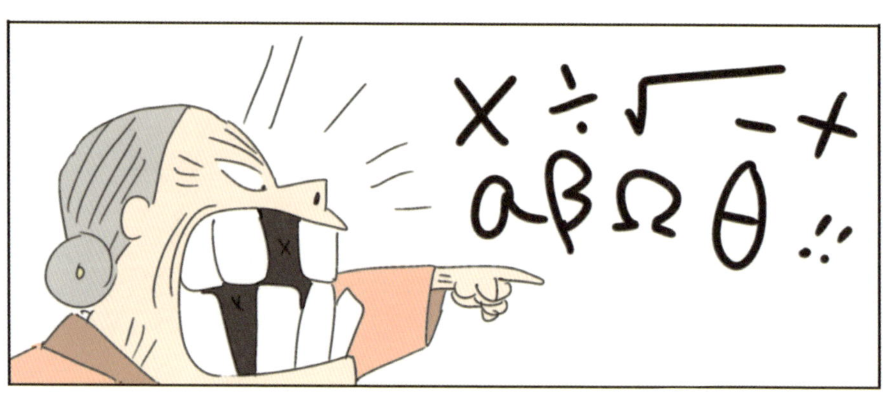

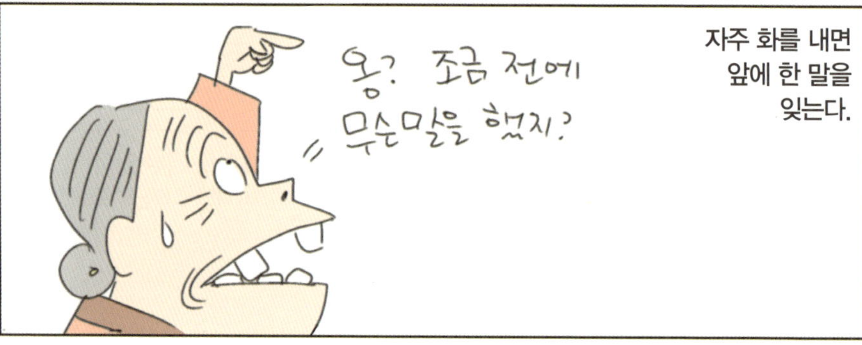

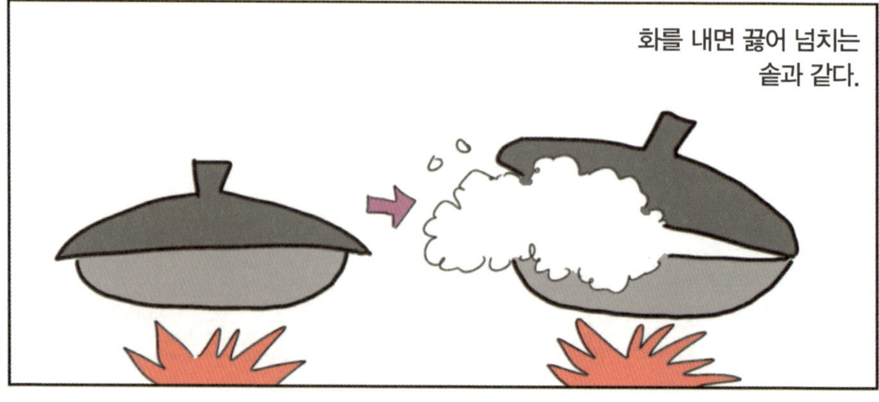

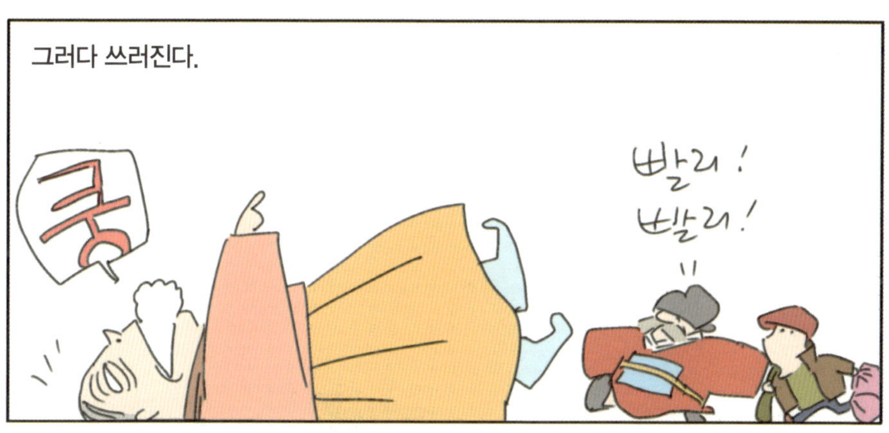
그러다 쓰러진다.
쿵
빨리!
빨리!

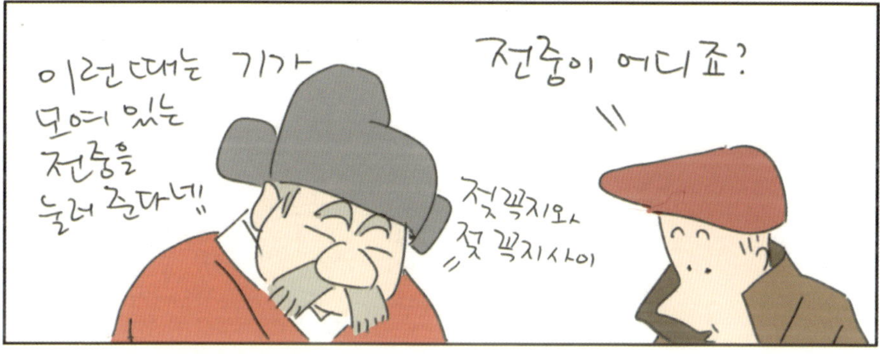
이런 때는 기가 모여 있는 전중을 눌러 준다네!!
젖꼭지와 젖꼭지 사이
전중이 어디죠?

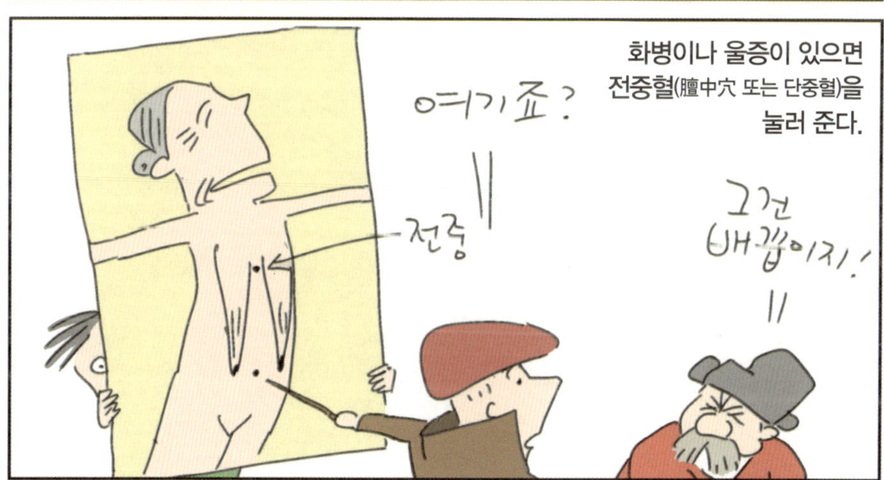
화병이나 울증이 있으면 전중혈(膻中穴 또는 단중혈)을 눌러 준다.
여기죠?
전중
그건 배꼽이지!

좋은 기운과 나쁜 기운

좋은 기운은 차분하고 조화로우며
실처럼 가늘게 온다.

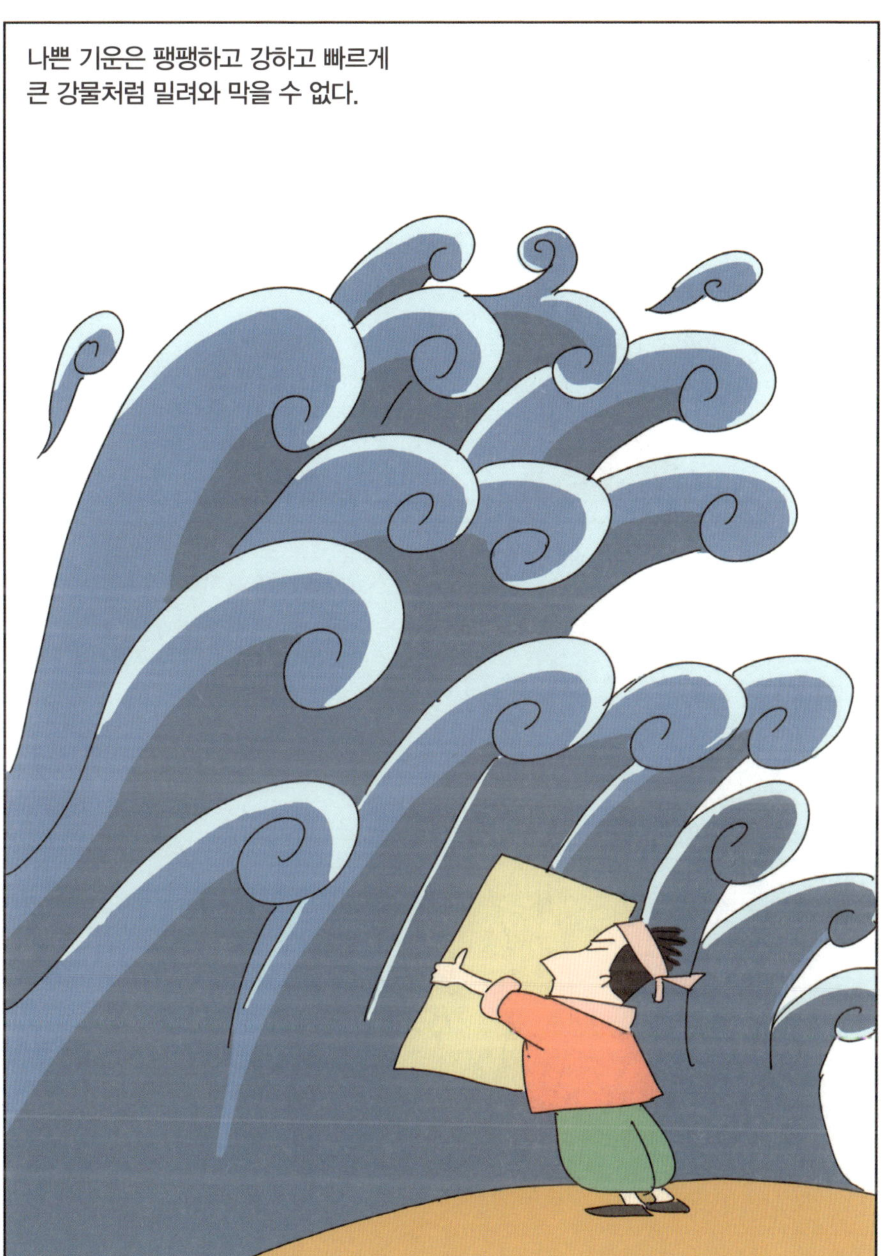
나쁜 기운은 팽팽하고 강하고 빠르게
큰 강물처럼 밀려와 막을 수 없다.

48화

48화 배꼽으로 호흡하는 태식

아기가 엄마의 뱃속에 있을때는 숨을 쉬지 않는다네
그럼 어떻게 살아요?

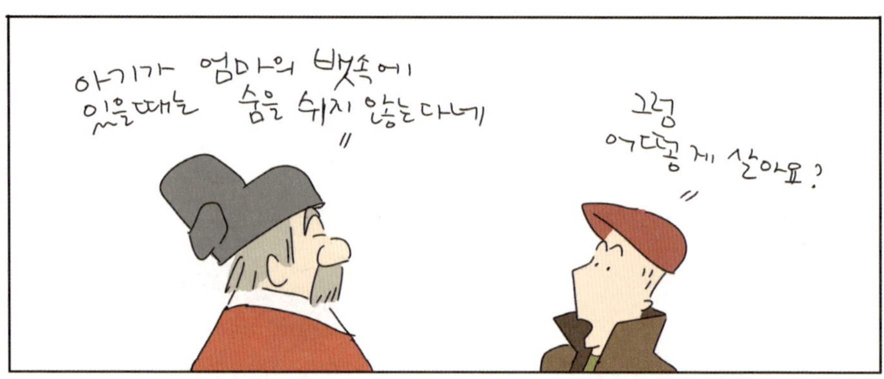

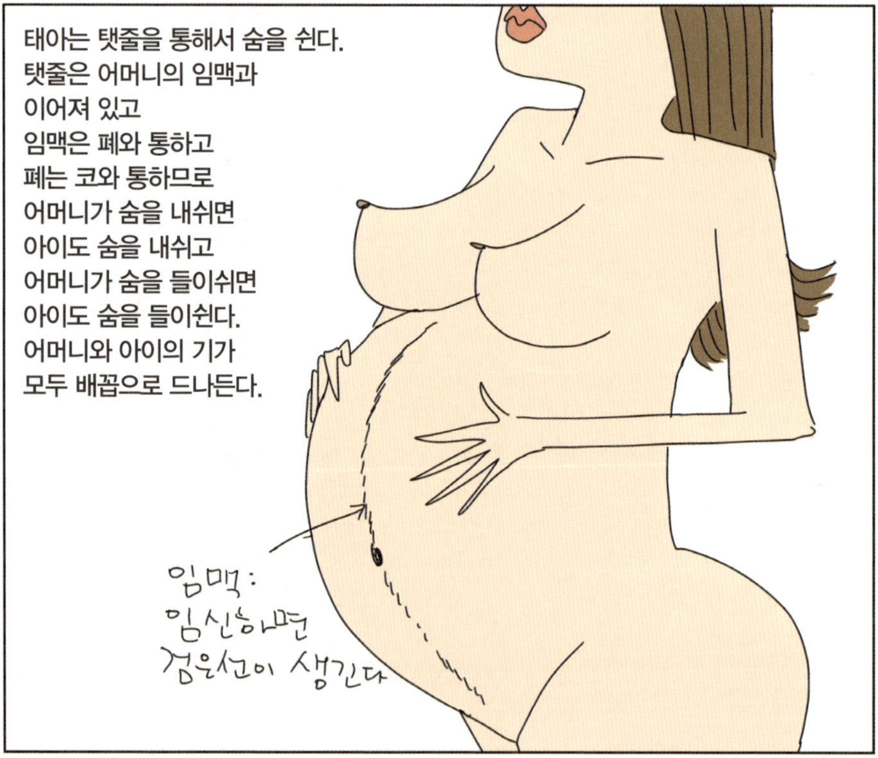

태아는 탯줄을 통해서 숨을 쉰다.
탯줄은 어머니의 임맥과
이어져 있고
임맥은 폐와 통하고
폐는 코와 통하므로
어머니가 숨을 내쉬면
아이도 숨을 내쉬고
어머니가 숨을 들이쉬면
아이도 숨을 들이쉰다.
어머니와 아이의 기가
모두 배꼽으로 드나든다.

임맥:
임신하면
검은선이 생긴다

그래서 어머니의 뱃속에
있을 때처럼 입과 코를
사용하지 않고 배꼽으로만
호흡하는 것을
태식(胎息)이라 한다.

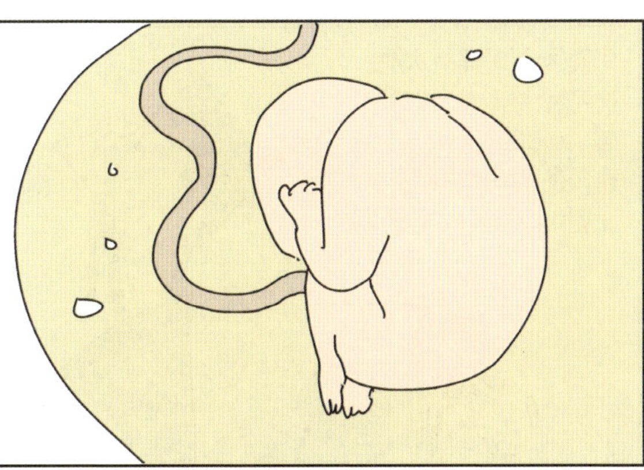

처음에 숨을 한 모금
머금고 나서
배꼽으로 호흡하는데
81에서 120 사이의 숫자를
세고 나서 숨을 내쉰다.

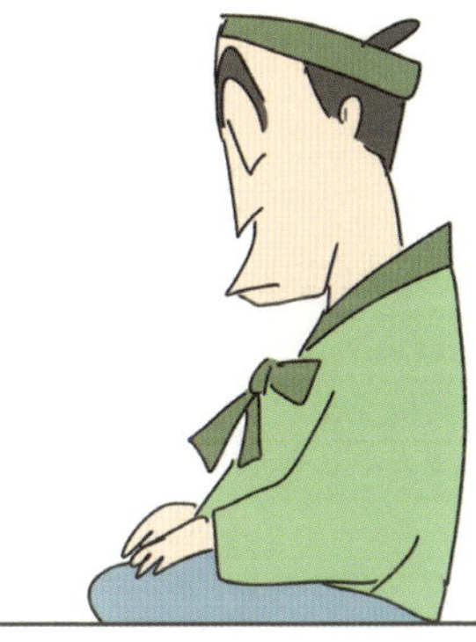

숨을 내쉴 때는 아주
조금씩 내뱉는다.
코에 붙여 놓은
기러기 털이 움직이지
않을 정도여야 한다.

해냈다!
이게 어려운 거야
흥! 그건 아무나 하지!!

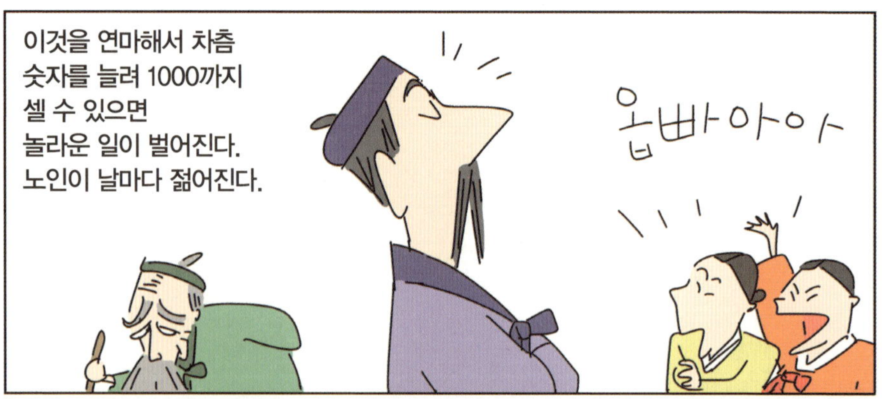
이것을 연마해서 차츰
숫자를 늘려 1000까지
셀 수 있으면
놀라운 일이 벌어진다.
노인이 날마다 젊어진다.
옵빠아아

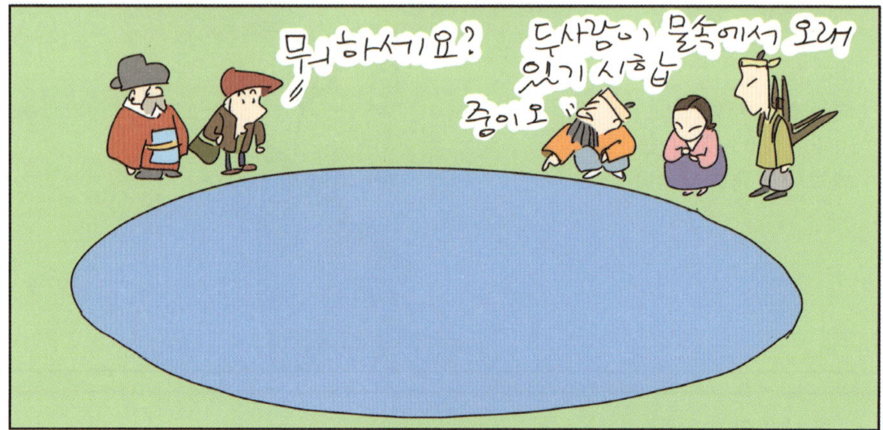
뭐하시기요?
두사람이 물속에서 오래 있기 시합 중이오

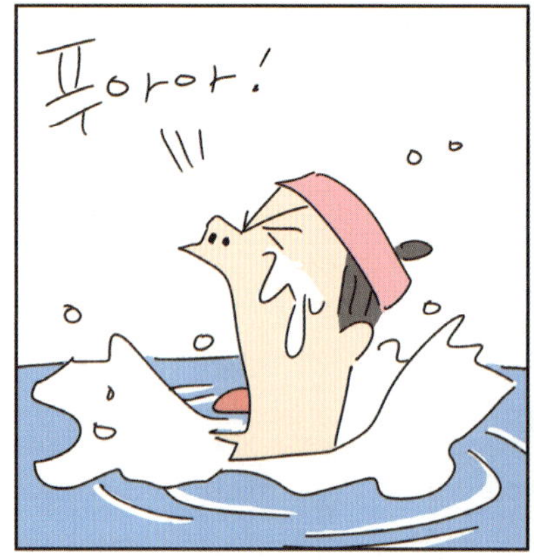
푸아아!

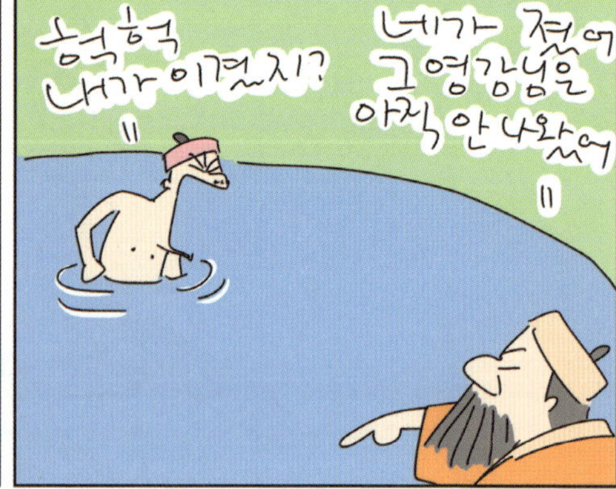
헉헉 내가 이겼지?
네가 졌어 그 영감님은 아직 안 나왔어

10일이 지났다.
이건 익사한겨!
빨리 신고혀!
나온다!

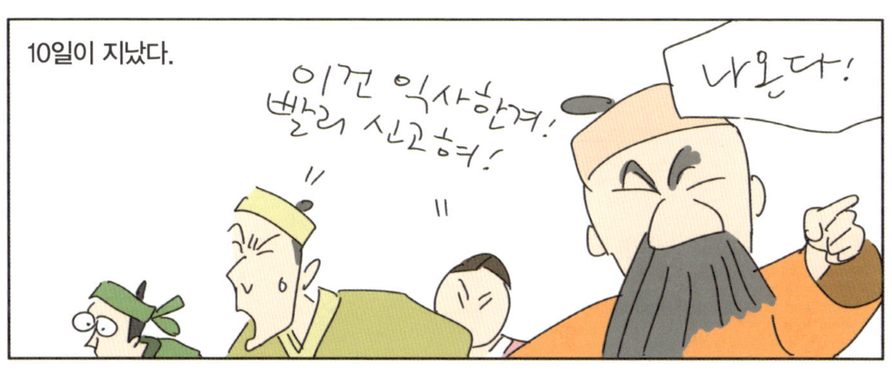

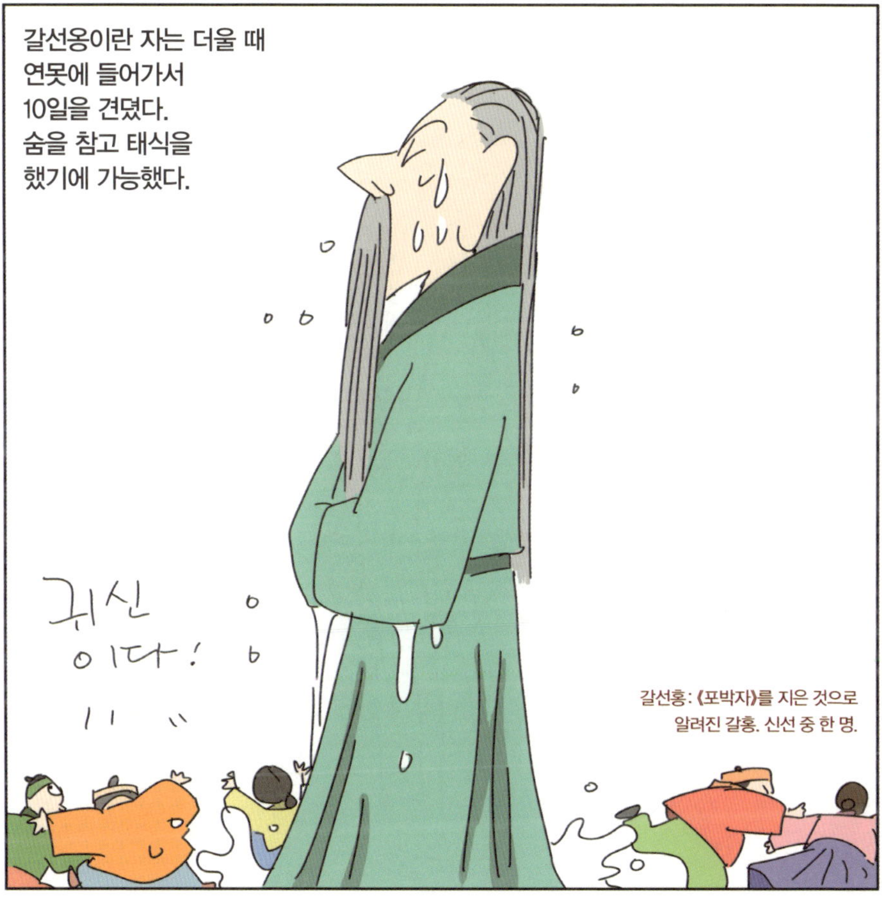

갈선옹이란 자는 더울 때
연못에 들어가서
10일을 견뎠다.
숨을 참고 태식을
했기에 가능했다.

귀신
이다!

갈선홍: 《포박자》를 지은 것으로
알려진 갈홍. 신선 중 한 명.

숨 고르는 비결

선인(仙人)인 팽조가 말했다.
"밀실에서 문을 닫고
따뜻하게 한 침대 위에서 베개를
7.5cm 높이로 하고 똑바로 누워
눈을 감고 숨을 참는데 콧구멍에 붙여 놓은
기러기 털이 움직이지 않도록 호흡하라.
이렇게 하면 추위와 더위가
몸속으로 들어오지 못하고
심지어 벌이나 전갈의 독도
해를 끼칠 수 없으며
360세까지 살 수 있다."

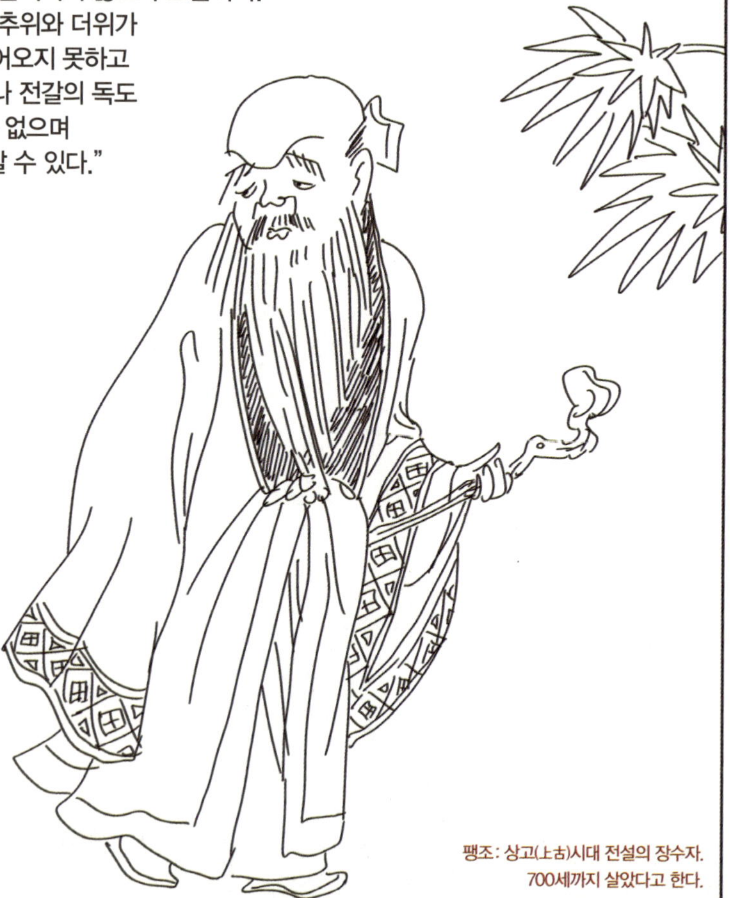

팽조: 상고(上古)시대 전설의 장수자.
700세까지 살았다고 한다.

출처: 《동양의학대사전》

양성(養性)의 요체는 호흡을 다스리면 병이 생기지 않는다는 것이다.
자정에서 정오까지는
기가 생기므로 숨을 고를 수 있고 정오에서 자정까지는
기가 사라지므로 숨을 고를 수 없다.
숨을 고를 때는 두껍고 부드러운 요를 깔고 바로 눕는다.
베개는 몸과 수평을 이룰 정도로 낮게 베고
팔과 다리를 펴고 양손을 몸에서 12~15cm
떨어지게 하고 양다리를 12~15cm 벌린 후
계속 치아를 맞부딪치면서 침을 삼킨다.
숨을 코에서 배로 끌어들이는데 가득 차도록 들이마신다.
숨을 참고 답답해지면 숨을 조금씩 뱉는다.
한참 뒤에 코로 조금씩 공기를 들이마시고
기러기 털이 움직이지 않을 정도로 숨을 뱉는다.
숨을 참고서 마음속으로 1000까지 세면 신선의 경지다.

양성(養性): 정신과 성정을 수양하는 것으로
과거 한무제가 천자(天子)로 있으면서
가장 오래 살 수 있었던 방법이다.

백성들이
전부 저 짓하고
있으니, 장차
나라꼴이 뭐가
될꼬 어이고~

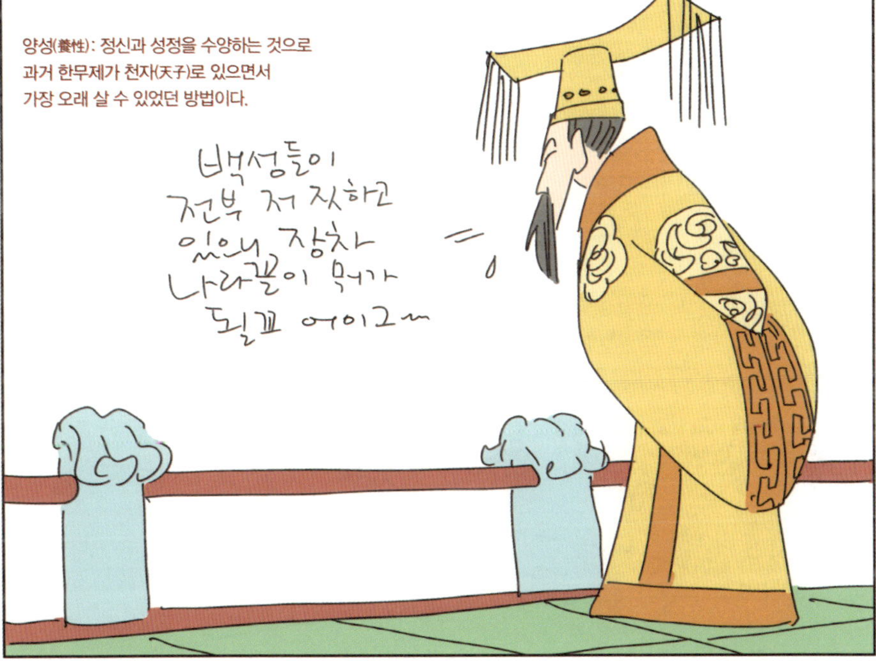

50화 들숨 vs 날숨

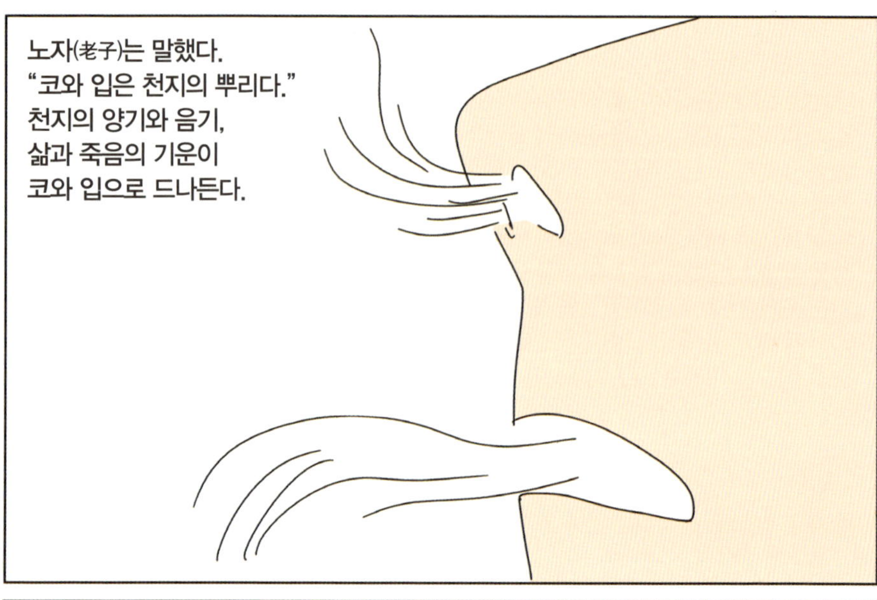
노자(老子)는 말했다.
"코와 입은 천지의 뿌리다."
천지의 양기와 음기,
삶과 죽음의 기운이
코와 입으로 드나든다.

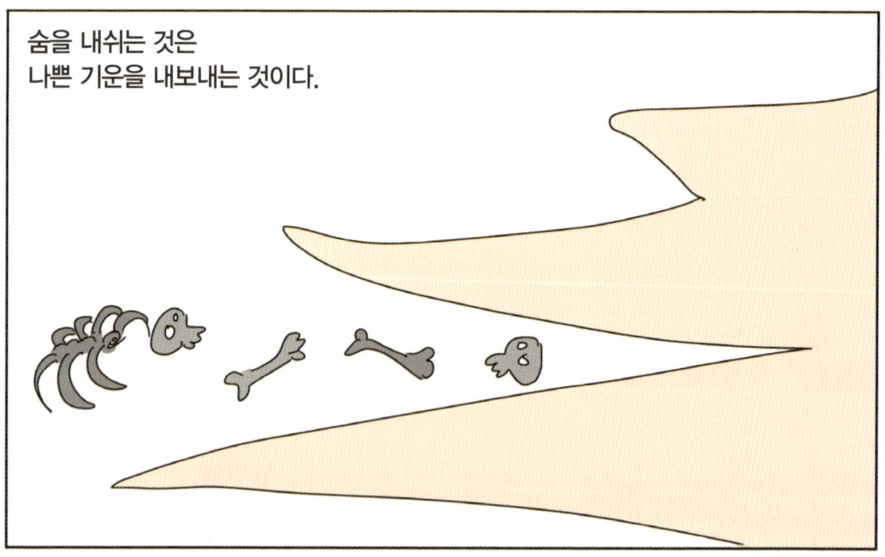
숨을 내쉬는 것은
나쁜 기운을 내보내는 것이다.

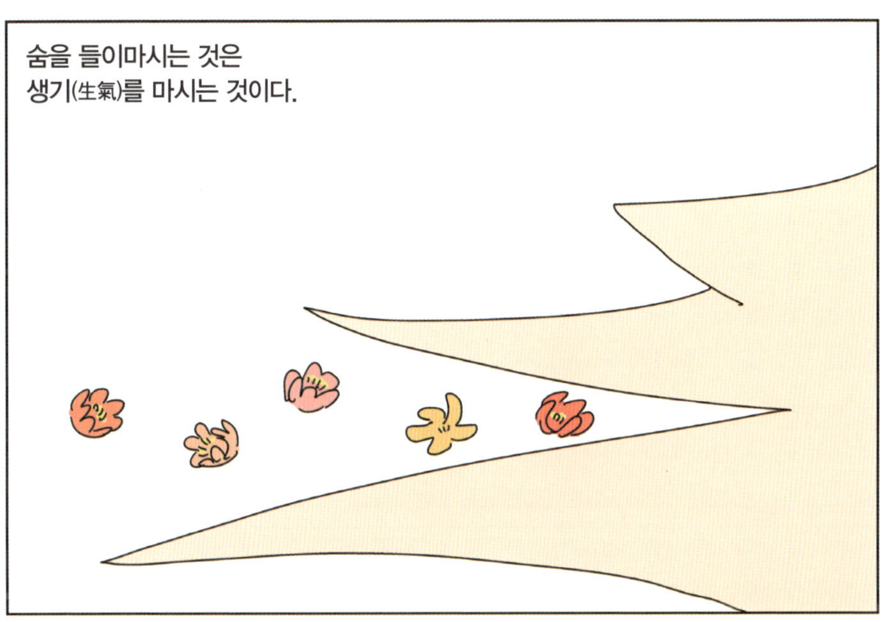
숨을 들이마시는 것은
생기(生氣)를 마시는 것이다.

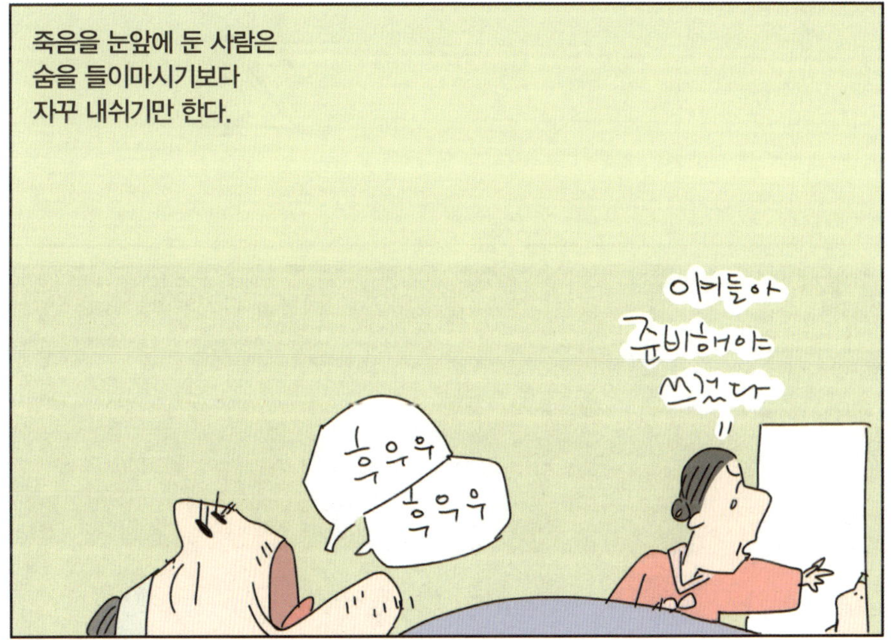
죽음을 눈앞에 둔 사람은
숨을 들이마시기보다
자꾸 내쉬기만 한다.
후우우
후우우
얘들아
준비해야
쓰겄다

51화 하늘과 땅의 기운은 코와 입으로 통한다

노자 왈
코는 하늘의 기와 통하고
입은 땅의 기운과 통해분다 잉

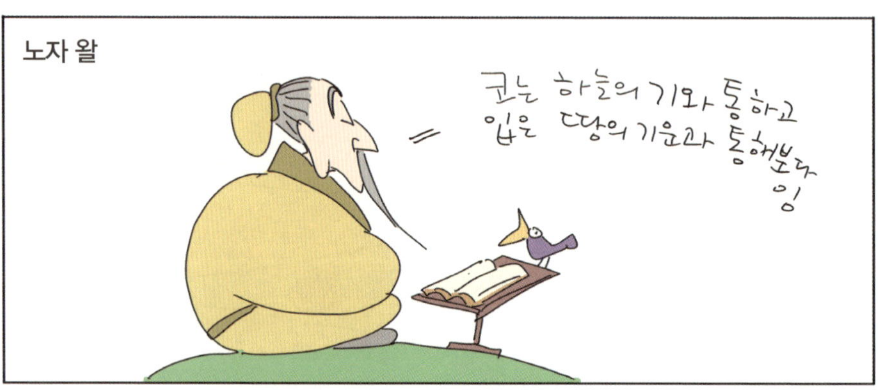

왜 코와 입을 검을 현(玄) 자를 써서
현빈(玄牝)이고 했을까?

玄

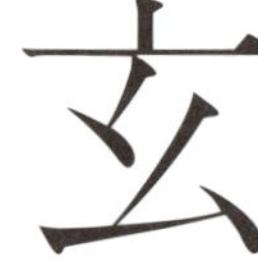

여기서 검을 현 자는
검은색을 의미하지 않는다.

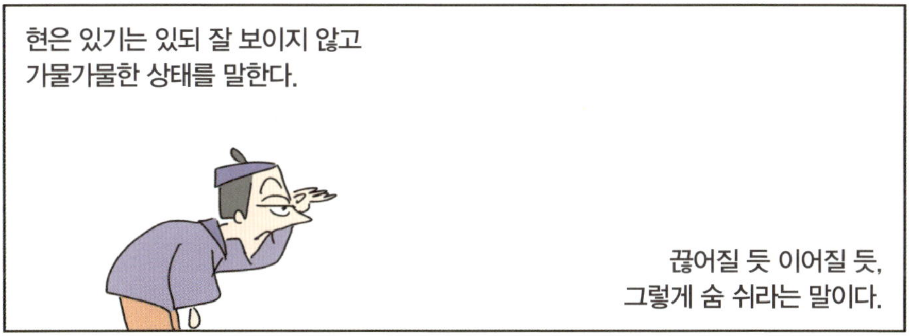

현은 있기는 있되 잘 보이지 않고
가물가물한 상태를 말한다.

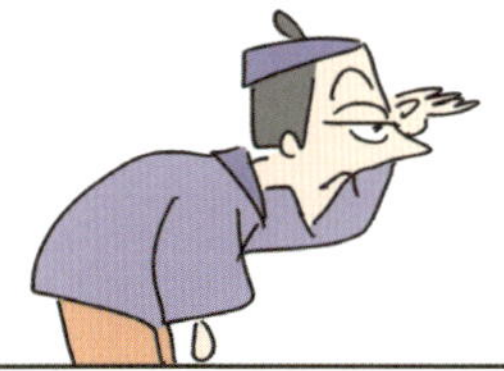

끊어질 듯 이어질 듯,
그렇게 숨 쉬라는 말이다.

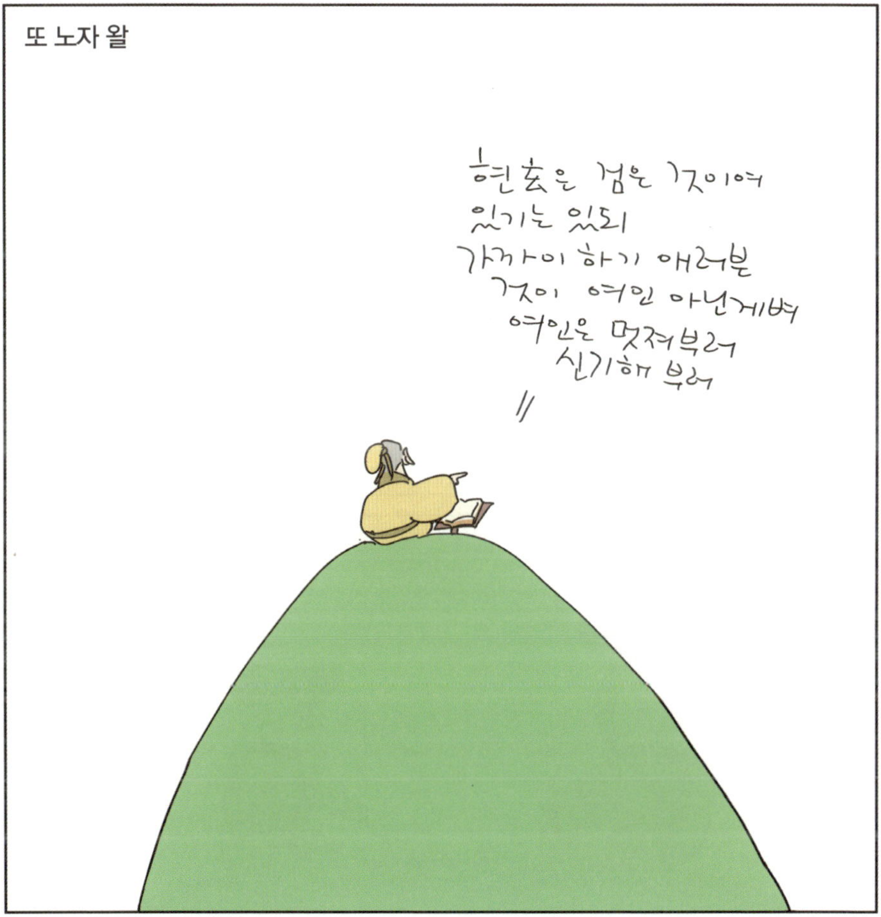

또 노자 왈

현玄은 검은 것이여
있기는 있되
가까이 하기 애러븐
것이 여인 아닌게벼
여인은 멋져부러
신기해 부러

52화 기의 주인은 폐

모든 기는 폐가 다스린다.
폐에는 2개의 큰 잎과 여러 개의 작은 잎이 있다.
잎 속에는 24개의 구멍이 있는데
구멍으로 맑고 탁한 기운이 나뉘어 퍼진다.

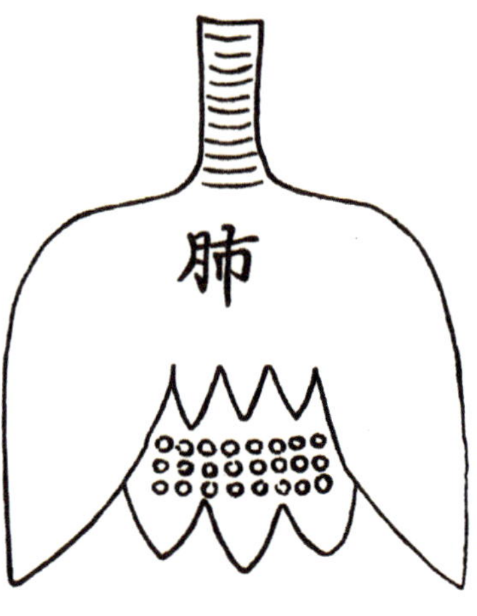

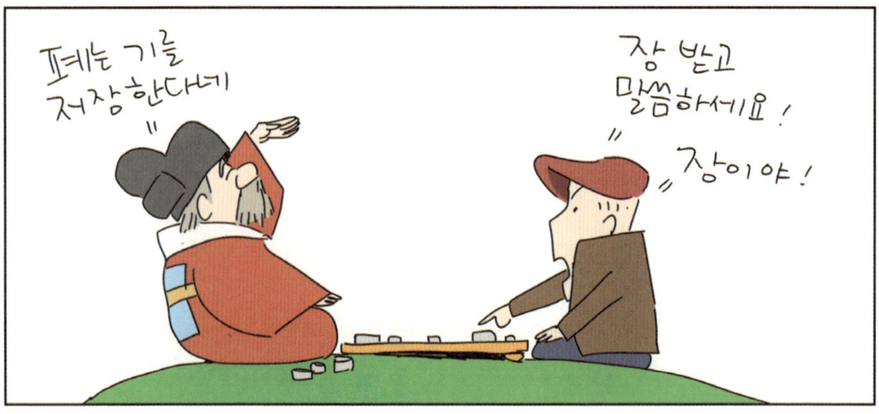

폐에 기가 넘치면
숨이 차고 기침을 하며
얼굴이 빨개진다.

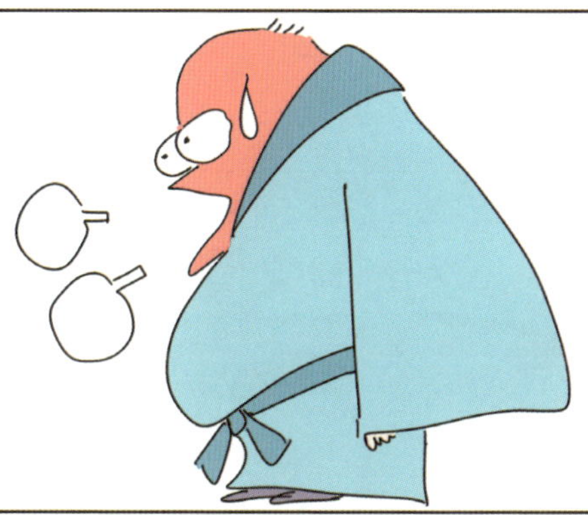

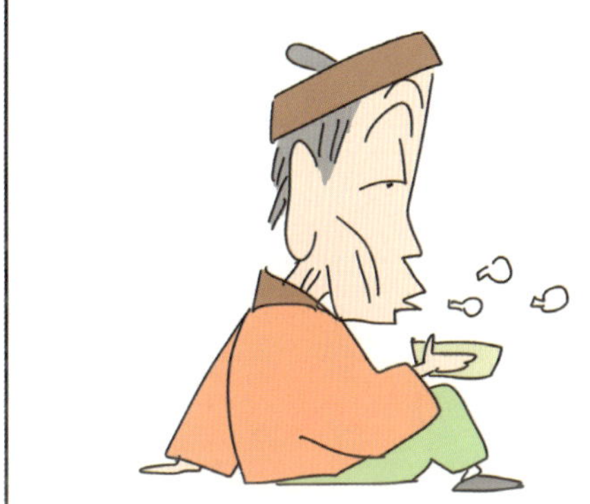

폐에 기가 부족하면
호흡은 부드러우나
기운이 없다.
또 기력이 없고 말을
많이 하지 못한다.

기가 넘치지도 부족하지도 않게
조절해야 한다.

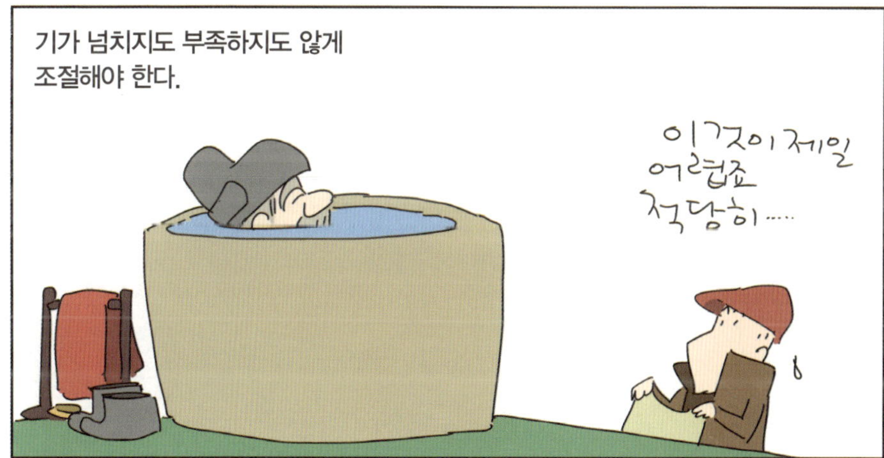

53화 침 치료 • 트림과 딸꾹질

우리 아이는 무엇보다
자기희생적 성품
이라서...
웁! 웁!

끄어억

상견례 끝날 때까지
나가 있어욧!
끄억~
끄억~

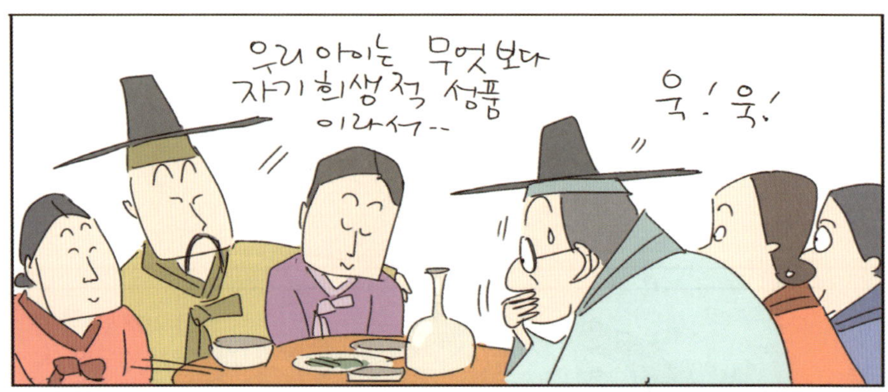

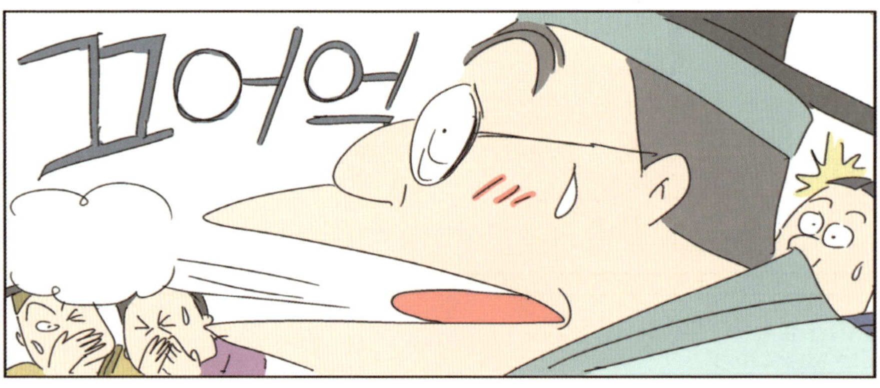

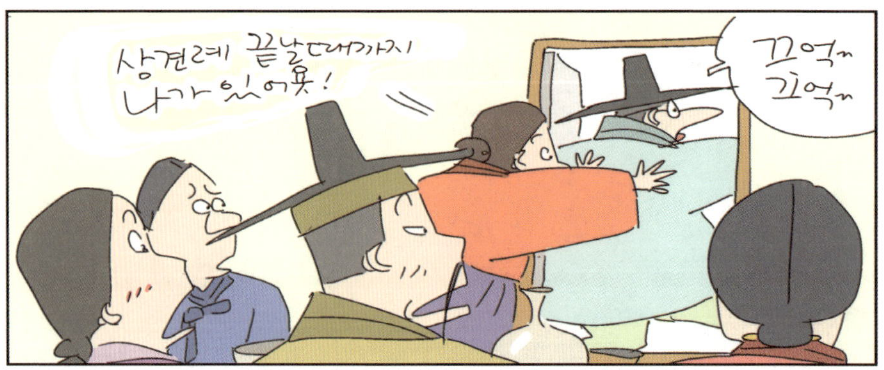

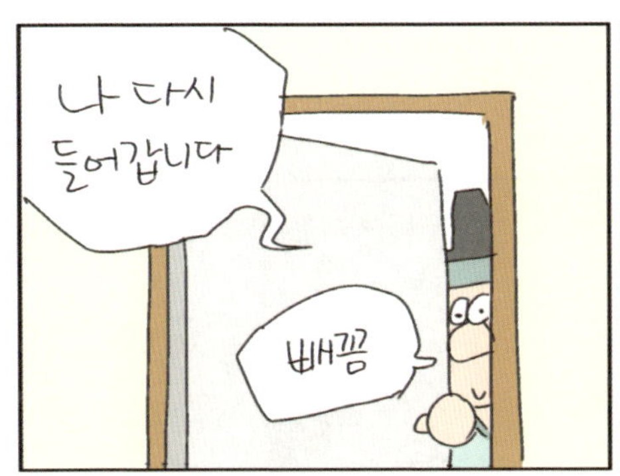
나 다시
들어갑니다
빼꼼

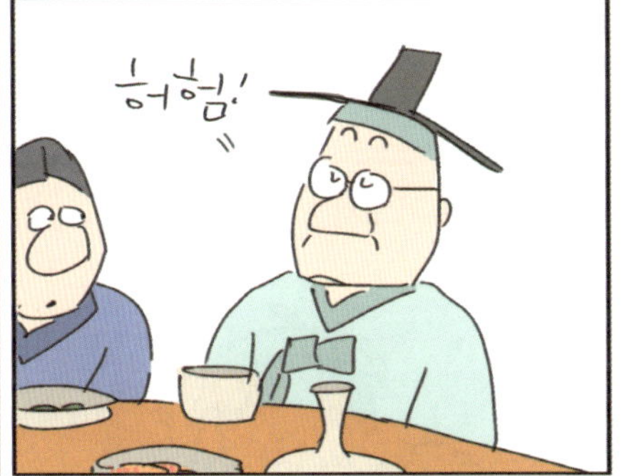
허험!

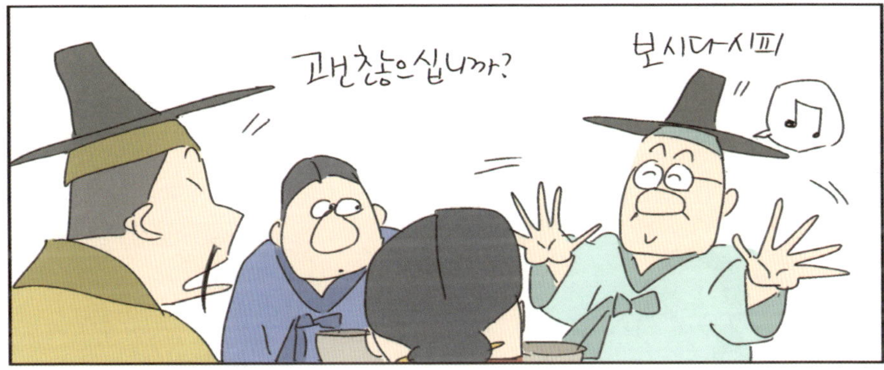
괜찮으십니까?
보시다시피

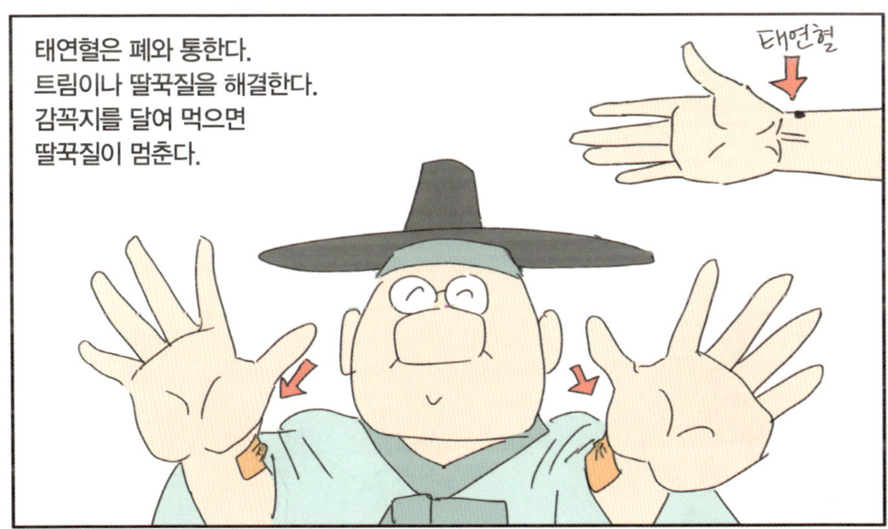
태연혈은 폐와 통한다.
트림이나 딸꾹질을 해결한다.
감꼭지를 달여 먹으면
딸꾹질이 멈춘다.
태연혈

54화 모든 병은 기에서 생긴다

모든 병은 기에서 생긴다.
머리가 아파요
기병이오 기가 약하니 보약을 드셔야 합니다

팔다리가 쑤셔요
기병입니다 보약드세요

무지 더워요
당연히 기병이지 보약 먹어

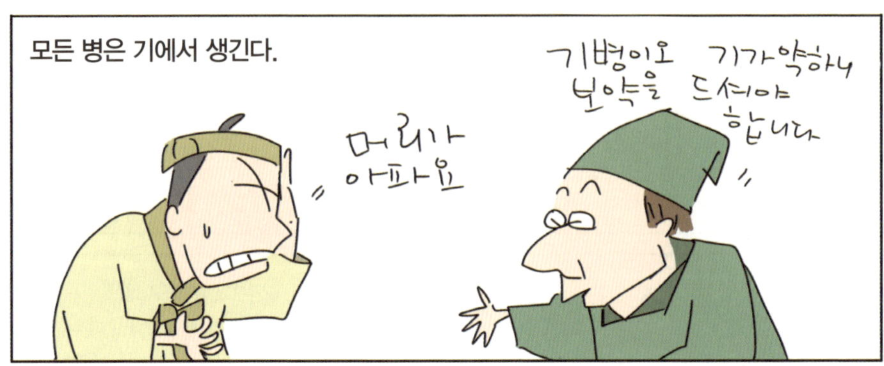

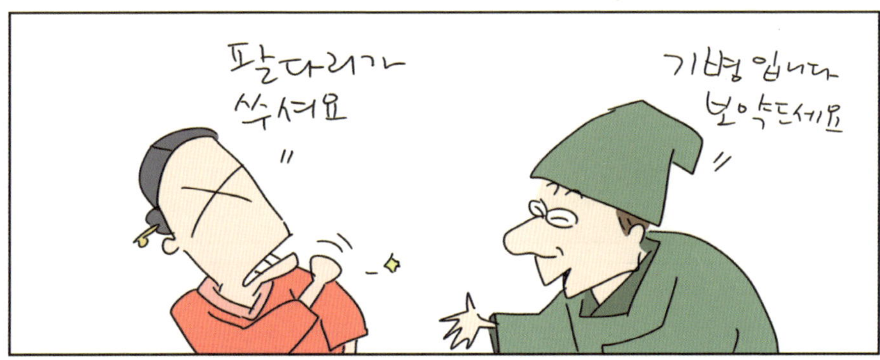

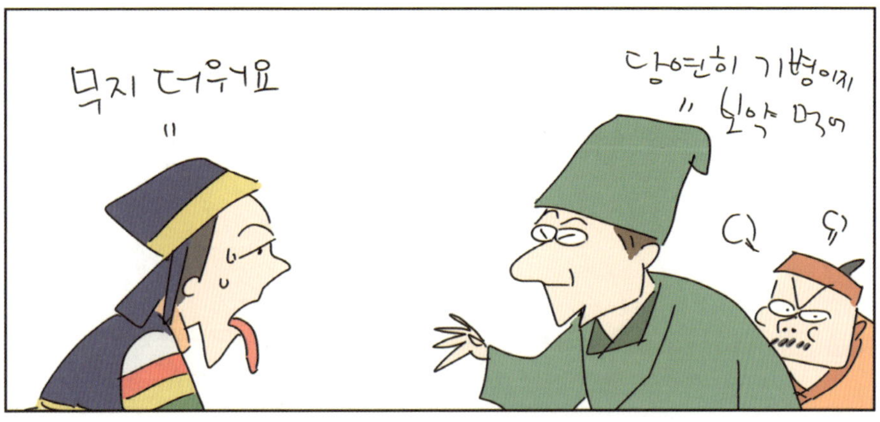

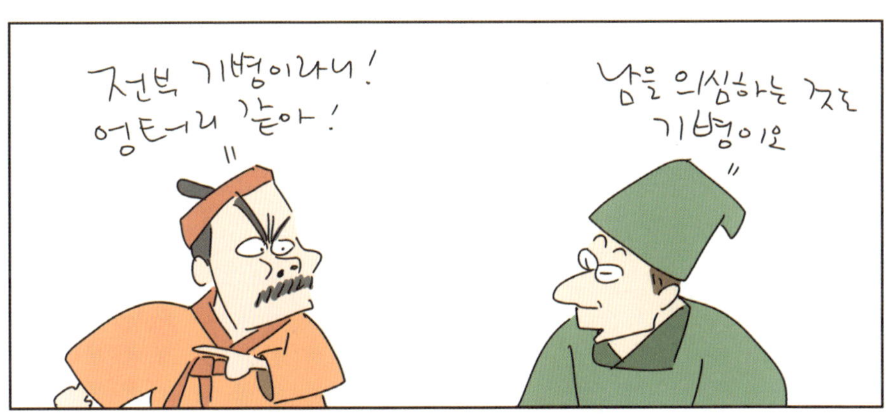
전부 기병이라니!
엉터리 같아!
남을 의심하는 것도
기병이오

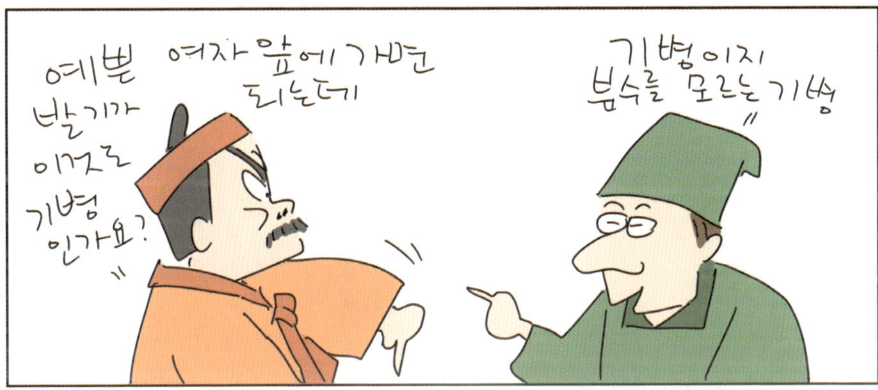
예쁜 여자 앞에 가면
발기가 되는데
이것도
기병
인가요?
기병이지
분수를 모르는 기병

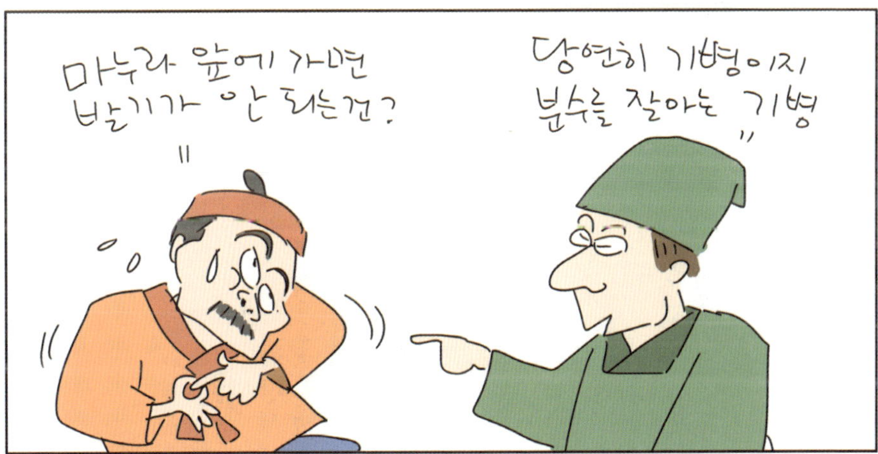
마누라 앞에 가면
발기가 안 되는건?
당연히 기병이지
분수를 잘 아는 기병

55화 피곤함의 진짜 원인

아무 이유 없이 피곤하다.
돌처럼 몸이 무겁다

피곤함은 꼭 힘을 썼다고 생기는 것이 아니다.
어디서 힘쓰고 집에서 보약 달래!

한가한 사람이 오히려 더 피곤함을 느낄 때가 많다.

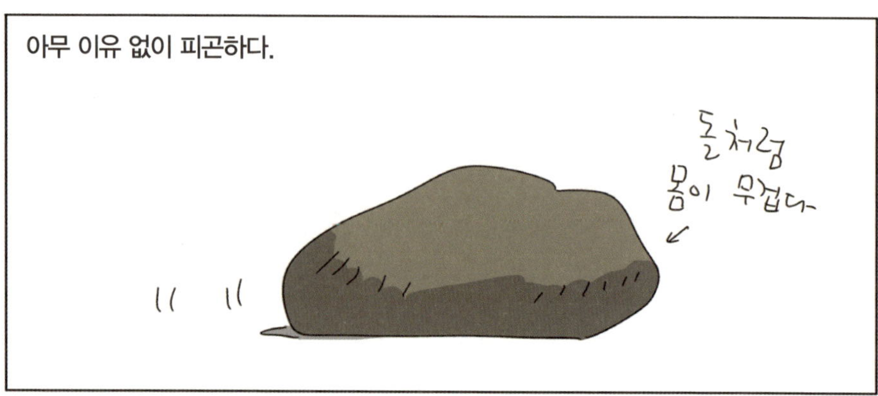

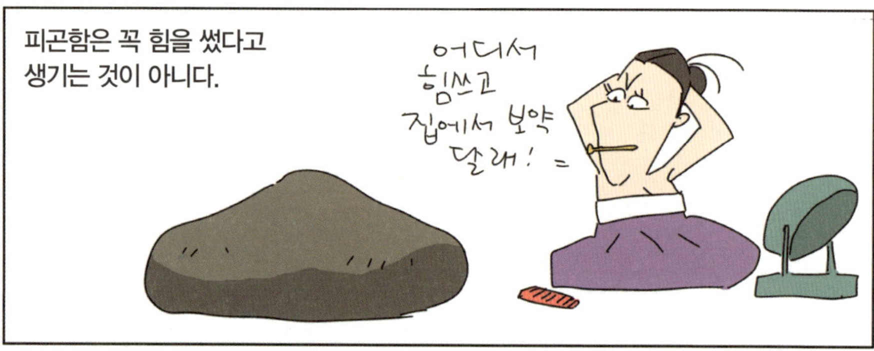

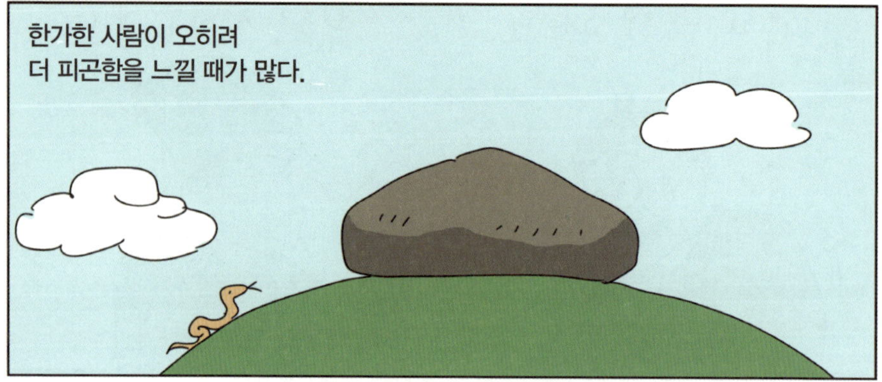

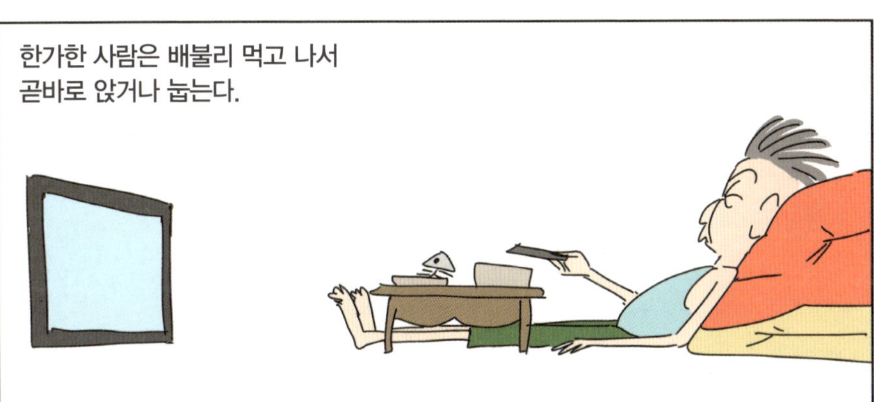
한가한 사람은 배불리 먹고 나서
곧바로 앉거나 눕는다.

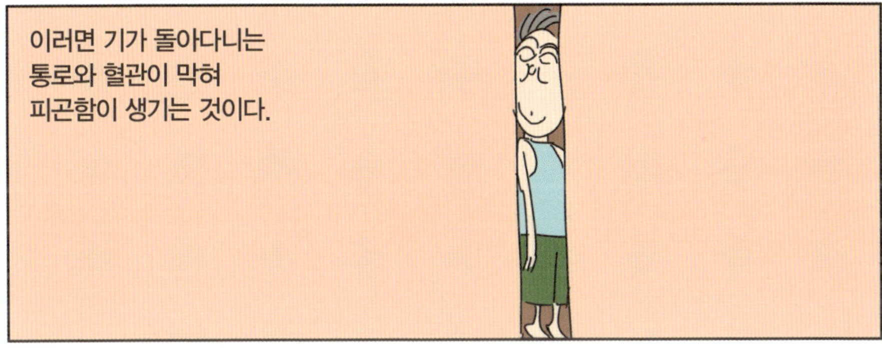
이러면 기가 돌아다니는
통로와 혈관이 막혀
피곤함이 생기는 것이다.

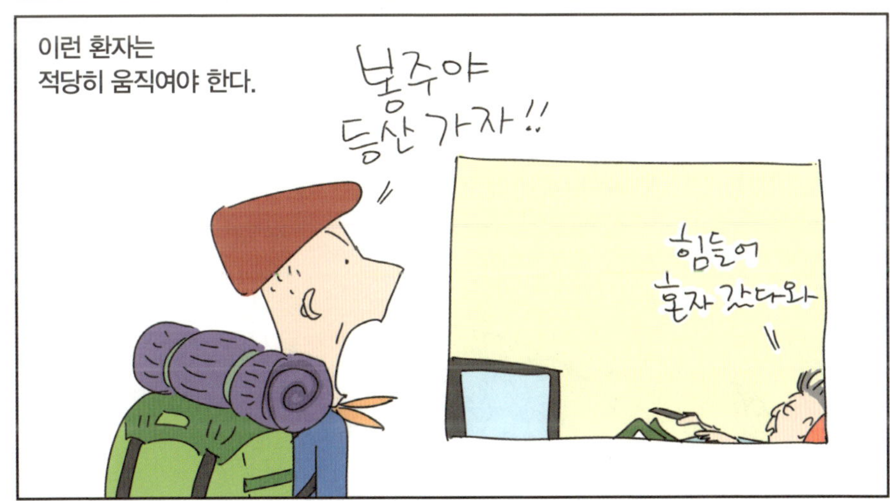
이런 환자는
적당히 움직여야 한다.
봉주야
등산 가자!!
힘들어
혼자 갔다와

56화

기를 순행시키는 귤피일물탕

부자를 부러워할
필요가 없다.
왜이리
밖이 시끄럽지?
하인들이
임금협상 농성
중 입니다

마음이 편한 게 최고다.
다 나쁘면
어떻게 살아!
집세 보내!
베토벤
현악 4중주

하지만 아무리 편해도 밥을 배불리 먹고
바로 드러눕는 것은 삼가야 한다.
경락이 잘 통하지 않고 혈맥이 응체되어
몸이 나른해지는 병에 걸린다.
나는
마음이 부자

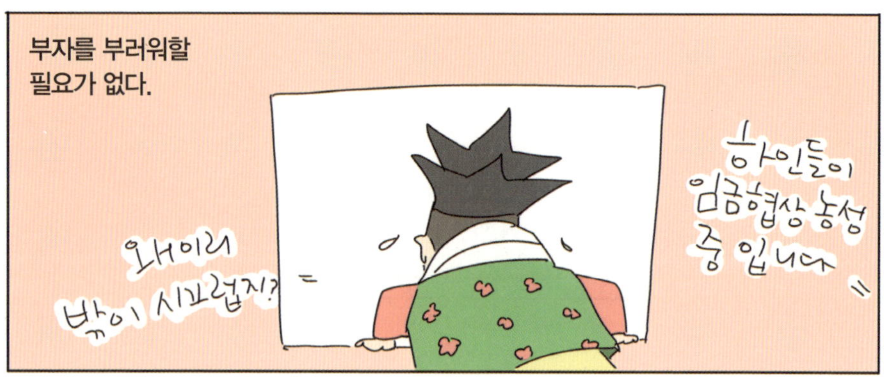

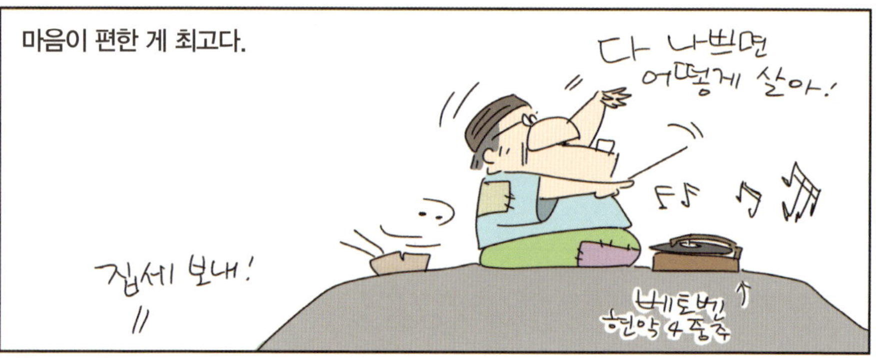

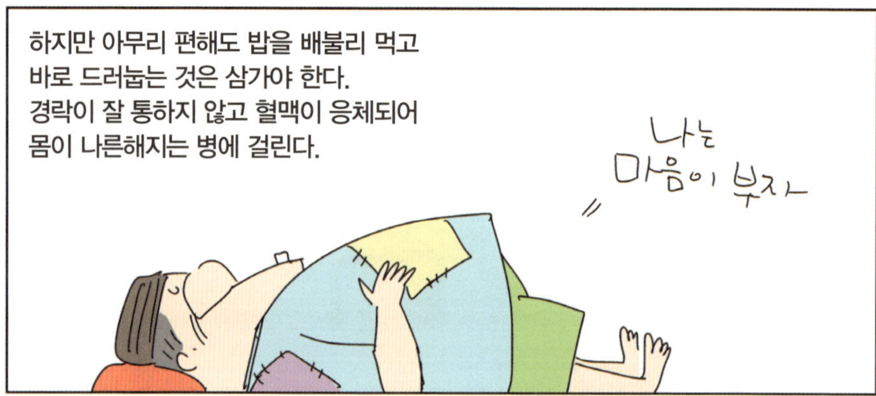

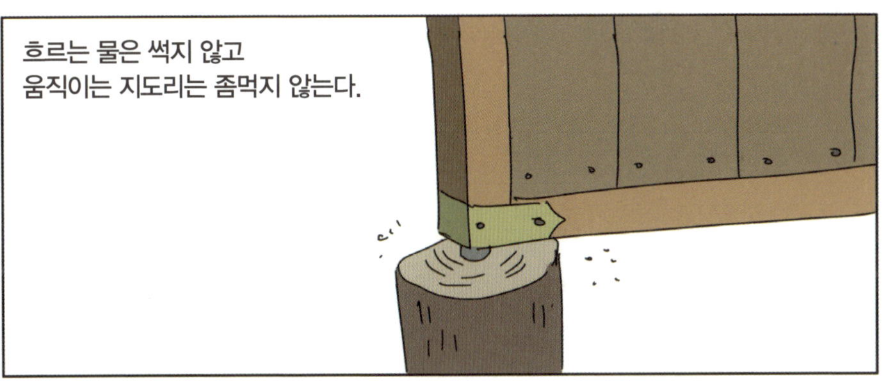
흐르는 물은 썩지 않고
움직이는 지도리는 좀먹지 않는다.

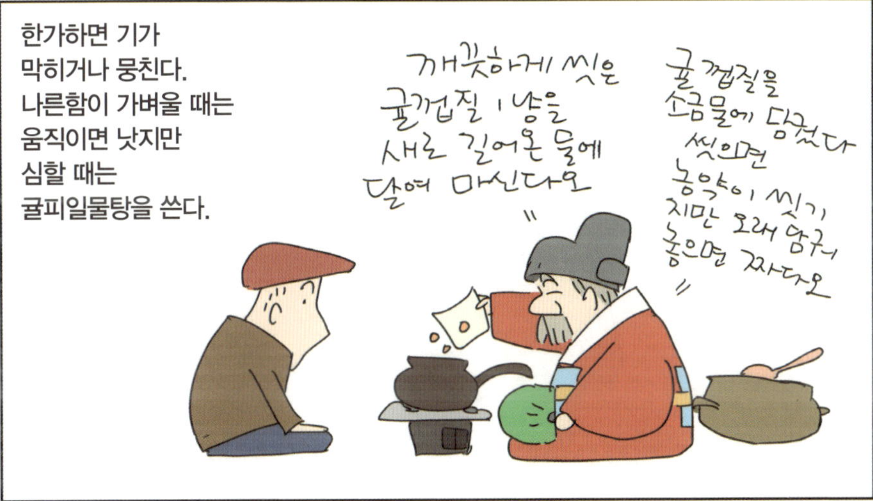
한가하면 기가
막히거나 뭉친다.
나른함이 가벼울 때는
움직이면 낫지만
심할 때는
귤피일물탕을 쓴다.
깨끗하게 씻은 귤껍질 1냥을 새로 길어온 물에 달여 마신다오
귤껍질을 소금물에 담궜다 씻으면 농약이 씻기지만 오래 담궈 놓으면 짜다오

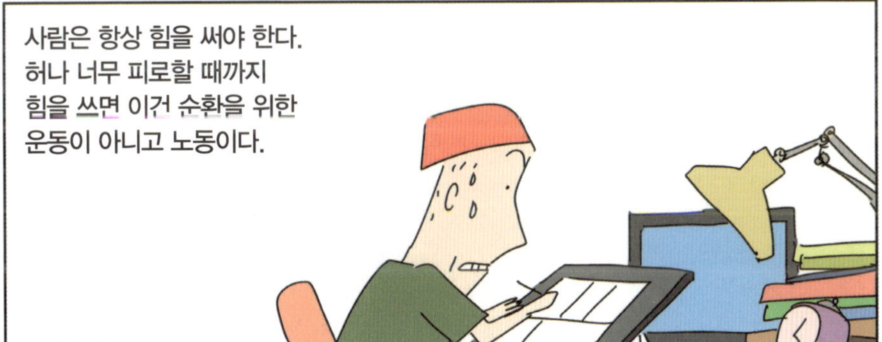
사람은 항상 힘을 써야 한다.
허나 너무 피로할 때까지
힘을 쓰면 이건 순환을 위한
운동이 아니고 노동이다.

57화

기가 상하면 나타나는 증상

바람으로 기가 상하면 통증이 있다.

찬 기운으로 기가 상하면 몸이 떨린다.

뜨거운 기운으로
기가 상하면 답답하다.
아이고
답답해!
뚜껑열엇!

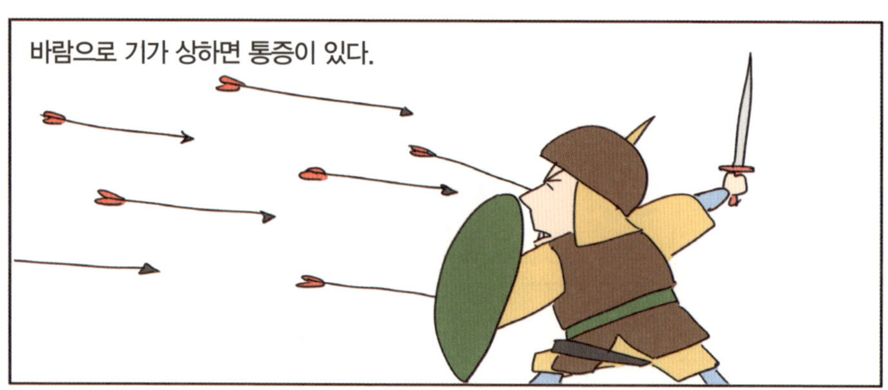

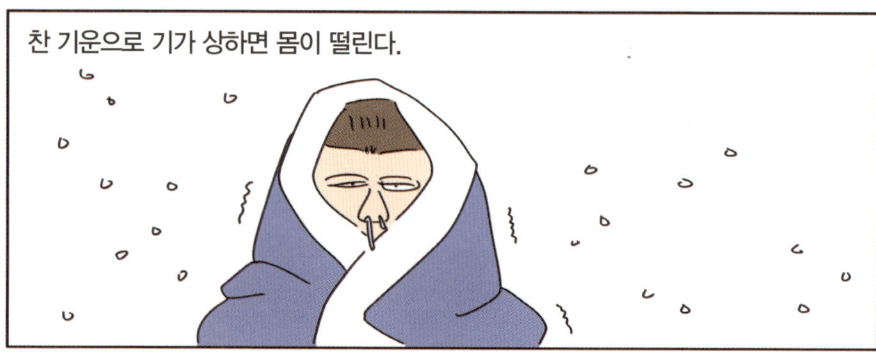

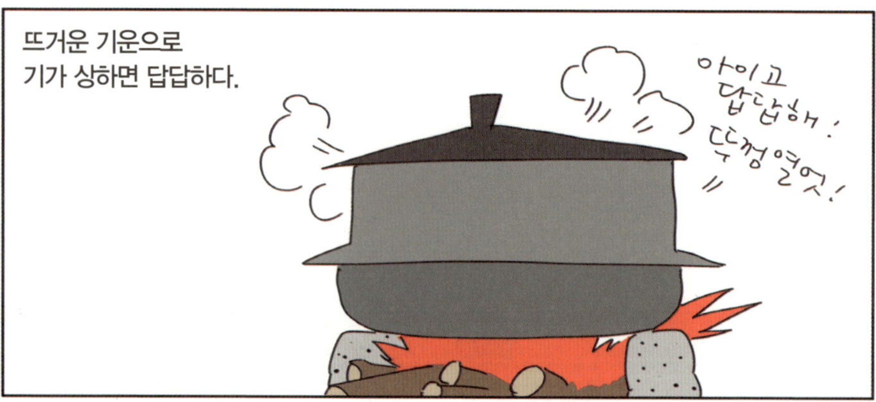

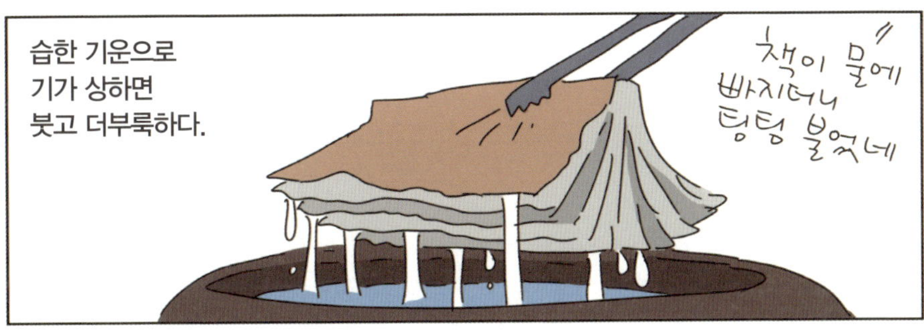
습한 기운으로
기가 상하면
붓고 더부룩하다.
책이 물에
빠지더니
텅텅 불었네

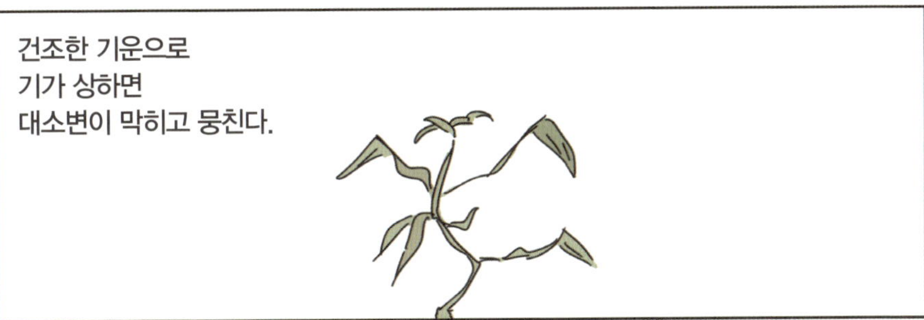
건조한 기운으로
기가 상하면
대소변이 막히고 뭉친다.

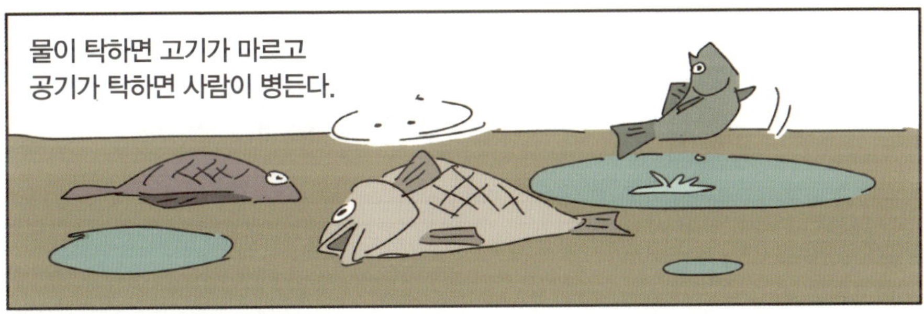
물이 탁하면 고기가 마르고
공기가 탁하면 사람이 병든다.

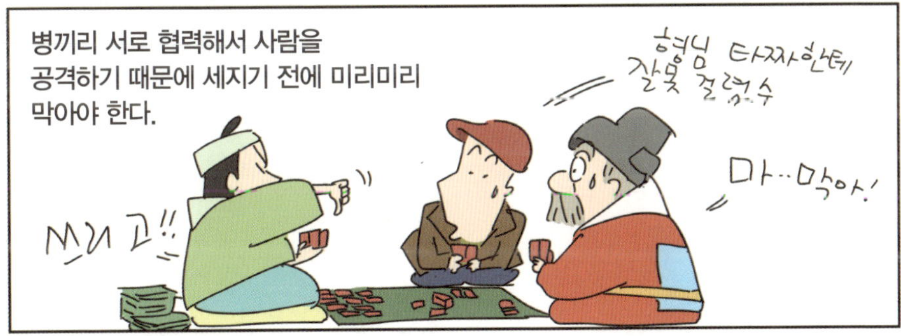
병끼리 서로 협력해서 사람을
공격하기 때문에 세지기 전에 미리미리
막아야 한다.
쓰리 고!!
형님 타짜한테
잘못 걸렸수
마…막아!

58화 기가 끊어지면

오장(五臟)의 음기가
모두 끊어지면
눈의 흰자위만 보인다.

눈이 뒤집어지면 늦어도
하루 반 만에 죽는다.

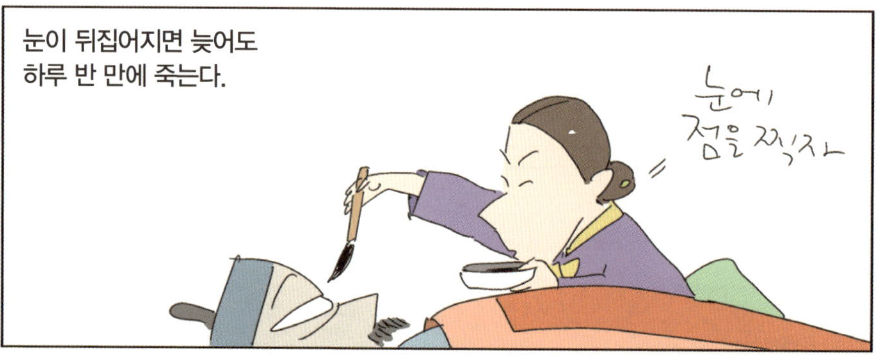

육부(六腑)의 양기가 끊어지면
땀구멍이 열려서 절한(絕汗)이라는
끈적끈적한 땀이 나온다.

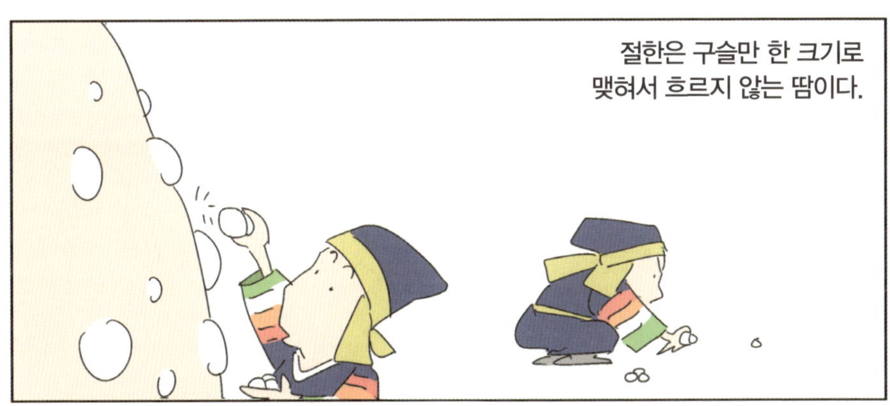
절한은 구슬만 한 크기로
맺혀서 흐르지 않는 땀이다.

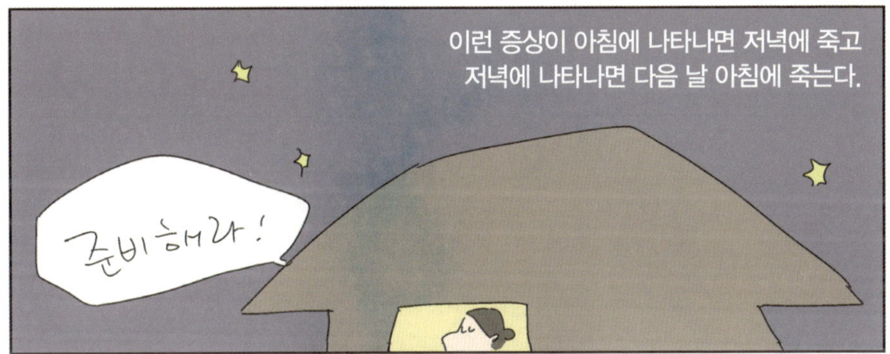
이런 증상이 아침에 나타나면 저녁에 죽고
저녁에 나타나면 다음 날 아침에 죽는다.
준비해라!

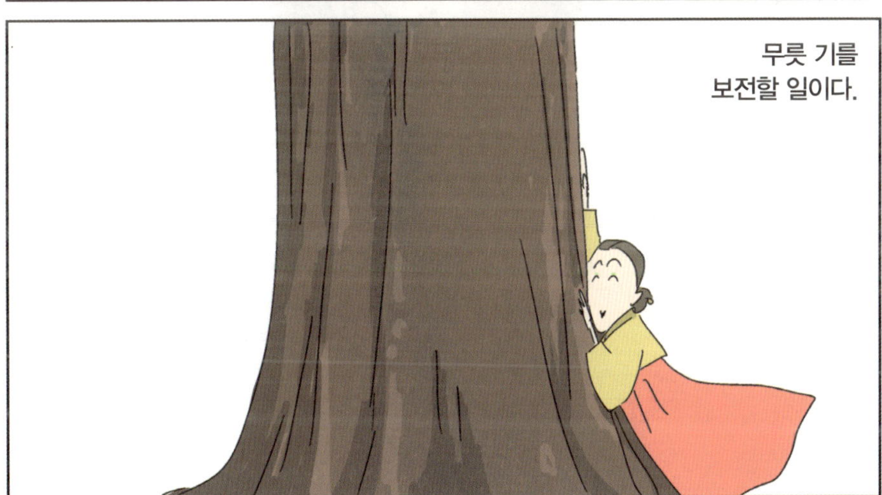
무릇 기를
보전할 일이다.

59화 기가 허약한 노인이 분노하면

아빠 이사람이랑
결혼 할래요
안돼애애

쿵
아! 영감!
빨리 의사를
불러와요!

기가 위로 치솟고
가래끓는 소리가 나고
이를 악무는것을 보니
중풍이올시다

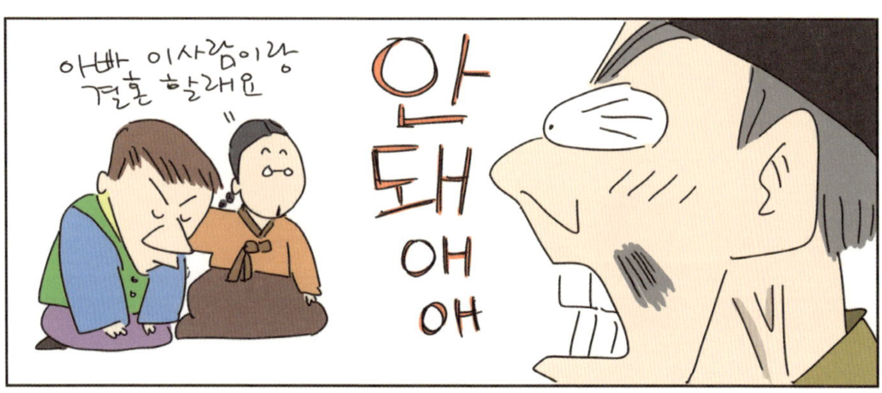

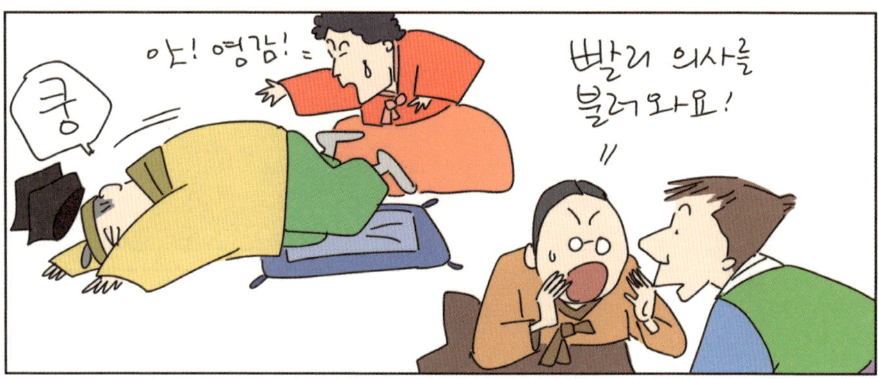

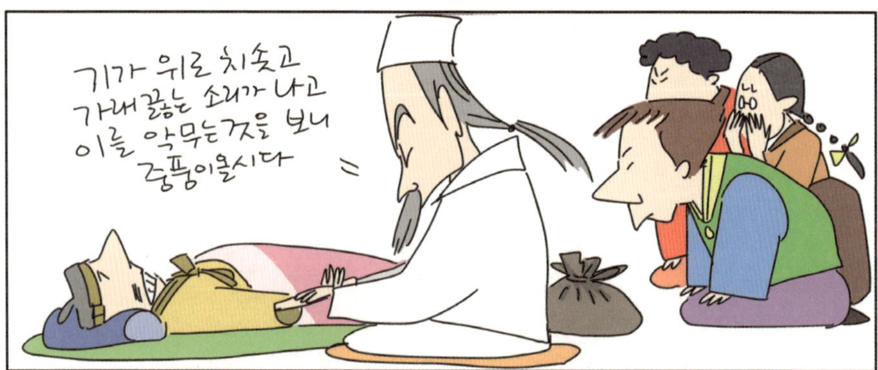

중기(中氣)는 중풍(中風)과 증상이 비슷하나
치료를 달리 해야 한다.
틀렸어요! 중풍 中風이 아니라 중기 中氣 입니다!
넌 뭐냐?

중기인데 중풍 약을 쓰면 사람을 죽입니다!
급히 소합향원을 녹여서 먹이고 깨어나면 증상에 맞게 치료 해야죠
깨깽
잘난놈 놔두고 나는 왜 불러?

소합향원: 백출, 목향, 침향, 사향 등을 써서 만든 약으로 기의 이상으로 생긴 병증에 두루 쓴다.

내 생명의 은인이니 할 수 없구나 결혼 하거라
앞으로 장인 보약은 제가 책임 지겠습니다
고마워요 아빠

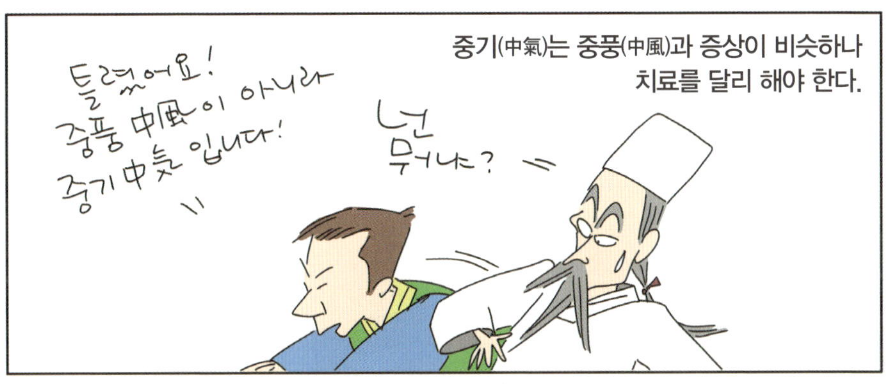

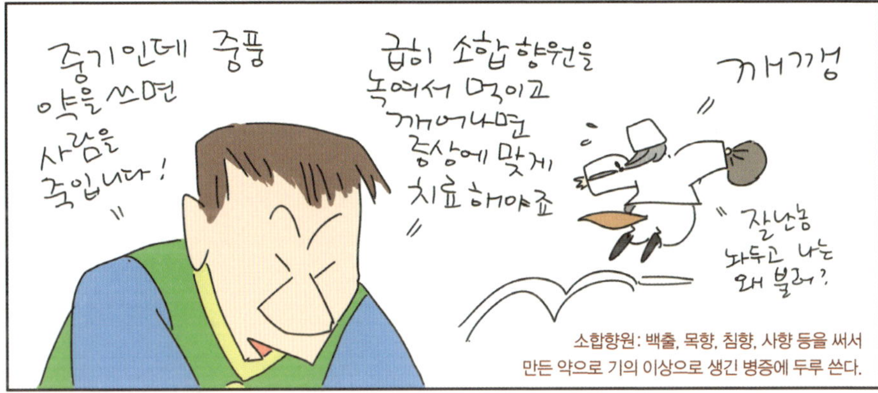

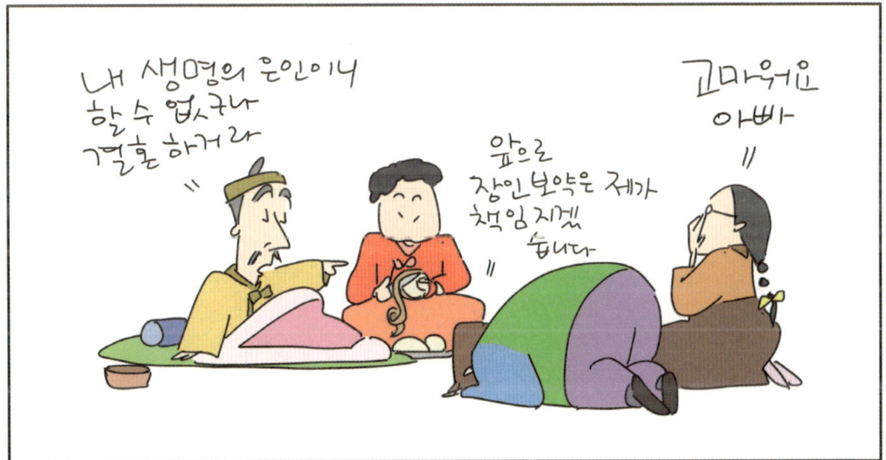

60화 중기와 중풍의 구별법

어른이 되면 제일
무서워하는 것이
중풍이다.
운동하러 나온
중풍 환자를 보면
눈물이 나온다.
얼마나 자존심 상할까

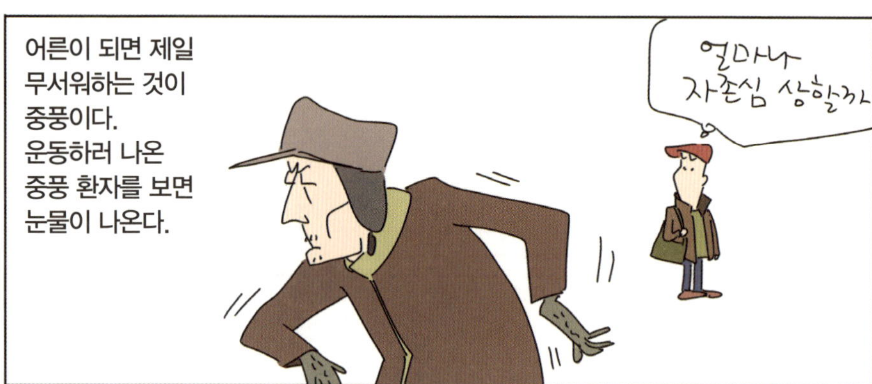

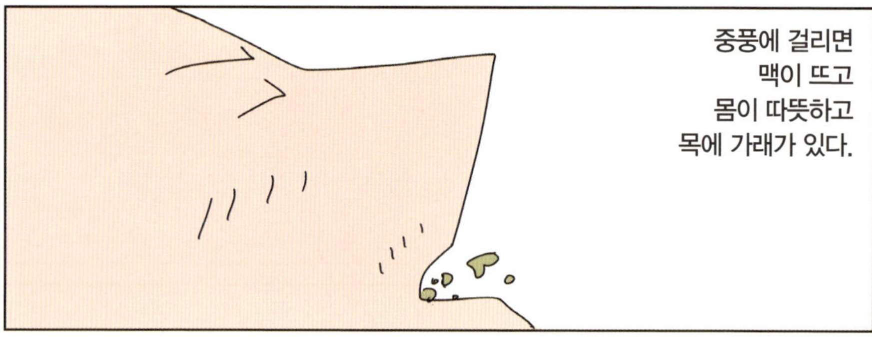

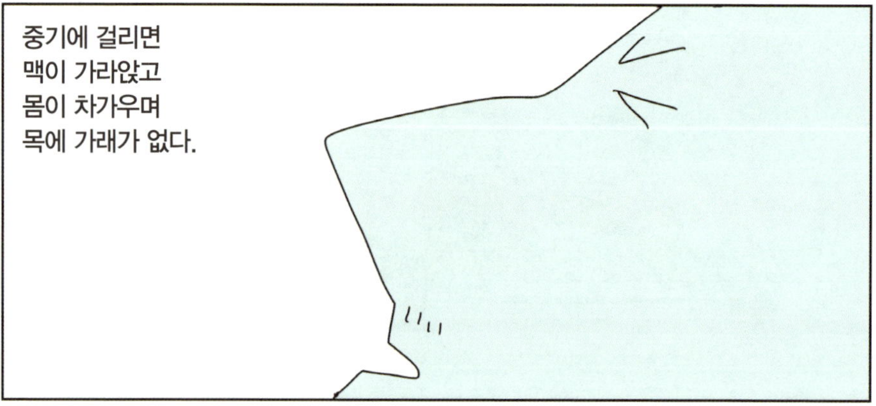

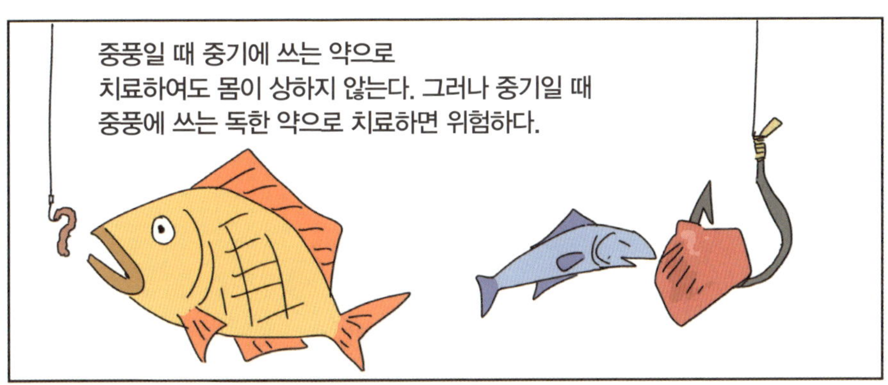
중풍일 때 중기에 쓰는 약으로
치료하여도 몸이 상하지 않는다. 그러나 중기일 때
중풍에 쓰는 독한 약으로 치료하면 위험하다.

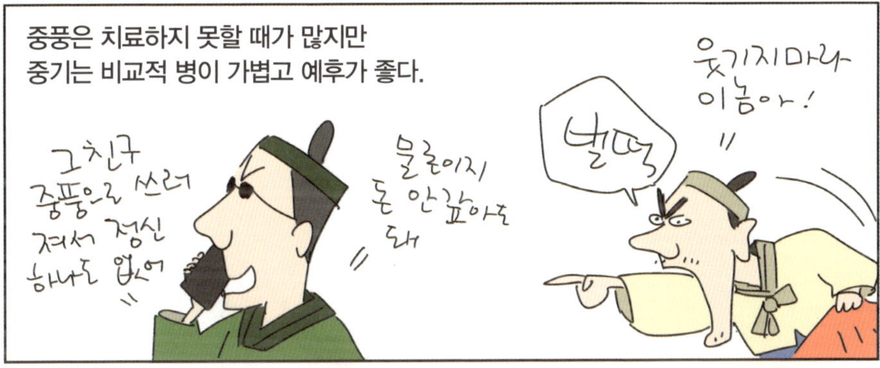
중풍은 치료하지 못할 때가 많지만
중기는 비교적 병이 가볍고 예후가 좋다.
그 친구 중풍으로 쓰러져서 정신 하나도 없어
물론이지 돈 안 갚아도 돼
벌떡
웃기지 마라 이놈아!

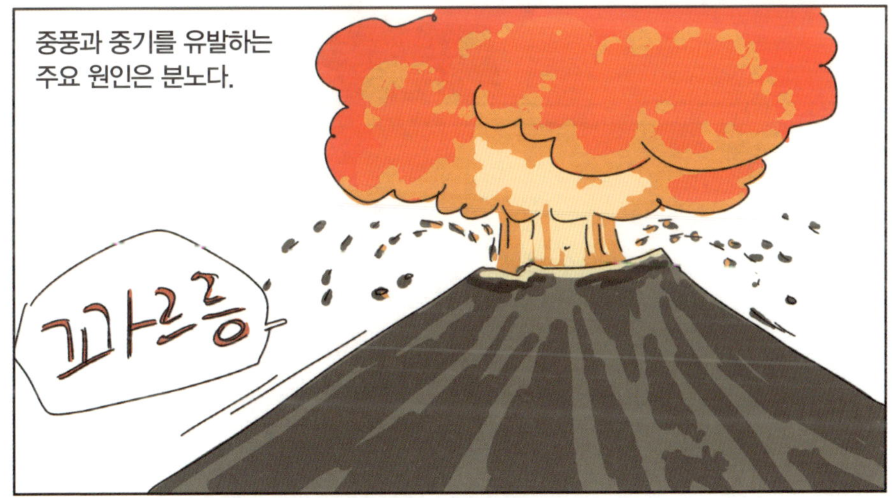
중풍과 중기를 유발하는
주요 원인은 분노다.
꽈르릉

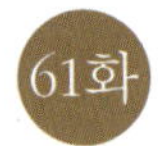

중풍이 오는 사람의 공통점

수류탄의 안전핀을 뽑으면
수류탄이 터진다.

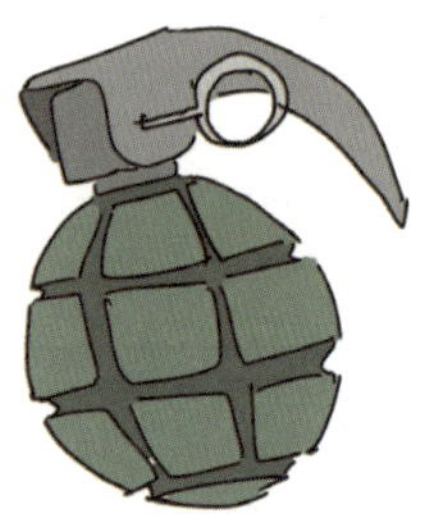

수류탄은 위험하다.
수류탄 가지고
장난하지 마라.

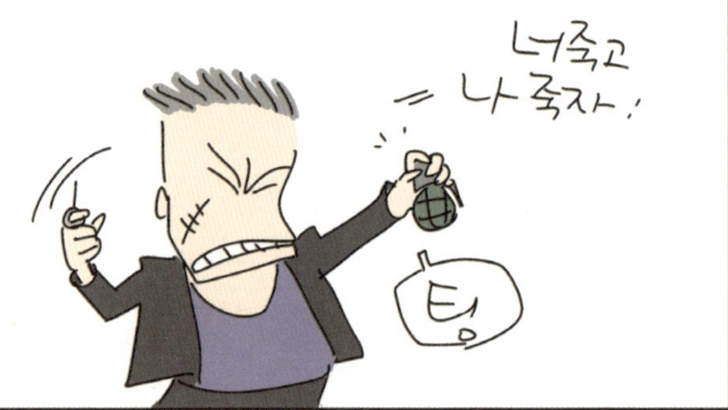

그러다가 터진다.

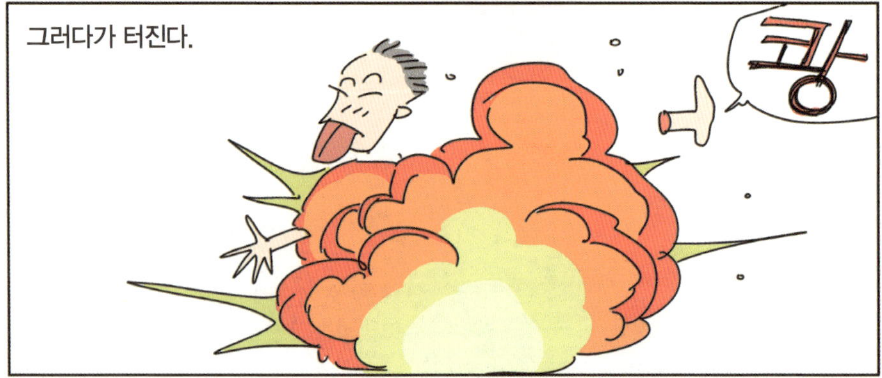

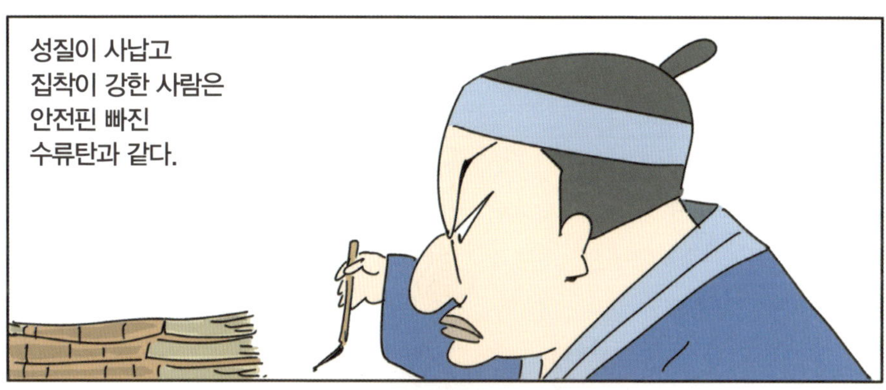
성질이 사납고
집착이 강한 사람은
안전핀 빠진
수류탄과 같다.

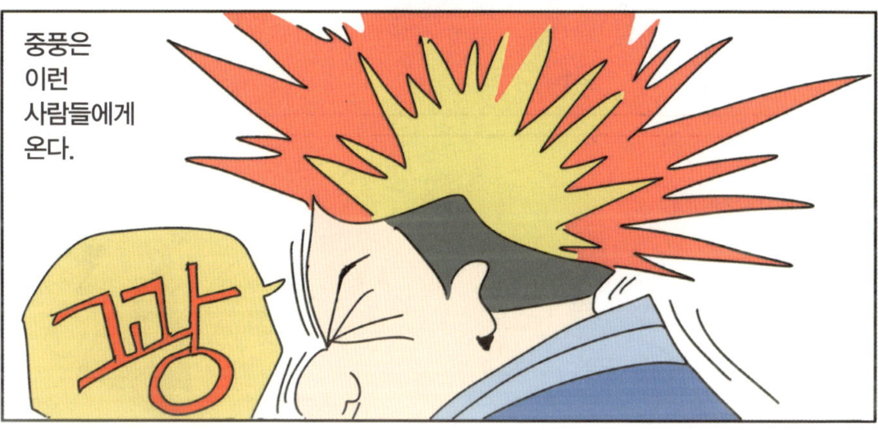
중풍은
이런
사람들에게
온다.
꽈광

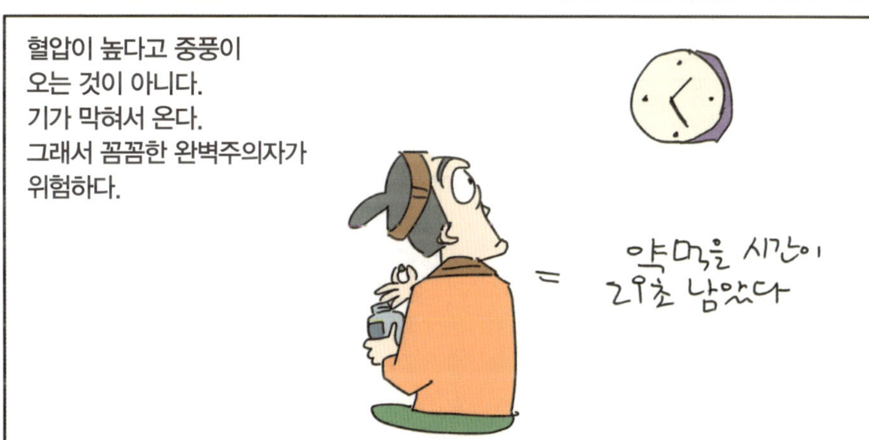
혈압이 높다고 중풍이
오는 것이 아니다.
기가 막혀서 온다.
그래서 꼼꼼한 완벽주의자가
위험하다.
약 먹을 시간이
2초 남았다

62화

방귀의 원인은 심장

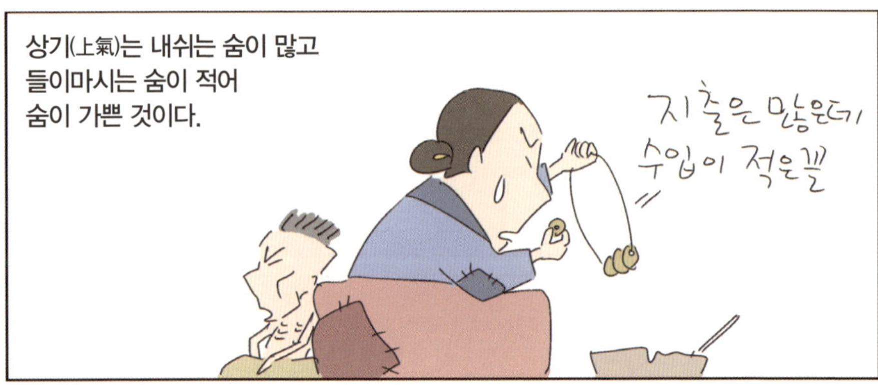
상기(上氣)는 내쉬는 숨이 많고
들이마시는 숨이 적어
숨이 가쁜 것이다.
지출은 많은데
수입이 적은 꼴

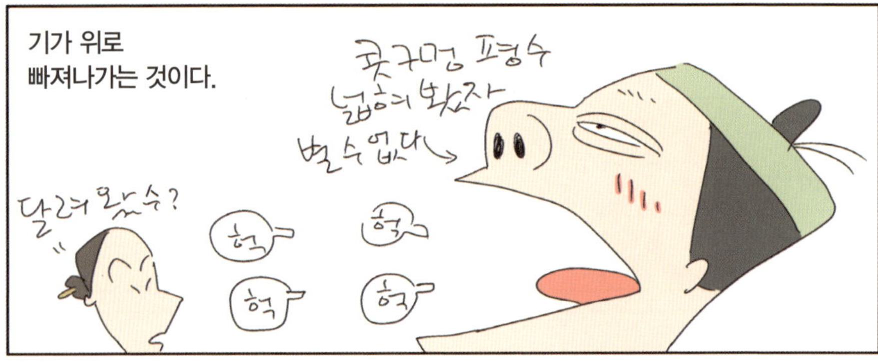
기가 위로
빠져나가는 것이다.
콧구멍 평수
넓혀봤자
별수 없다
달려왔수?
헉
헉
헉
헉

하기(下氣)는 기가 아래로
빠져나가는 것이다.
뿡
뿡
뿡

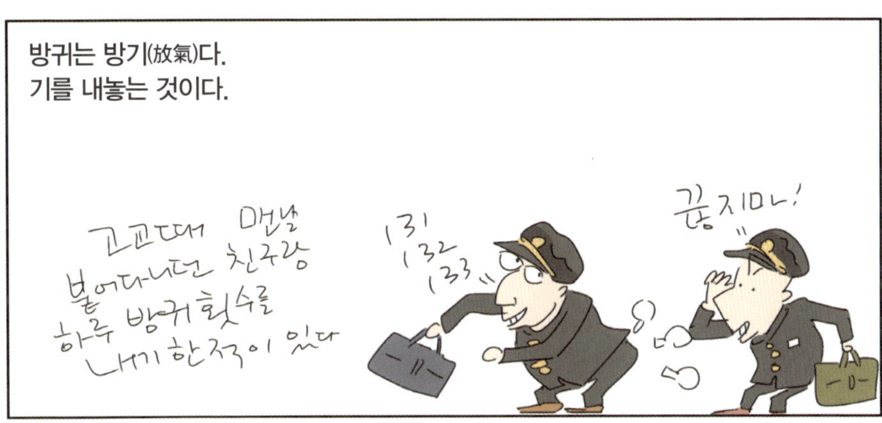
방귀는 방기(放氣)다.
기를 내놓는 것이다.
고교때 맨날 붙어다니던 친구랑 하루 방귀횟수를 내기한적이 있다
131 132 133
끊지마!

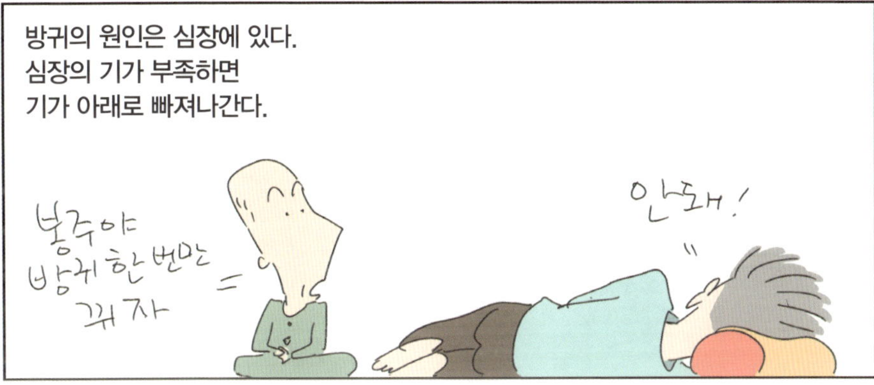
방귀의 원인은 심장에 있다.
심장의 기가 부족하면
기가 아래로 빠져나간다.
봉주야 방귀 한 번만 뀌자
안돼!

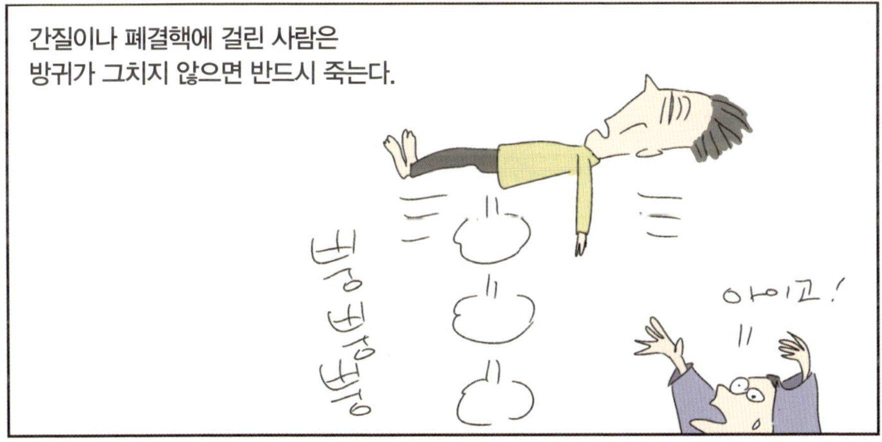
간질이나 폐결핵에 걸린 사람은
방귀가 그치지 않으면 반드시 죽는다.
아이고!

63화 기가 부족하면 말에 힘이 없다

선생님
남편이
이상해요

웅얼
웅얼
말을 통 않고
있다가 몇마디
하는데 무슨말인지
알아들을 수 없어요

소기!

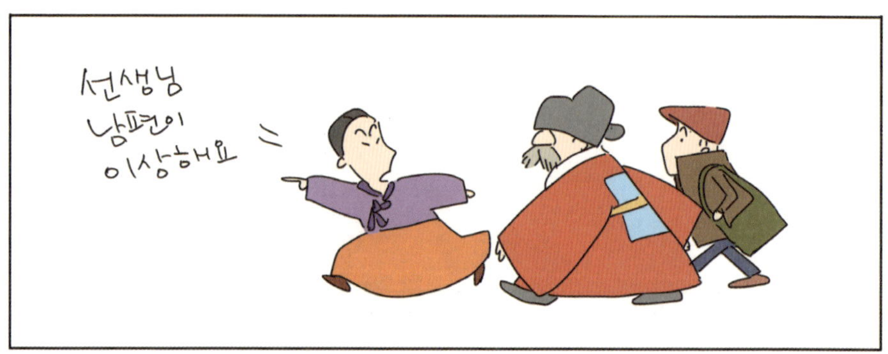

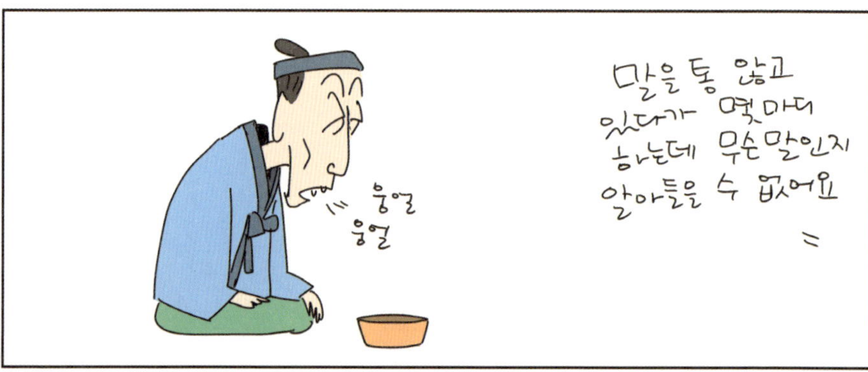

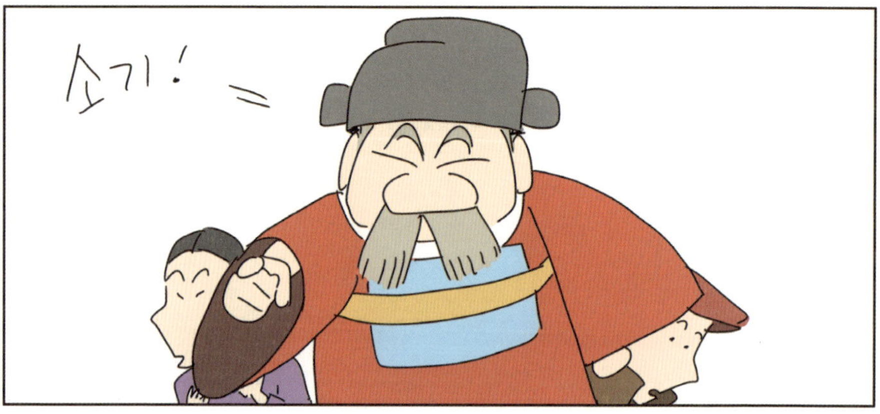

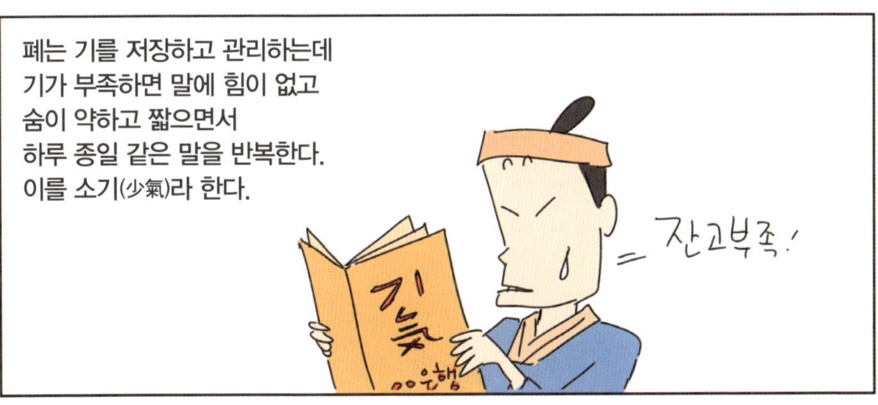
폐는 기를 저장하고 관리하는데
기가 부족하면 말에 힘이 없고
숨이 약하고 짧으면서
하루 종일 같은 말을 반복한다.
이를 소기(少氣)라 한다.
기氣
ㅇㅇ은행
잔고부족!

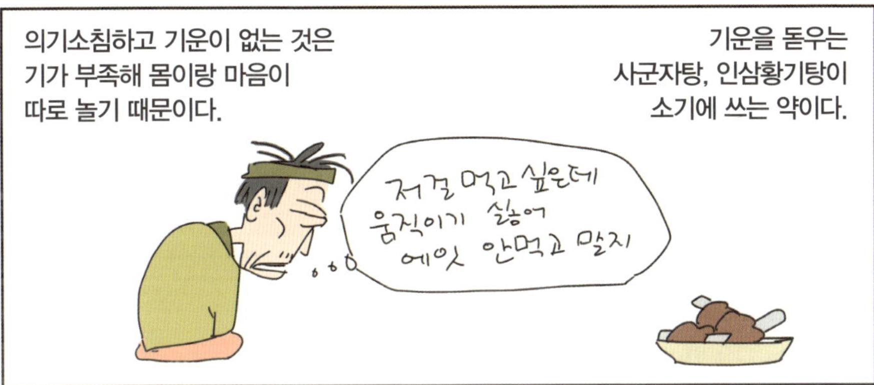
의기소침하고 기운이 없는 것은
기가 부족해 몸이랑 마음이
따로 놀기 때문이다.
기운을 돋우는
사군자탕, 인삼황기탕이
소기에 쓰는 약이다.
저걸 먹고 싶은데
움직이기 싫어
에잇 안먹고 말지

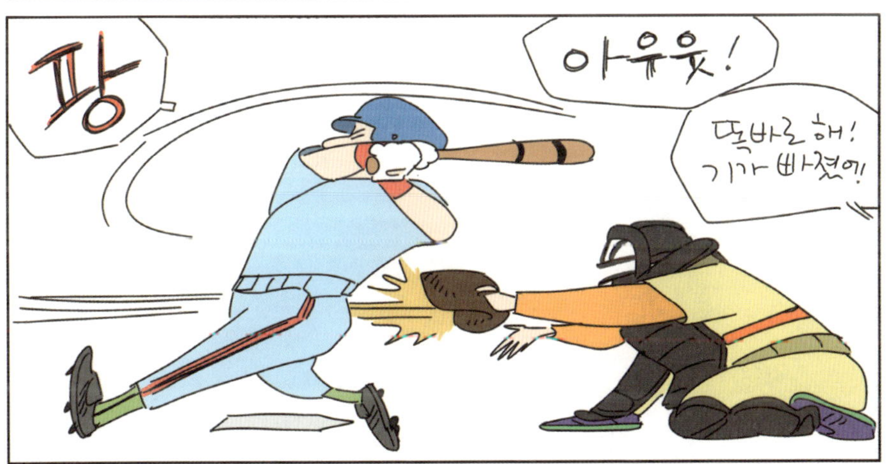
팡
아유윷!
똑바로 해!
기가 빠졌어!

64화 원기 보충에는 인삼고가 최고

원기가 떨어지고
정신이 또렷하지 못하고
말이 이어지지 않을 때
인삼고를 쓴다.
정~ 정~
정임이? 워떠던년이여! 콱 그냥!

사기그릇에 썬 인삼 1근을 넣고 물을 한 손가락 깊이로 붓고
중간불로 절반이 남을 때까지 달여서 다른 그릇에 붓는다.
찌꺼기는 같은 방법으로 3번 달이는데 인삼을 씹어서
아무 맛이 없으면 그만 달인다. 모은 즙을 솥에 넣고
졸여서 만든 고약을 하루에 5~6숟가락씩 복용한다.
한숟가락
그건 국자여!

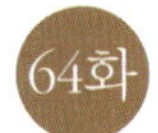

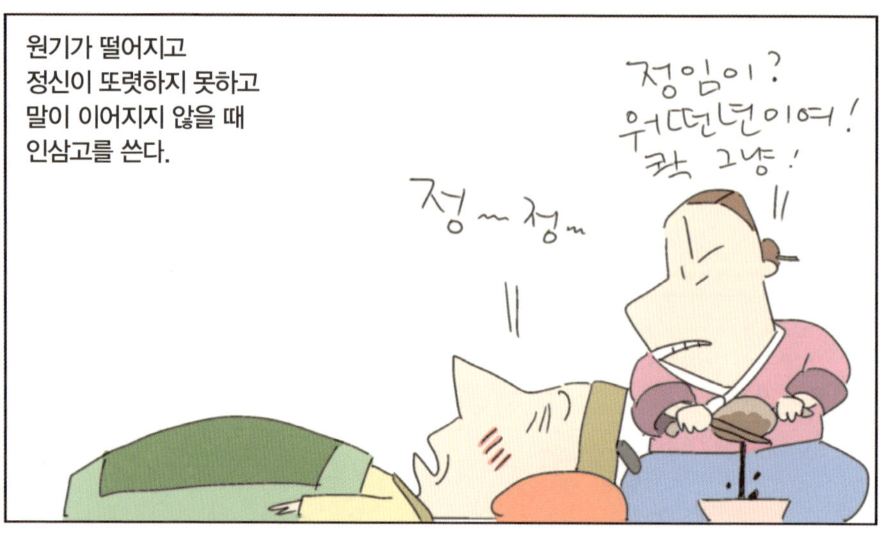

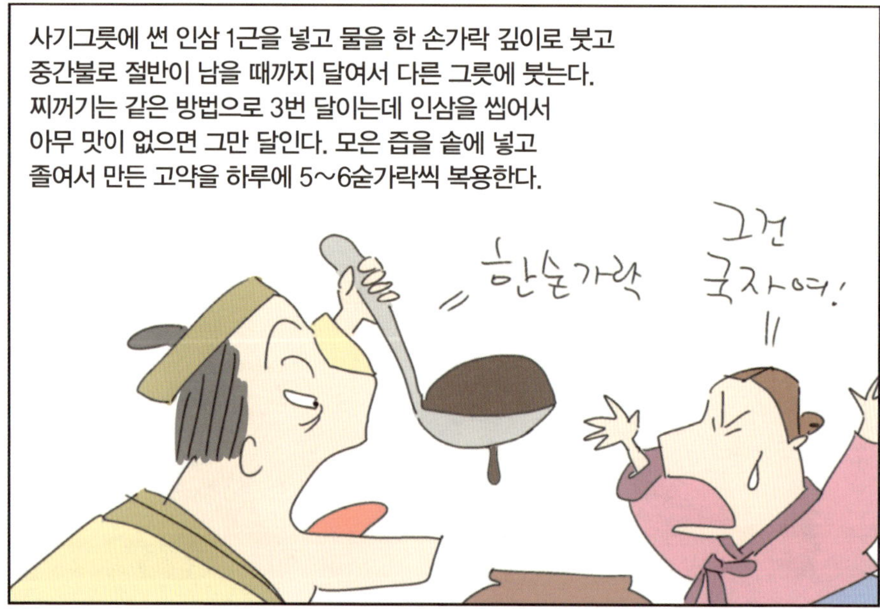

인삼은 부족한 양기를 채워 준다.
승마(升麻) 1푼과 인삼 3푼을 쓰면 기를 보태 준다.
아랫도리의 원기를 보하고 콩팥의 불기운을
없애려면 복령(茯苓)을 같이 쓴다.

승마

복령

반드시 장류수(長流水)에 달여야 한다.
장류수는 길고 긴 강을 흘러오면서
하늘도 보고 바위도 보고 세월도 보고
비도 만나고 눈도 만난 그런 물이다.
길고 긴 파이프속을 흘러서 온 수돗물은 안 되나요?
수도파이프에 갇혀 밀려온 물이 뭘 봤겠나?

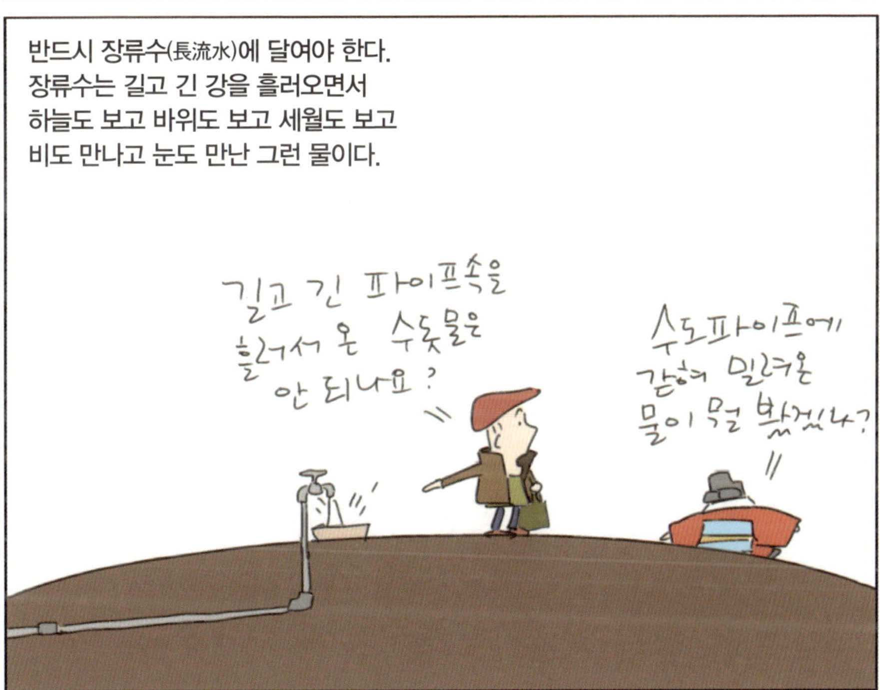

기통과 기역

기통(氣痛)은 기 때문에 아픈 것이고
기역(氣逆)은 기가 치밀어 오르는 것이다.

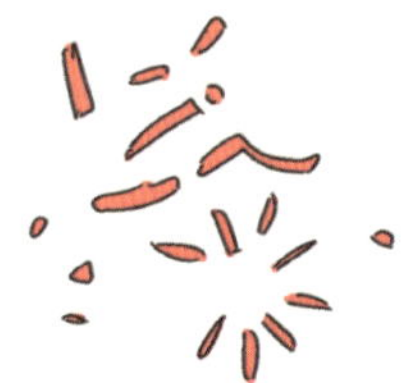

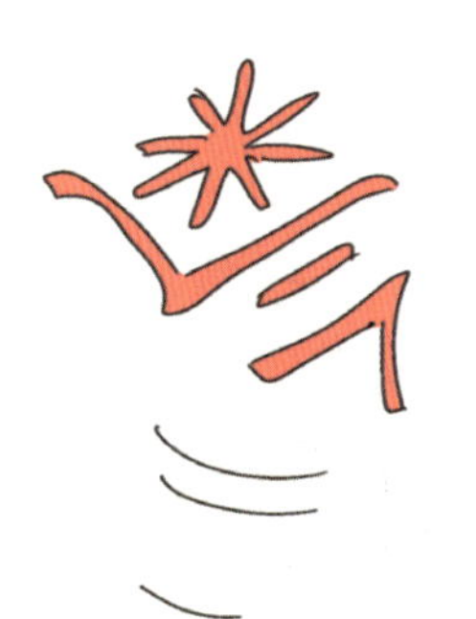

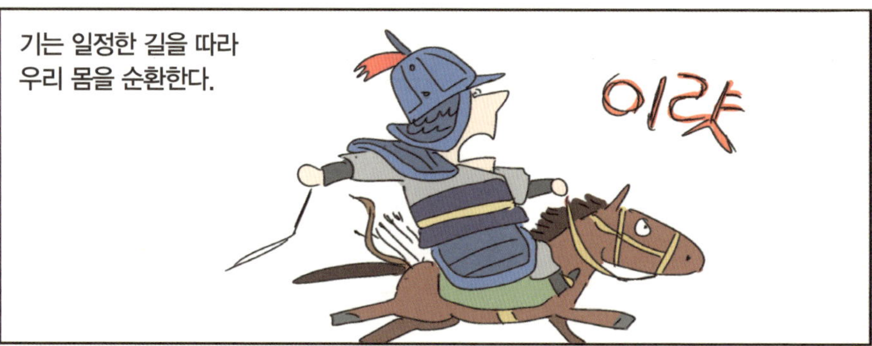

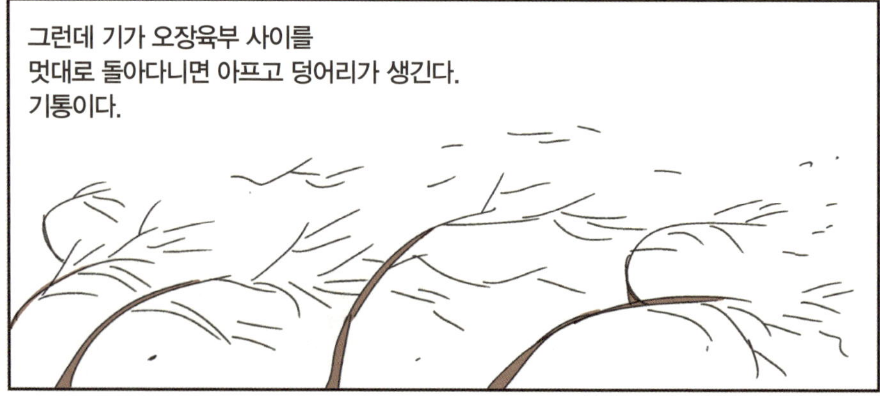

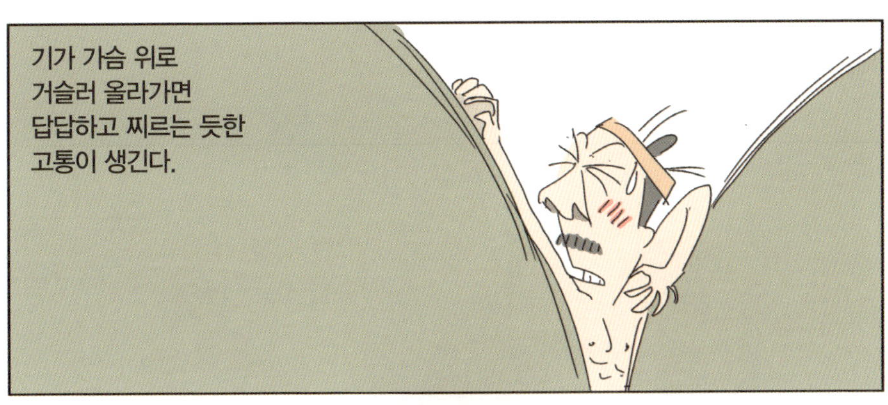
기가 가슴 위로
거슬러 올라가면
답답하고 찌르는 듯한
고통이 생긴다.

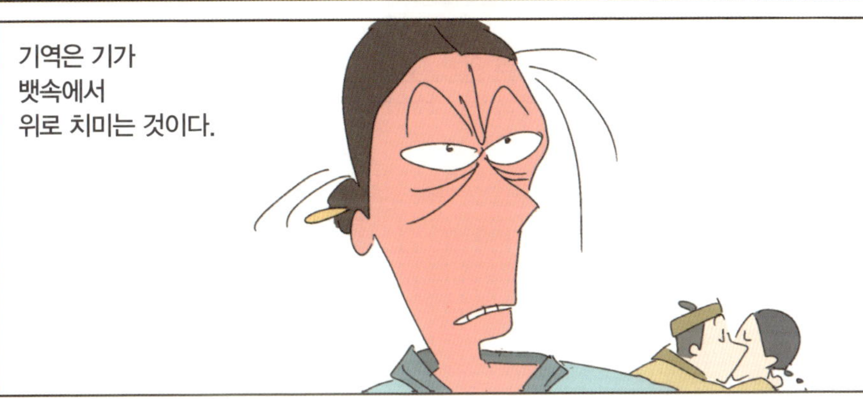
기역은 기가
뱃속에서
위로 치미는 것이다.

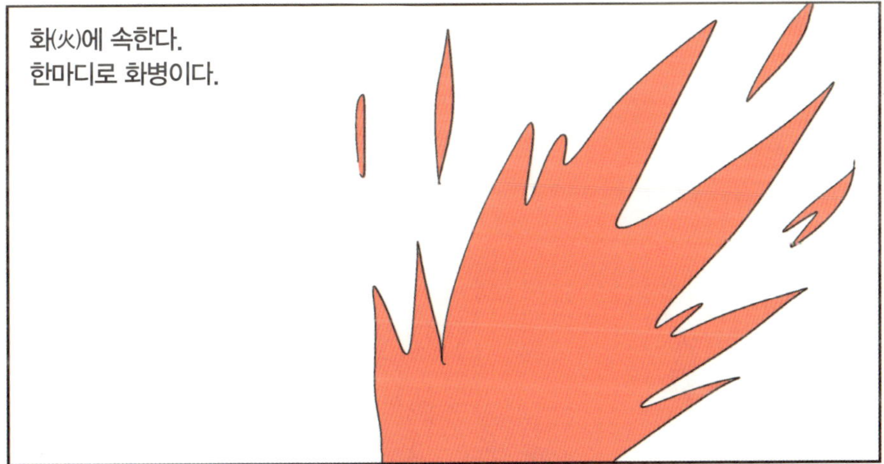
화(火)에 속한다.
한마디로 화병이다.

66화 침 치료 • 천식

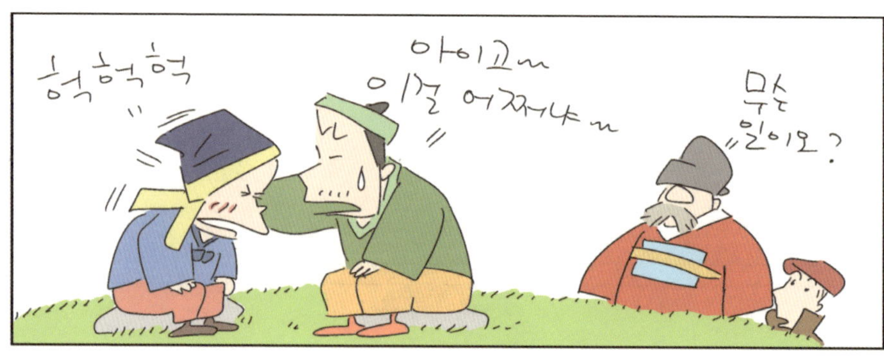
헉헉헉
아이고~
이걸 어쩌나~
무슨 일이오?

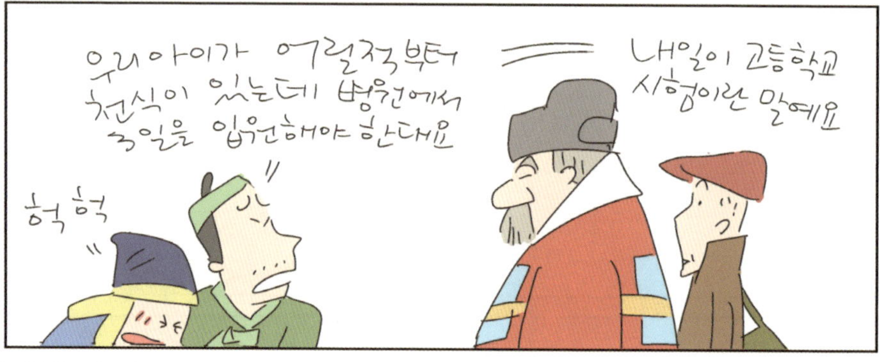
우리아이가 어릴적부터 천식이 있는데 병원에서 3일을 입원해야 한대요
헉헉
내일이 고등학교 시험이란 말예요

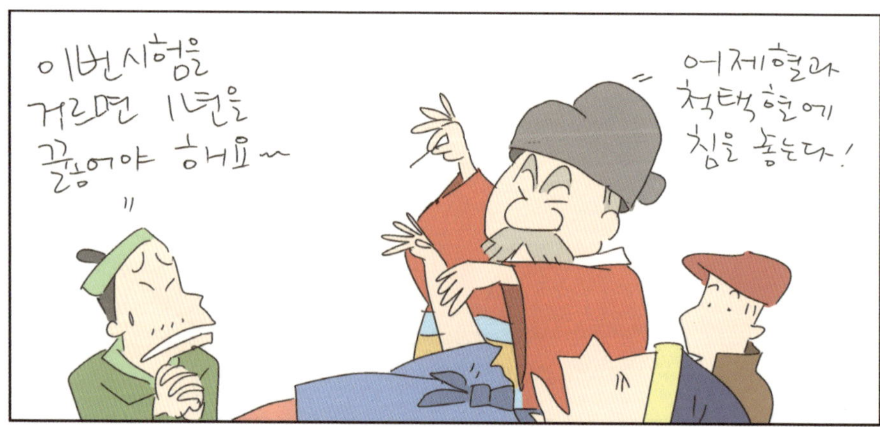
이번시험을 거르면 1년을 꿇어야 해요~
어제혈과 척택혈에 침을 놓는다!

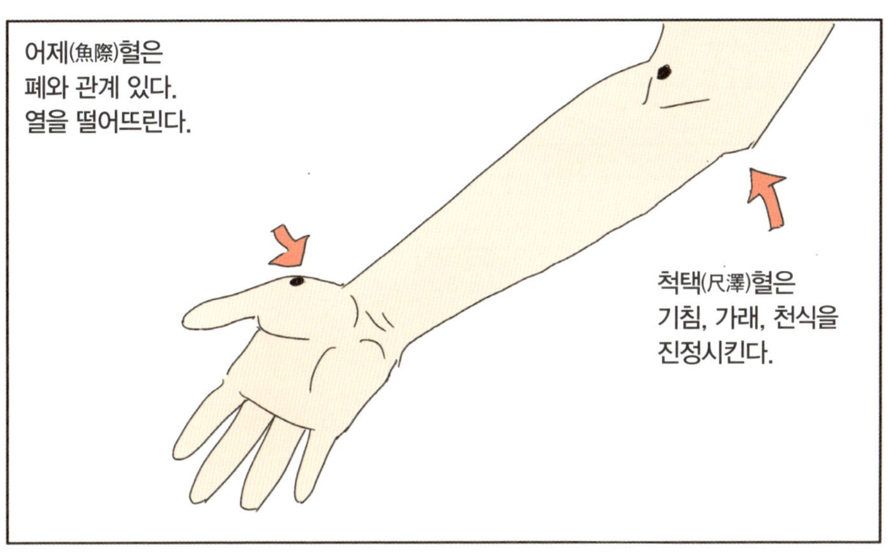
어제(魚際)혈은
폐와 관계 있다.
열을 떨어뜨린다.
척택(尺澤)혈은
기침, 가래, 천식을
진정시킨다.

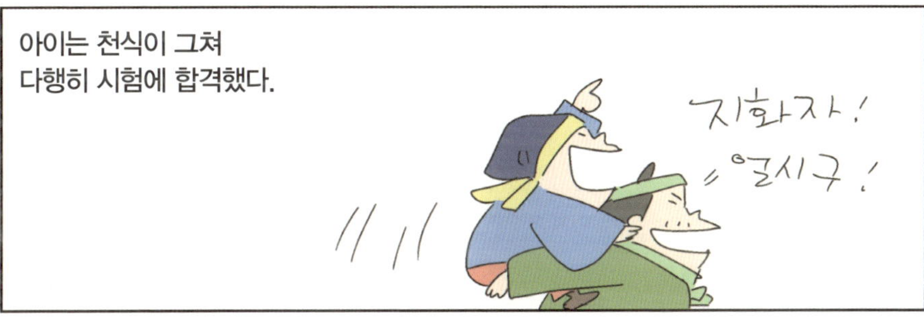
아이는 천식이 그쳐
다행히 시험에 합격했다.
지화자!
얼시구!

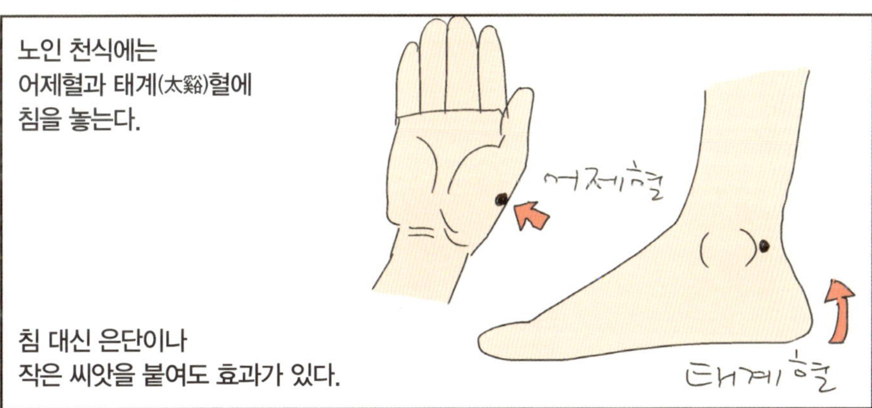
노인 천식에는
어제혈과 태계(太谿)혈에
침을 놓는다.
어제혈
태계혈
침 대신 은단이나
작은 씨앗을 붙여도 효과가 있다.

67화

기가 뭉쳐 답답할 때 좋은 약

기울의 울(鬱)은 답답할 '울' 자다.
울릉도도 이 글자를 쓴다.
이때는 숲이 빽빽이
우거졌다는 뜻이다.

기울은 기가 흐르지 않아 쌓이고
뭉쳐서 생기는 답답한 울증이다.
이런 환자가 너무 많다.
교감이 부족해
교감선생님~~
썰렁해

가슴이 답답하고
억울하며 고민하고
식욕이 없고
자주 체하고
얼굴이 누렇게 되고
마르고 붓는
증상이 생긴다.

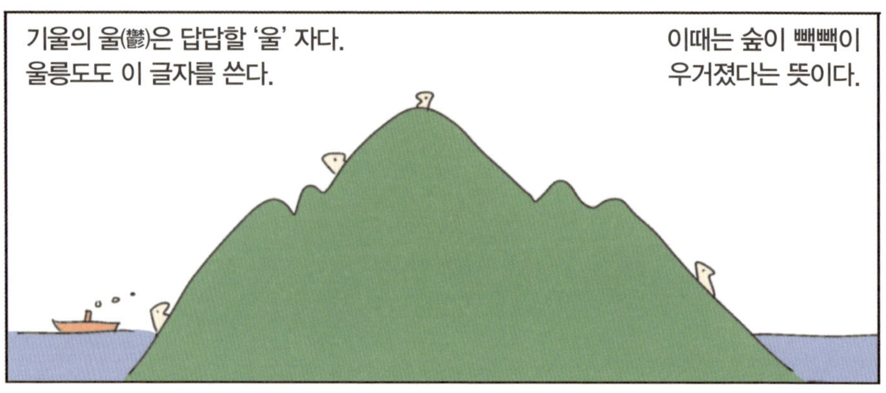

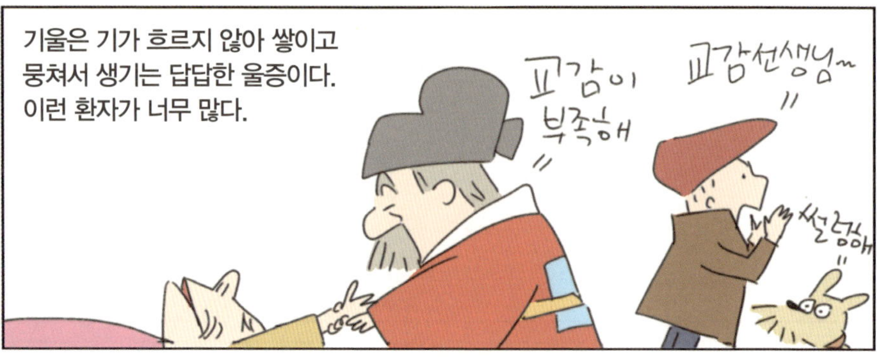

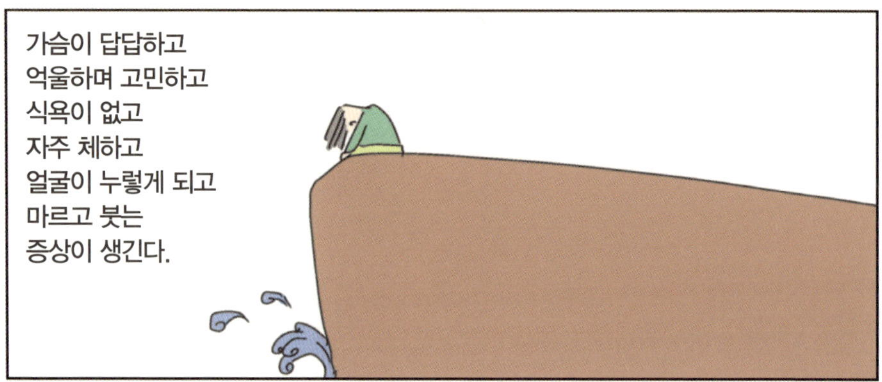

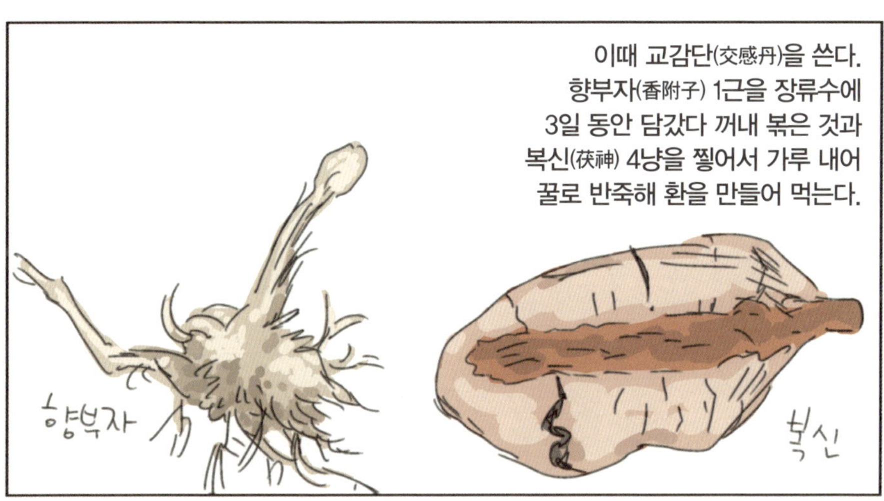
이때 교감단(交感丹)을 쓴다.
향부자(香附子) 1근을 장류수에
3일 동안 담갔다 꺼내 볶은 것과
복신(茯神) 4냥을 찧어서 가루 내어
꿀로 반죽해 환을 만들어 먹는다.
향부자
복신

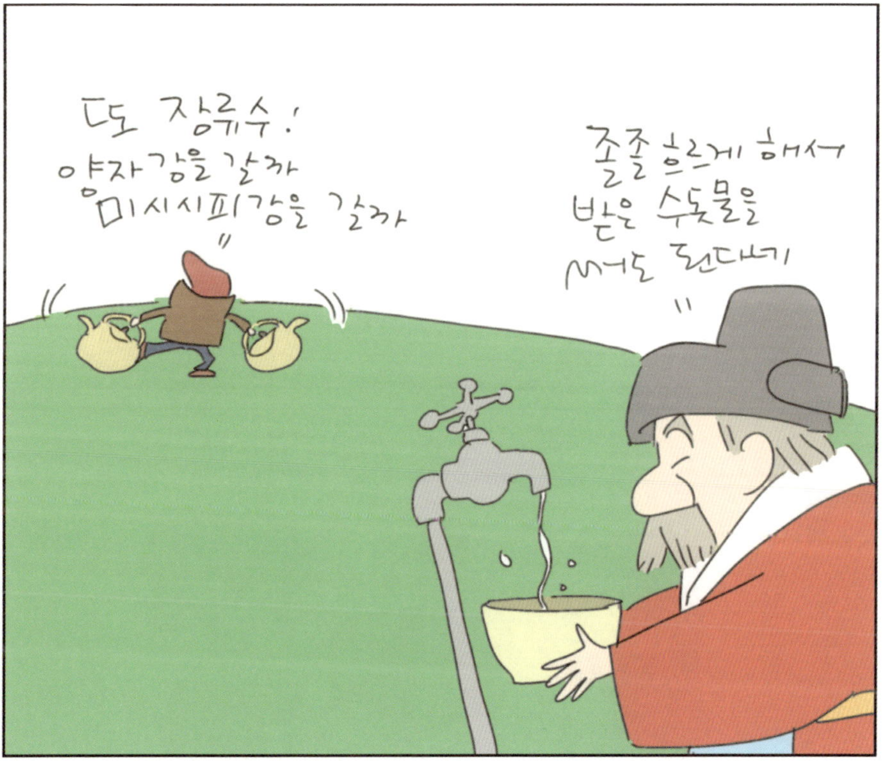

또 장류수!
양자강을 갈까
미시시피강을 갈까
졸졸 흐르게 해서
받은 수돗물을
써도 된다네

68화

통하였느냐

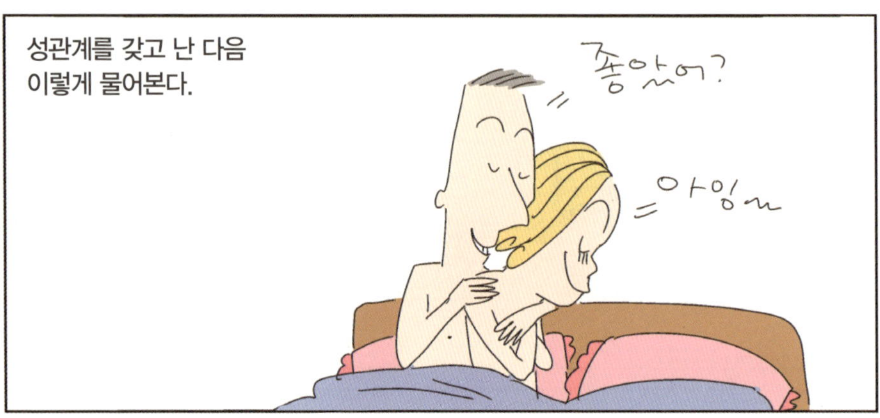
성관계를 갖고 난 다음
이렇게 물어본다.
좋았어?
아잉~

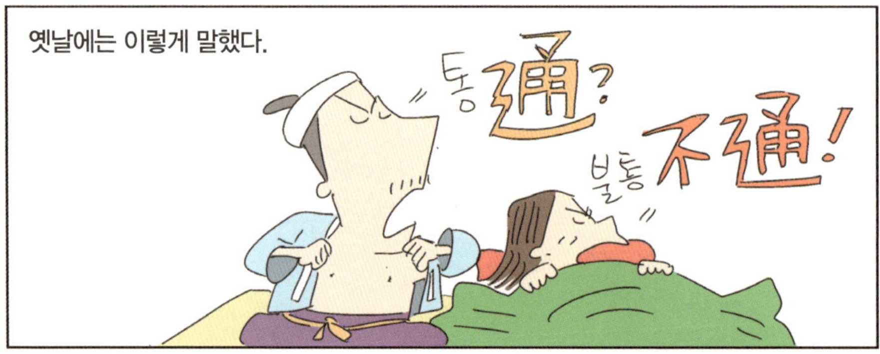
옛날에는 이렇게 말했다.
통通?
불통 不通!

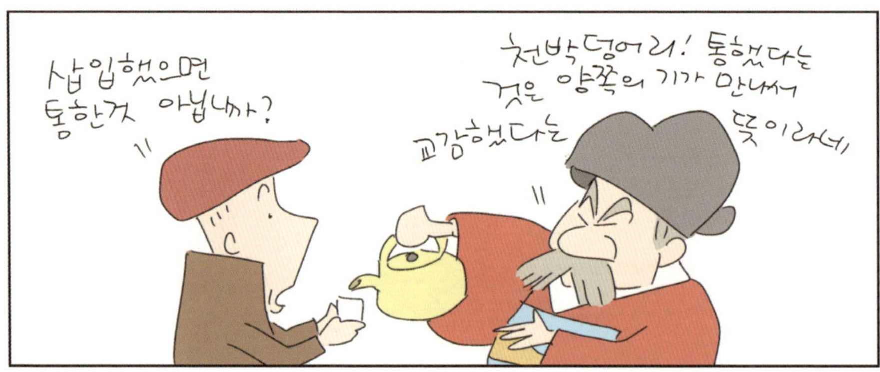
삽입했으면 통한것 아닙니까?
천박덩어리! 통했다는 것은 양쪽의 기가 만나서 교감했다는 뜻이라네

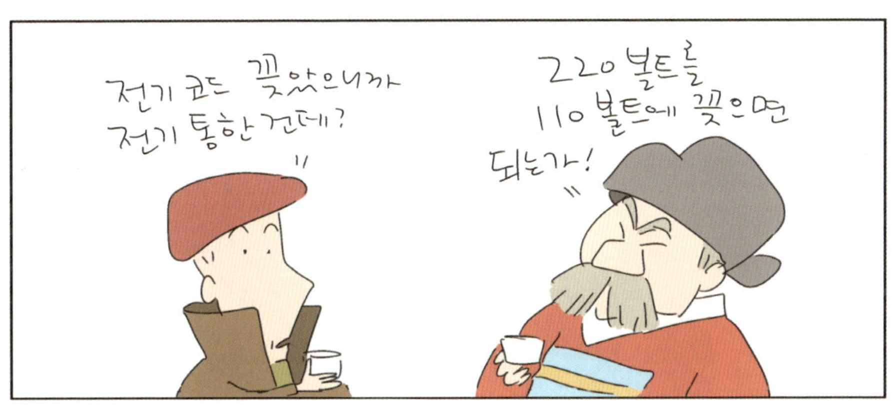
전기 코드 꽂았으니까
전기 통한 건데?
220 볼트를
110 볼트에 꽂으면
되는가!

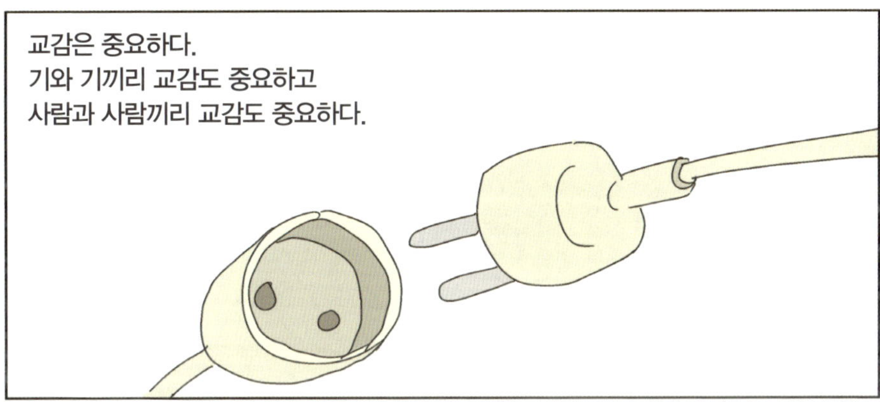
교감은 중요하다.
기와 기끼리 교감도 중요하고
사람과 사람끼리 교감도 중요하다.

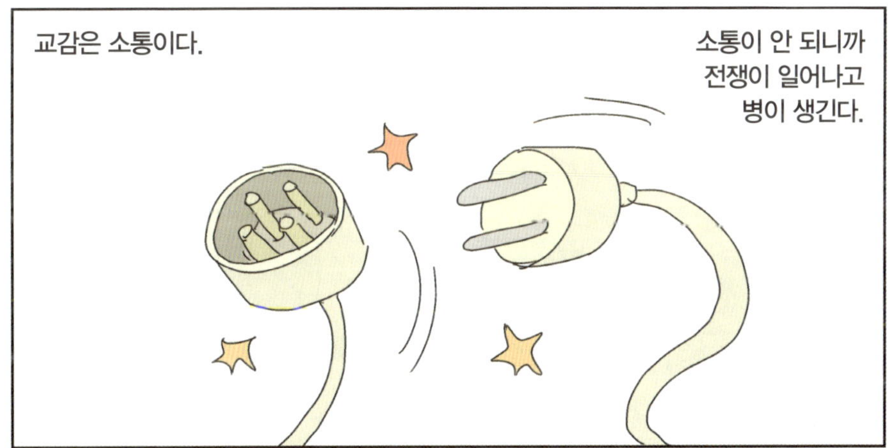
교감은 소통이다.
소통이 안 되니까
전쟁이 일어나고
병이 생긴다.

근심 걱정이 사라지는 묘약

밥먹어라!
......
신부가 바싹 말라 있으면 신랑이 좋아하겠어? 쯧쯧

내일 모레 결혼식인데 고동안 옆동네 총각들이랑 놀아난 것이 들키면 어떡해
두근 두근

옛다 이걸 먹어라

우적 우적

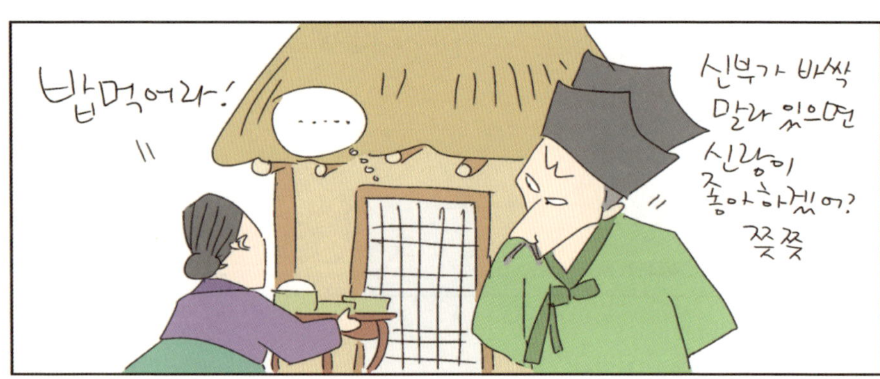

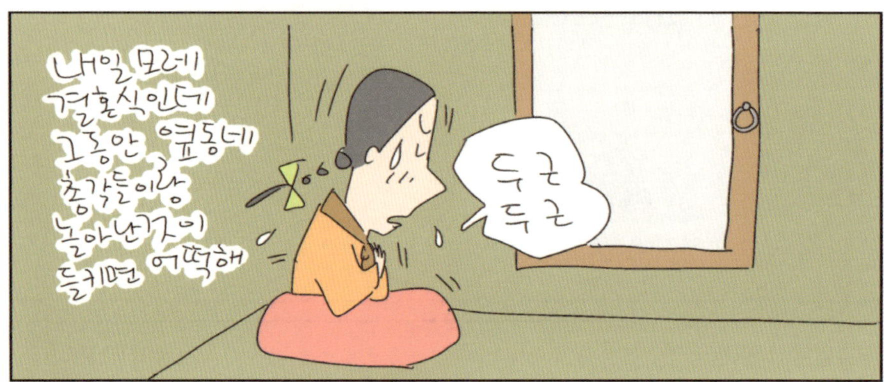

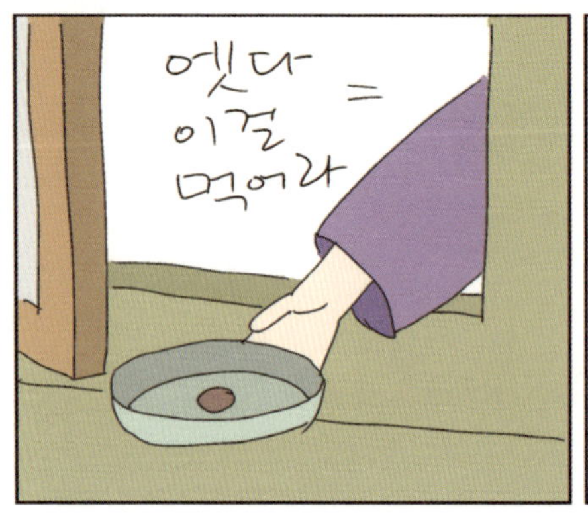

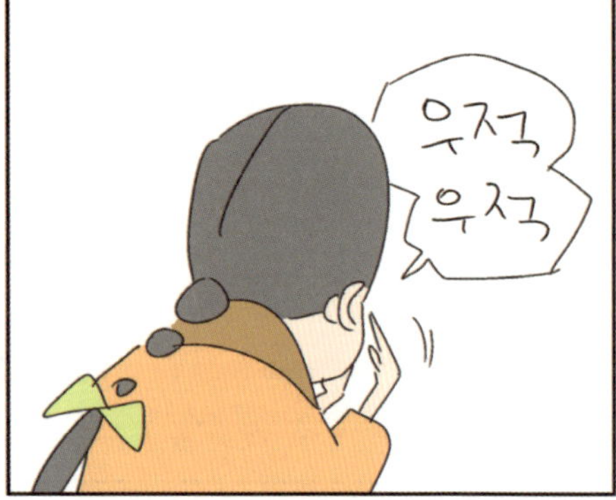

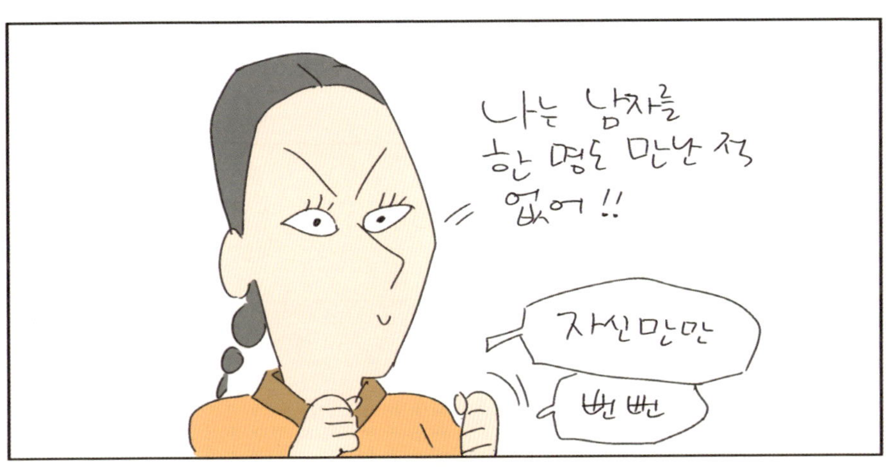
나는 남자를
한 명도 만난 적
없어!!
자신만만
뻔뻔

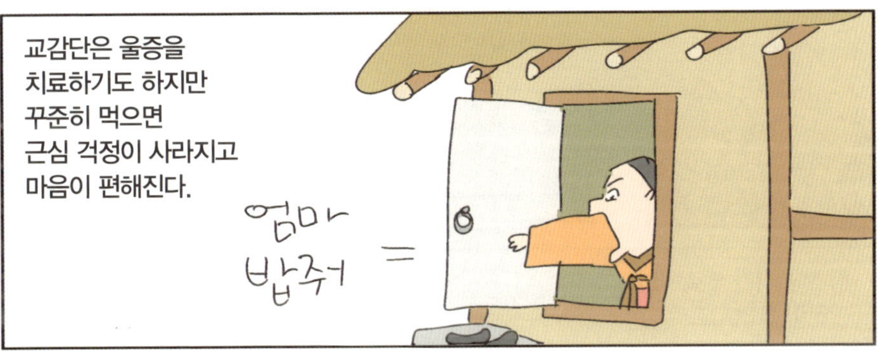
교감단은 울증을
치료하기도 하지만
꾸준히 먹으면
근심 걱정이 사라지고
마음이 편해진다.
엄마
밥줘

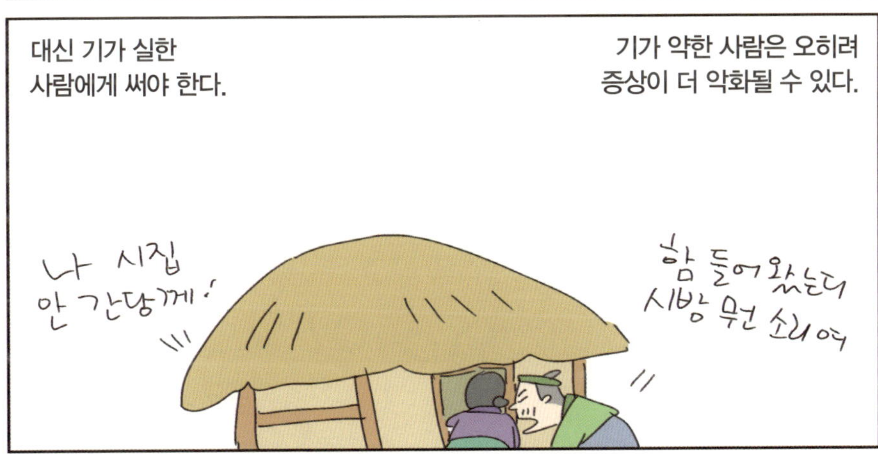
대신 기가 실한
사람에게 써야 한다.
기가 약한 사람은 오히려
증상이 더 악화될 수 있다.
나 시집
안 간당께!
함 들어왔는디
시방 무슨 소리여

70화 기가 부족할 때 벌어지는 일

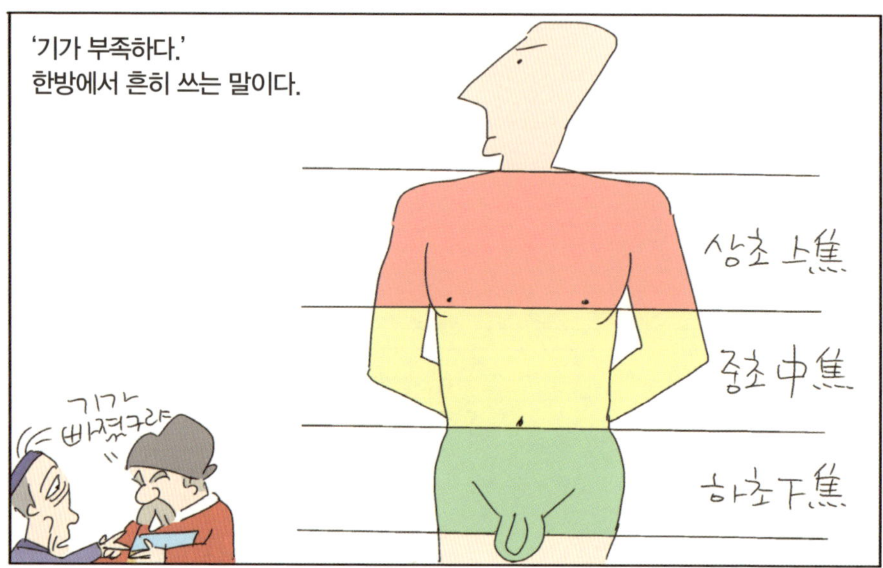

상초에 기가 부족하면
판단이 흐려지고
귀에서 소리가 난다.

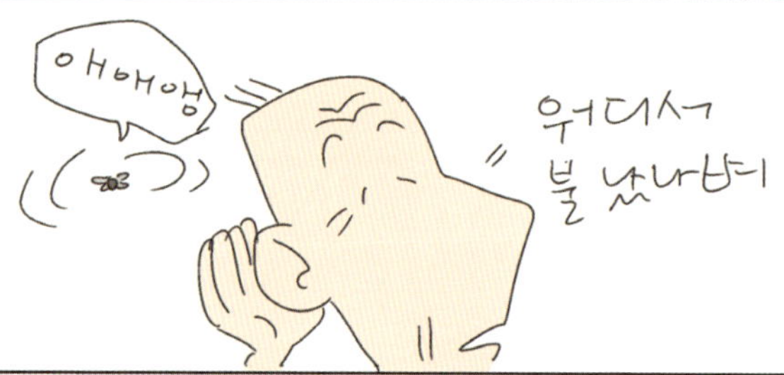

중초에 기가 빠지면
소화기관이 부실해진다.

끄어억

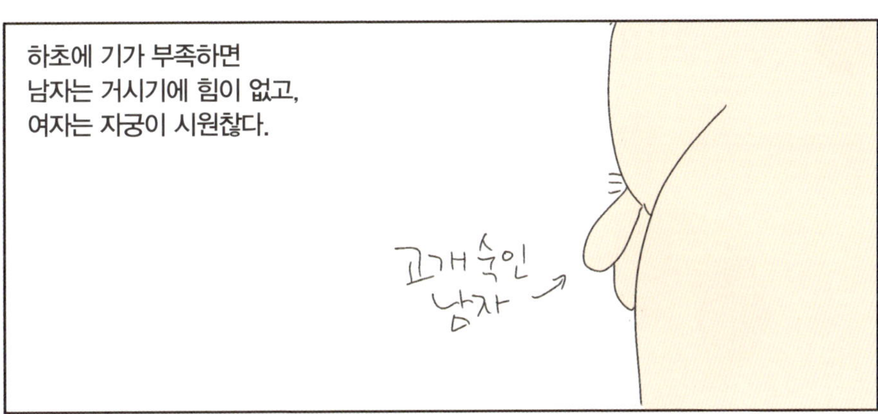
하초에 기가 부족하면
남자는 거시기에 힘이 없고,
여자는 자궁이 시원찮다.
고개 숙인
남자

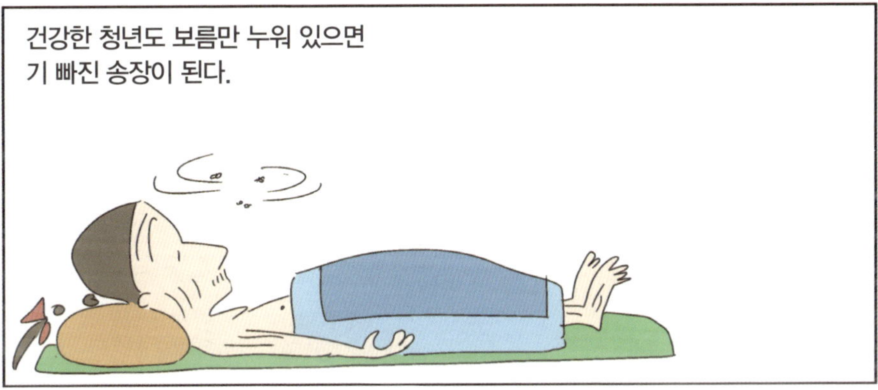
건강한 청년도 보름만 누워 있으면
기 빠진 송장이 된다.

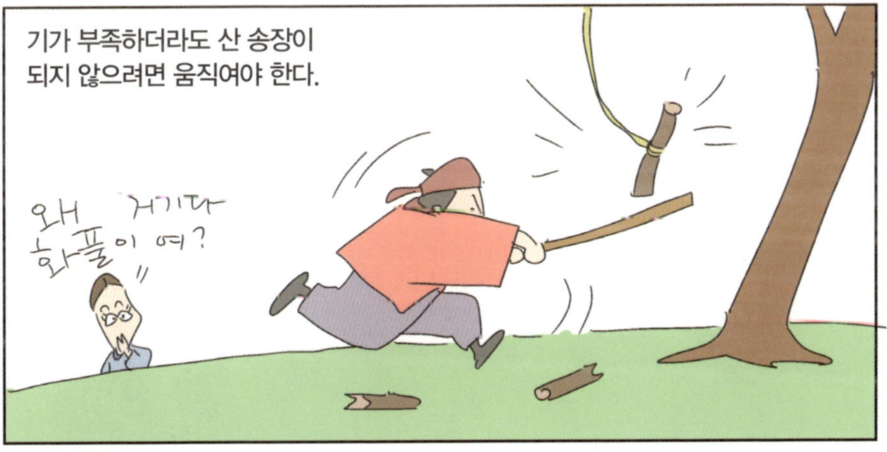
기가 부족하더라도 산 송장이
되지 않으려면 움직여야 한다.
왜 거기다
화풀이 여?

71화 기를 지키는 요령

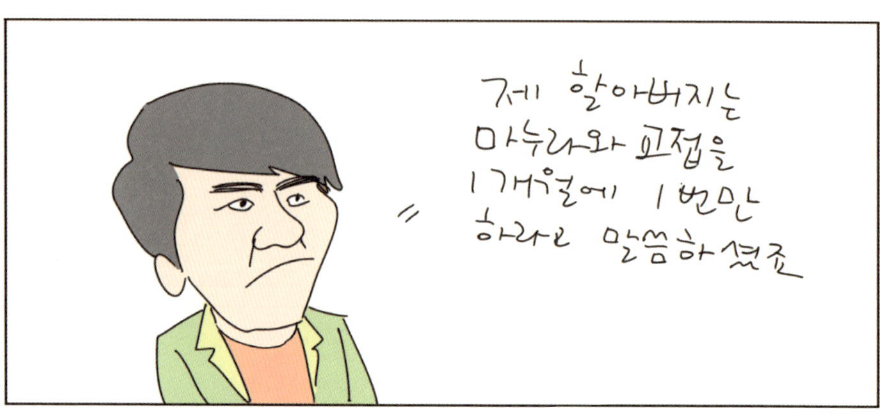
제 할아버지는
마누라와 교접을
1개월에 1번만
하라고 말씀하셨죠

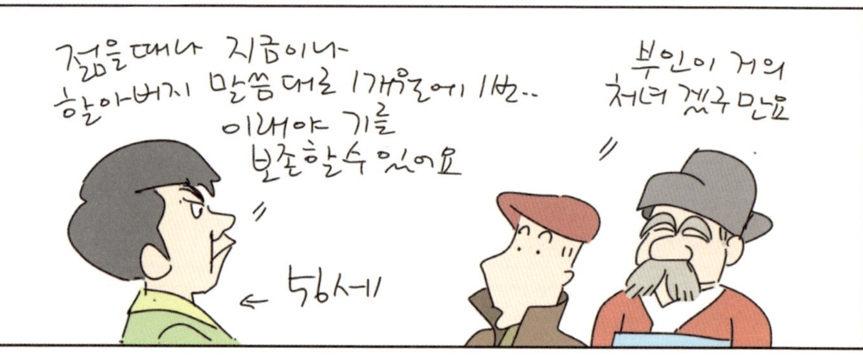
젊을때나 지금이나
할아버지 말씀대로 1개월에 1번..
이래야 기를
보존할수 있어요
← 56세
부인이 거의
처녀겠구만요

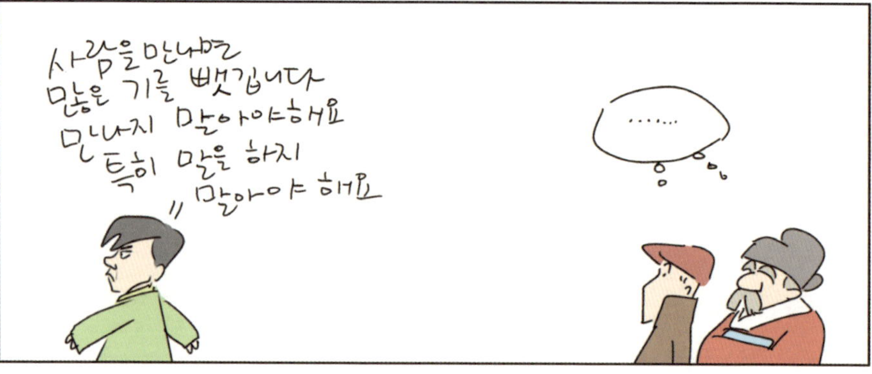
사람을만나면
많은 기를 뺏깁니다
만나지 말아야해요
특히 말을 하지
말아야 해요
....

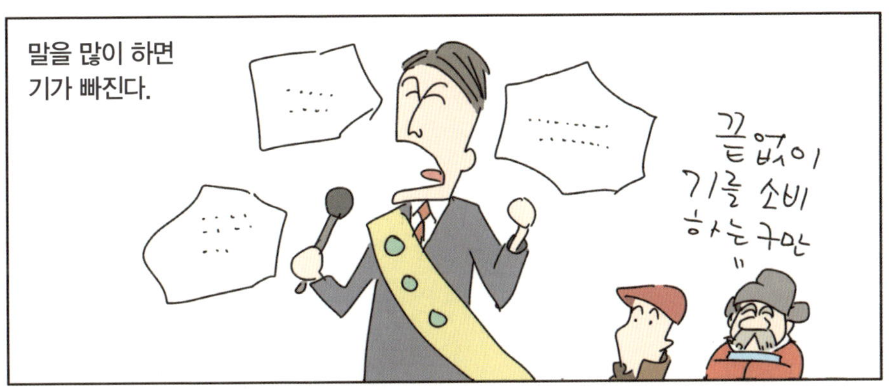
말을 많이 하면
기가 빠진다.
끝없이
기를 소비
하는구만
"

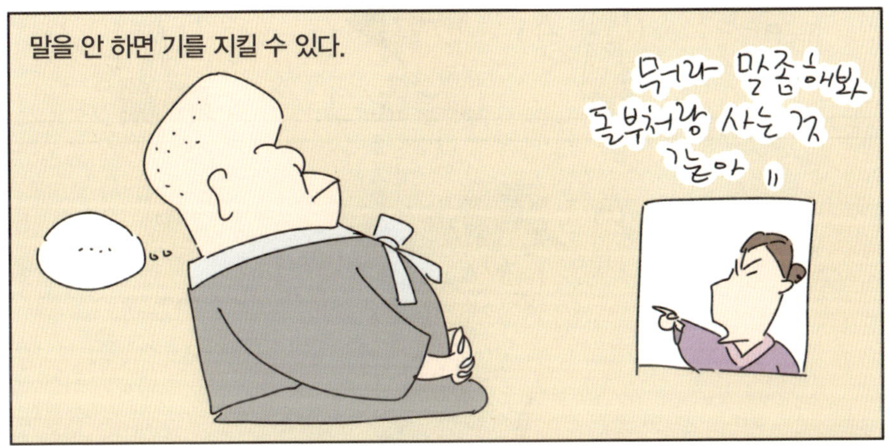
말을 안 하면 기를 지킬 수 있다.
뭐라 말좀 해봐
돌부처랑 사는 것
같아 "

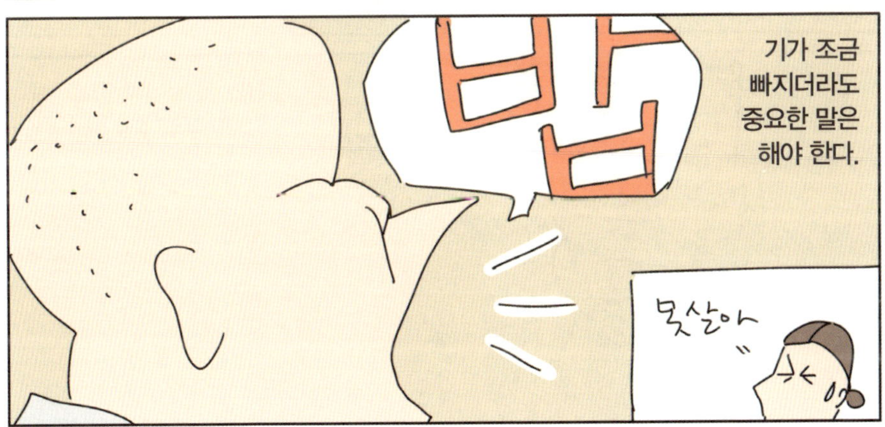
기가 조금
빠지더라도
중요한 말은
해야 한다.
밥
못살아
"

72화

면벽 수행

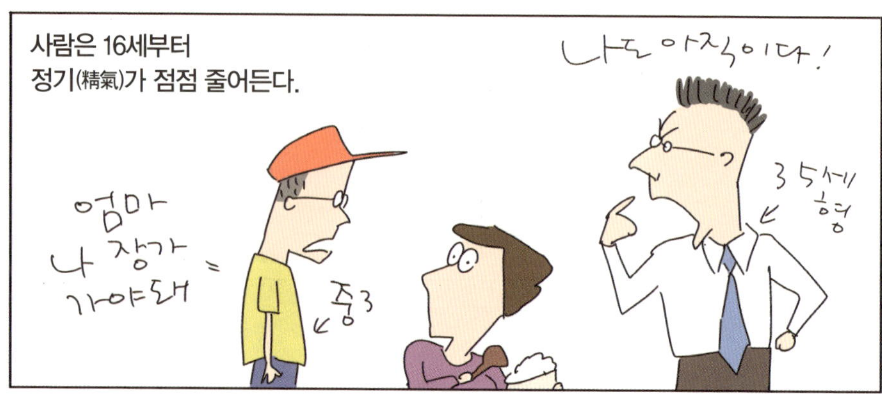
사람은 16세부터
정기(精氣)가 점점 줄어든다.
나도 아직이다!
엄마 나 장가 가야돼
중3
35세 형

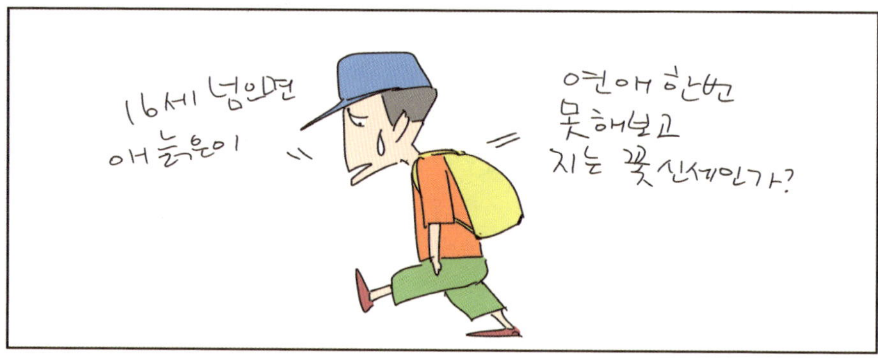
16세 넘으면 애늙은이
연애 한번 못해보고 지는 꽃신세인가?

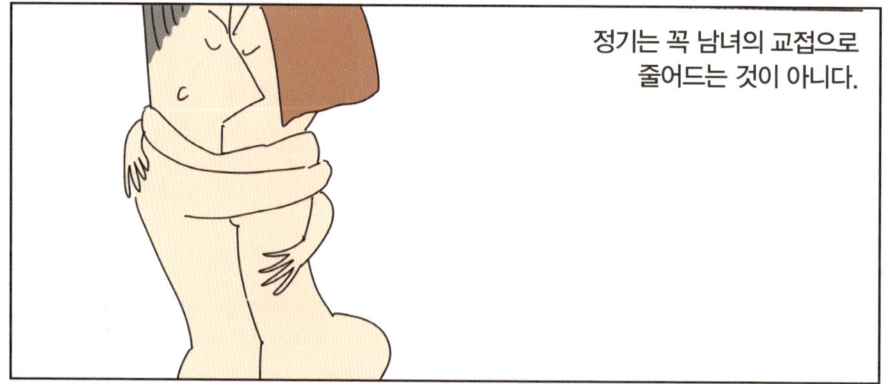
정기는 꼭 남녀의 교접으로
줄어드는 것이 아니다.

보고, 듣고, 말하고
움직이는 것 모두
정기 소모의 원인이다.

요즘처럼 공부에
에너지를 쏟는 것도
정기 소모다.
만화 그리는것도 엄청난 소모라니께
성취감은 보탬이 되지 않을까요?

그래서 벽과 얼굴을 마주해서
기운이 사라지는 걸 막는다.
이것이 장수비법이다.
단, 먹을 건
쌓아 놓고
할 일이다.

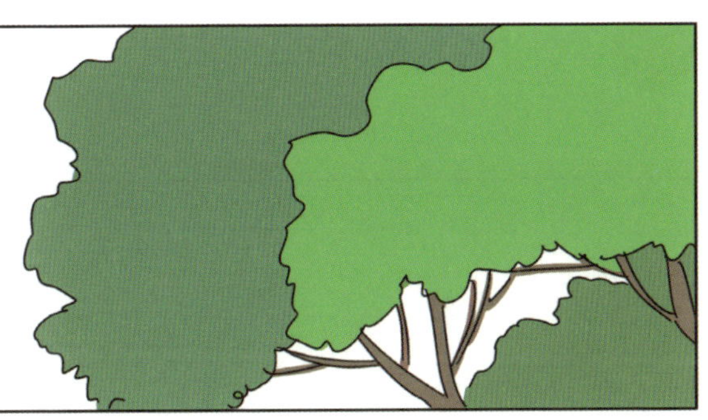

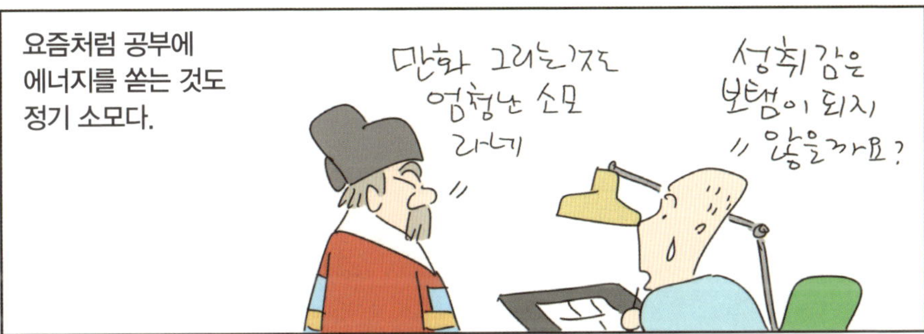

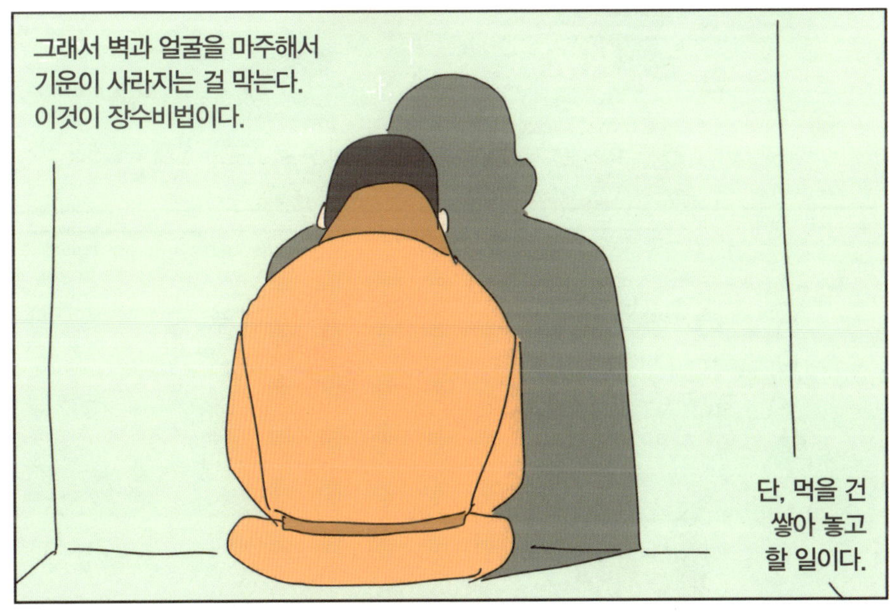

73화 청소년을 쉬게 하라

어른들은 휴일이 있는데 청소년들은 왜 휴일이 없는가?
왜 없어요? 토 일은 학교에 안가는데요

쉬지 못하는 아이는 정서적으로 안정을 찾기 어렵다.
학교에는 안 가지만 학원에는 가야하지 않은가
= 동감

토 일은 공부하지 못하게 해야 한다네
공부시키는 학부형은 잡아가든지 벌금을 많이 물게 해야 한다네

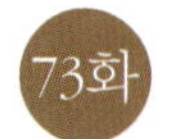

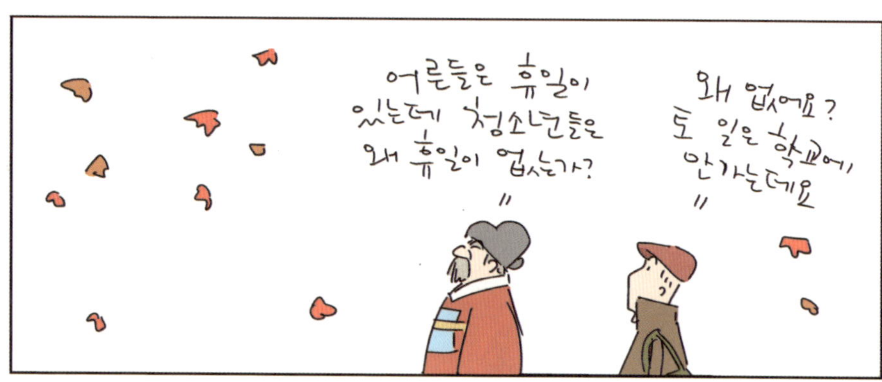

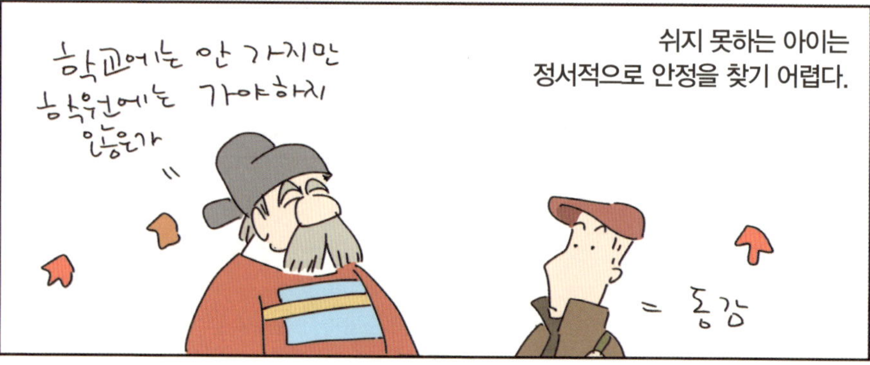

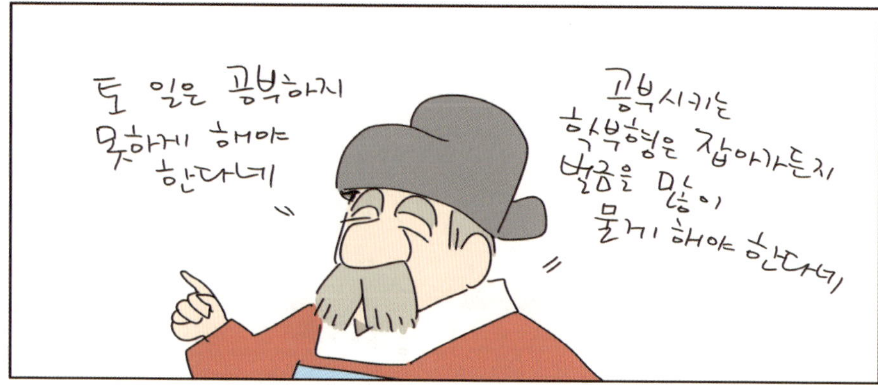

고3까지
지겹게 공부만 하니까
대학 들어가면
지쳐서 공부를
안 한다네

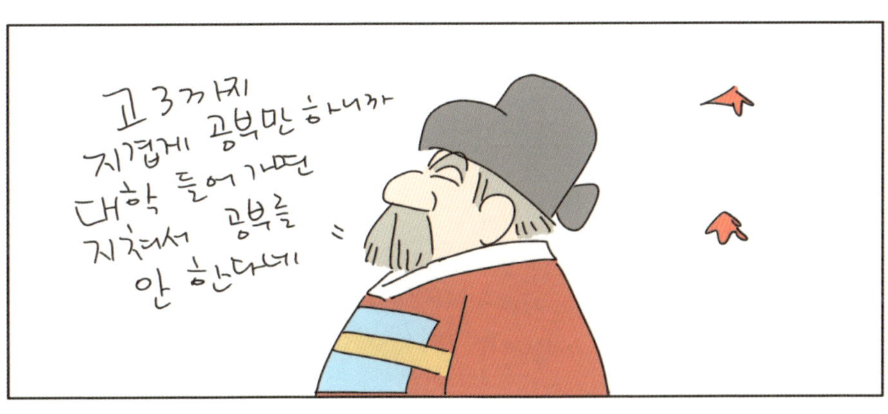

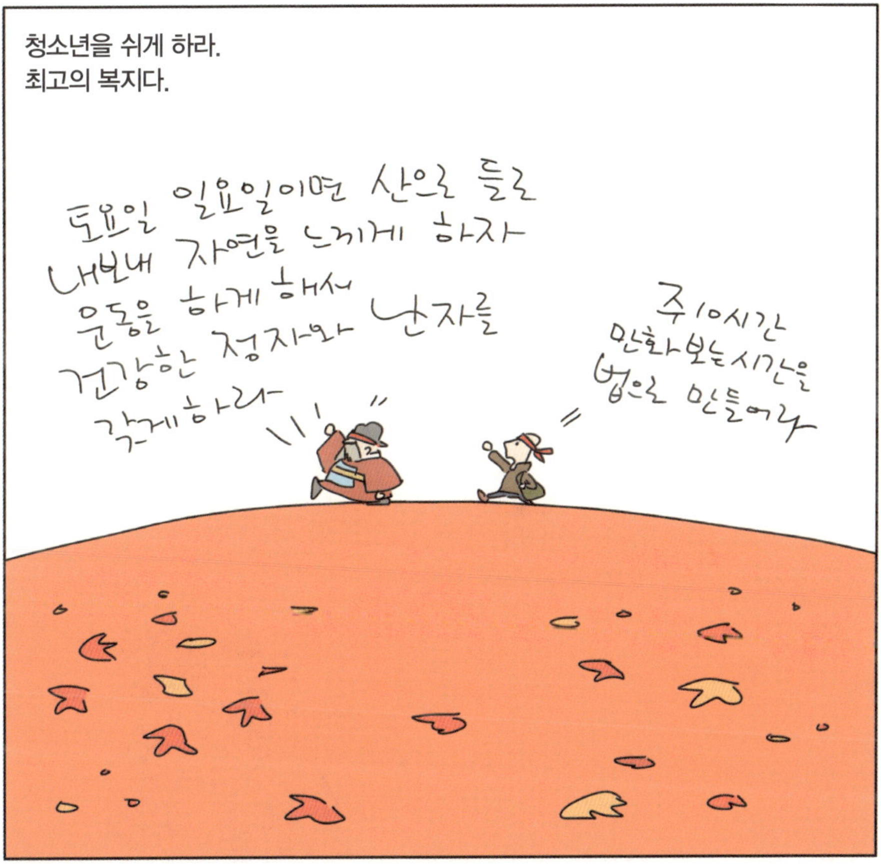

청소년을 쉬게 하라.
최고의 복지다.

토요일 일요일이면 산으로 들로
내보내 자연을 느끼게 하자
운동을 하게 해서
건강한 정자와 난자를
갖게 하라

주 10시간
만화 보는 시간을
법으로 만들어라

74화 기를 살리는 법

이모자 ↗
잘못사면
뒷부분이
올라간다
성내면 기가 거슬러 오르고 기뻐하면
느슨해지고 슬퍼하면 사그라지고
두려워하면 내려가고 추우면 모아지고
열나면 빠져나가며 놀라면
어지러워지고 피로하면 소모되며
생각을 하면 거슬러 오른다는데
이럴때는 어떤병이 오죠?

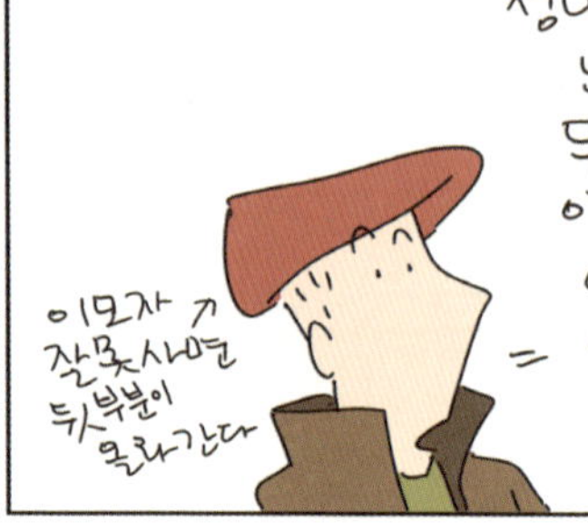

성내면 기가 거슬러 오르는데
심해지면 피를 토하고 설사한다.
기뻐하면 기가 조화롭게 되고 잘 통해서 느슨해진다.
슬퍼하면 상초(上焦)가 막히고 기운이 흩어지지 못해서
열이 안에서 생기기 때문에 기가 사그라진다.
두려워하면 정이 도망가고 상초가 막혀
기가 아래로 돌아가서 하초가 꽉 차므로 기가 흐르지 못한다.
추우면 피부가 오그라들어 기가 흘러 다니지 못하니 모아지고
열이 나면 피부가 열리고 땀이 나기 때문에 기가 빠져나간다.
놀라면 마음이 기댈 곳이 없고
정신이 안정되지 않아 기가 어지러워진다.
피로하면 숨을 헐떡이고 땀이 나서 기가 닳고
생각을 많이 하면 기가 돌아다니지 못하고
한곳에 머물러 기가 맺힌다.

모든 병은 기에서
생긴다네

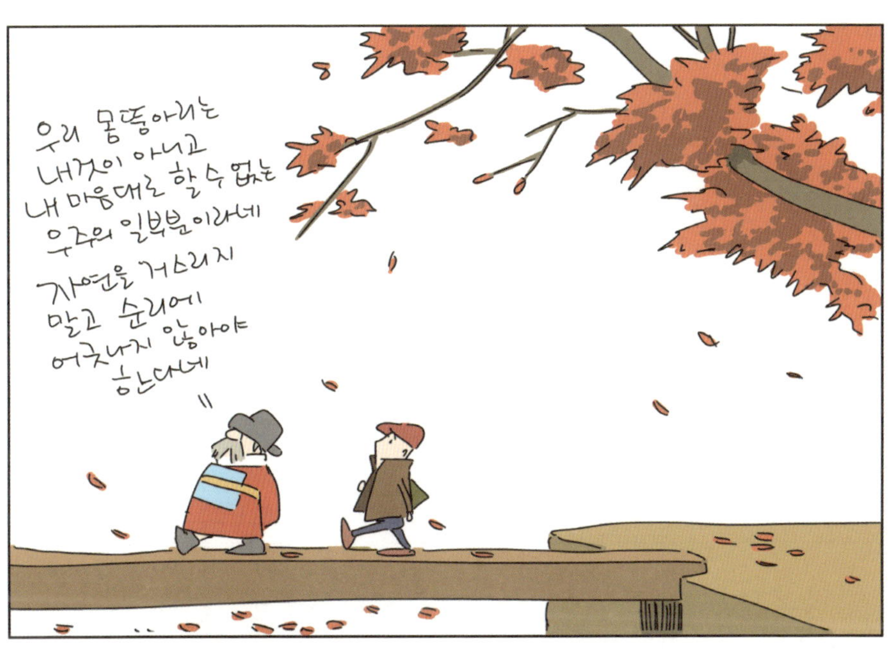
우리 몸뚱아리는
내 것이 아니고
내 마음대로 할 수 없는
우주의 일부분이라네
자연을 거스리지
말고 순리에
어긋나지 않아야
한다네

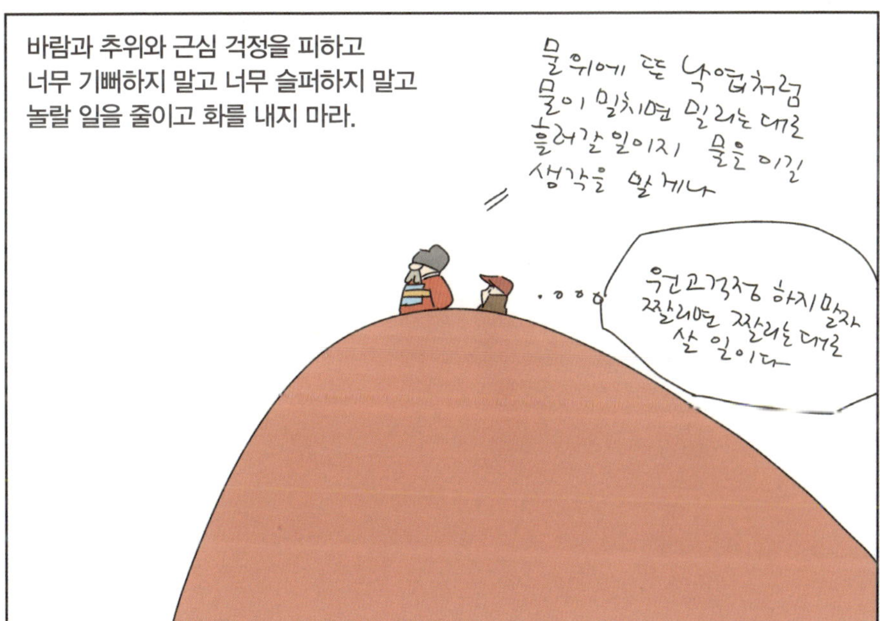
바람과 추위와 근심 걱정을 피하고
너무 기뻐하지 말고 너무 슬퍼하지 말고
놀랄 일을 줄이고 화를 내지 마라.
물 위에 뜬 낙엽처럼
물이 밀치면 밀리는 대로
흘러갈 일이지 물을 이길
생각을 말게나
...
우건고걱정 하지말자
짤리면 짤리는대로
살 일이다

75화

좋은 사람이 되지 말자

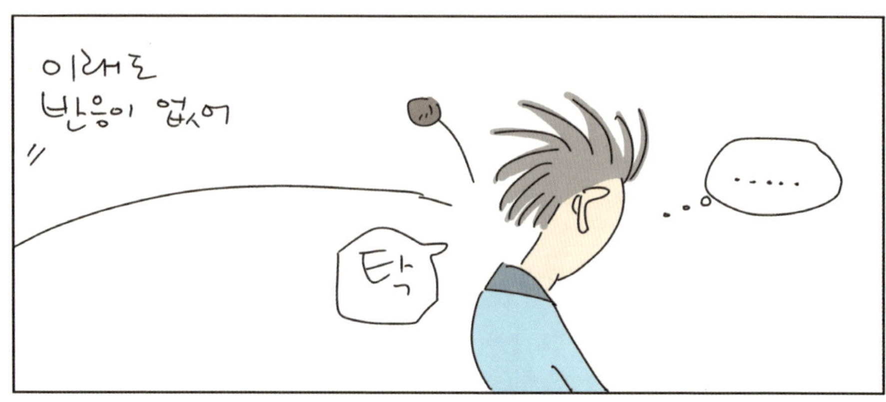
이래도
반응이 없어
탁
.....

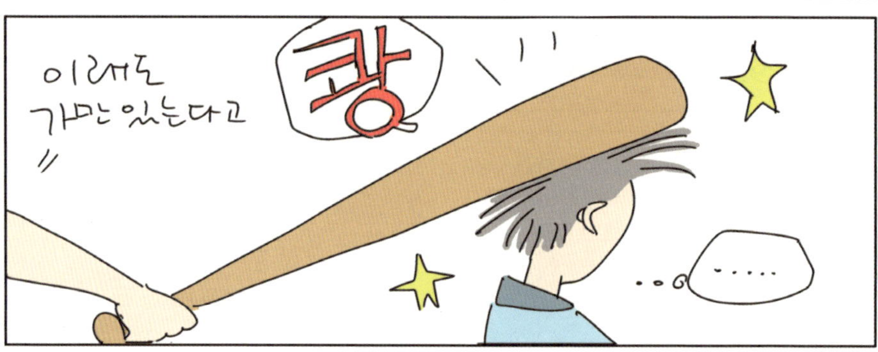
이래도
가만있는다고
쾅
.....

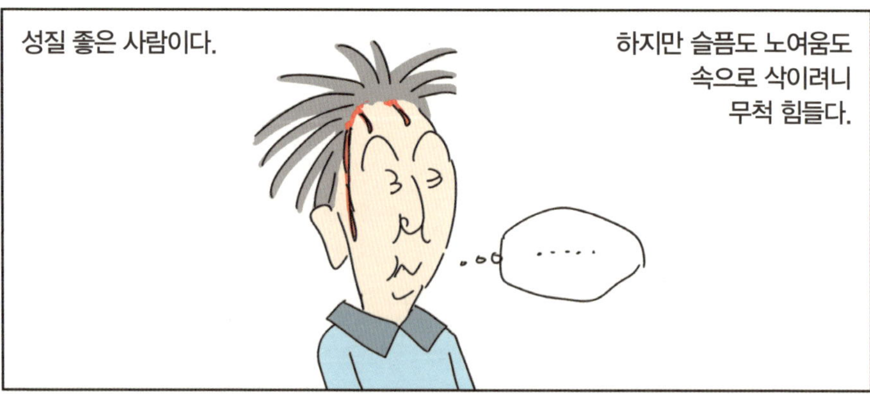
성질 좋은 사람이다.
하지만 슬픔도 노여움도
속으로 삭이려니
무척 힘들다.
.....

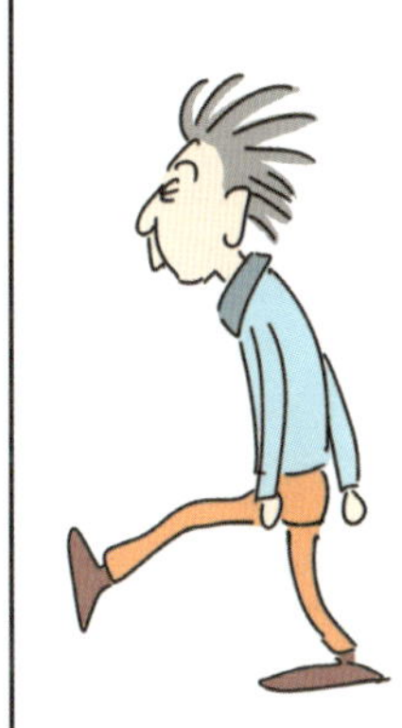

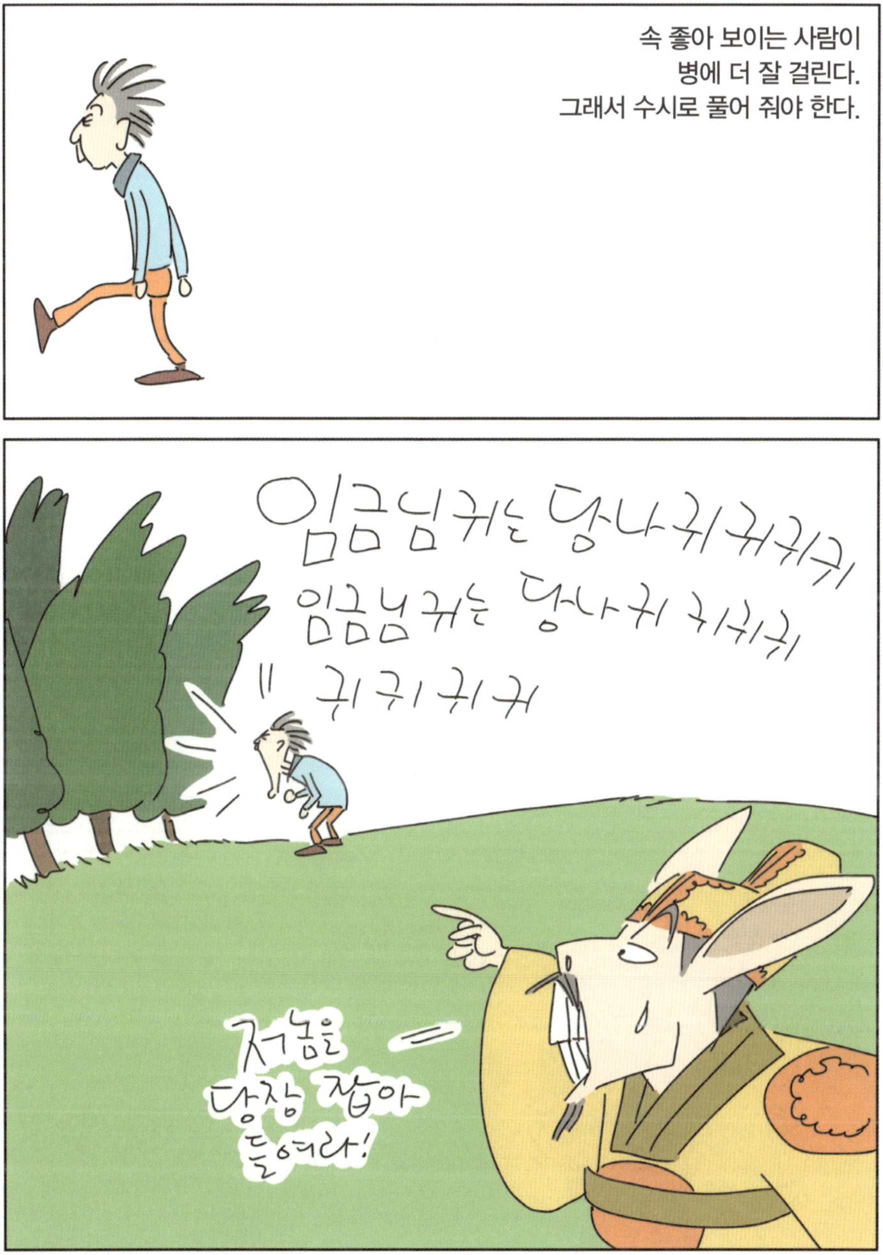

속 좋아 보이는 사람이
병에 더 잘 걸린다.
그래서 수시로 풀어 줘야 한다.

임금님 귀는 당나귀 귀귀귀귀
임금님 귀는 당나귀 귀귀귀
〃 귀귀귀귀

저놈을
당장 잡아
들여라!

76화 카레를 먹자

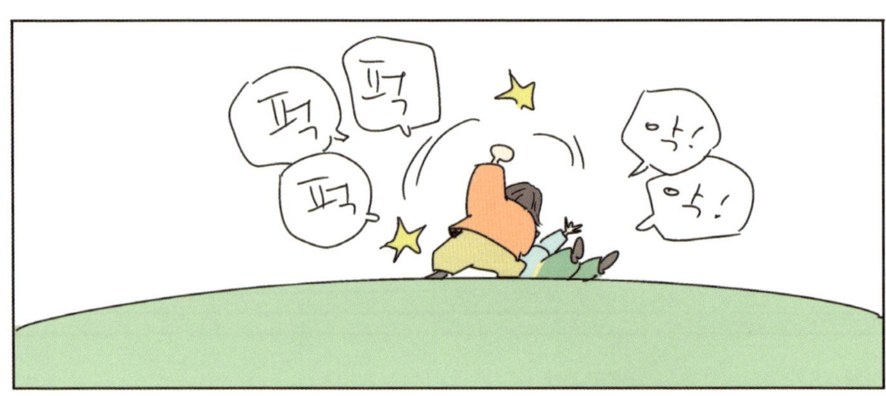
퍽
퍽
퍽
악!
악!

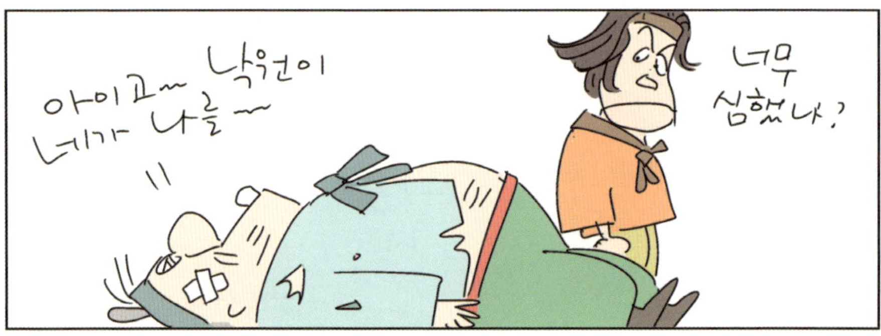
아이고~ 낙원이 네가 나를~
너무 심했나?

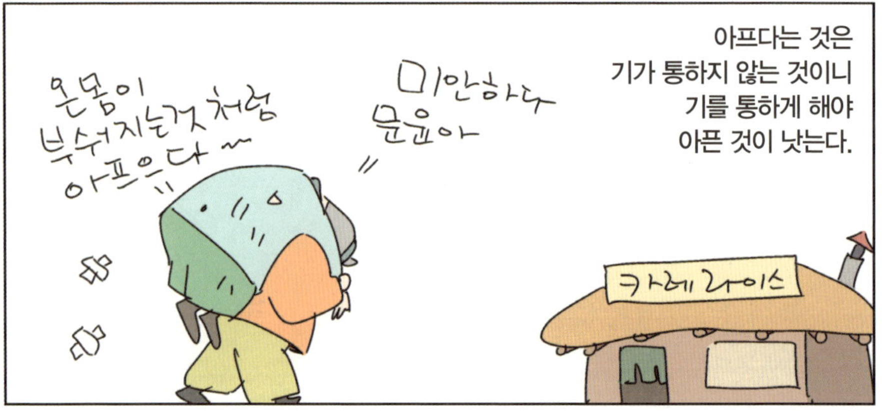
아프다는 것은
기가 통하지 않는 것이니
기를 통하게 해야
아픈 것이 낫는다.
온몸이 부서지는것 처럼 아프으다~
미안하다 문윤아
카레라이스

이것 먹고
화해 하자
나쁜놈
병 주고
카레 주고

카레의 원료인 강황(薑黃)은 냄새가 강하다.
그래서 뭉친 피를 풀어 주고
통증을 가라앉힌다.

한 그릇 더
할래?
시끄러
이XX놈아!

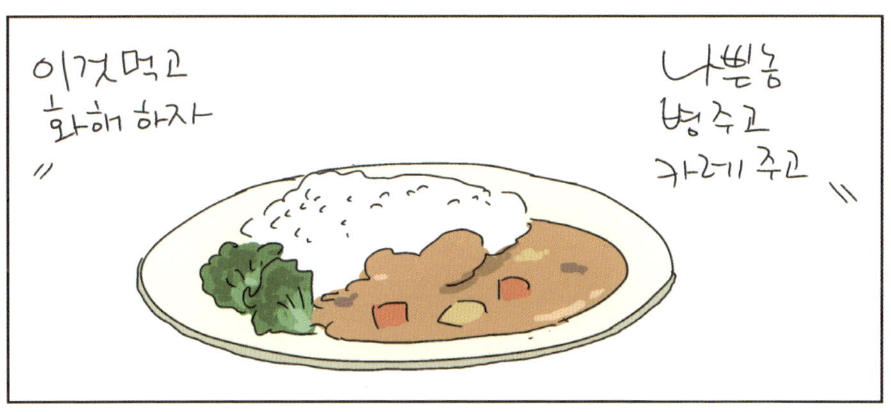

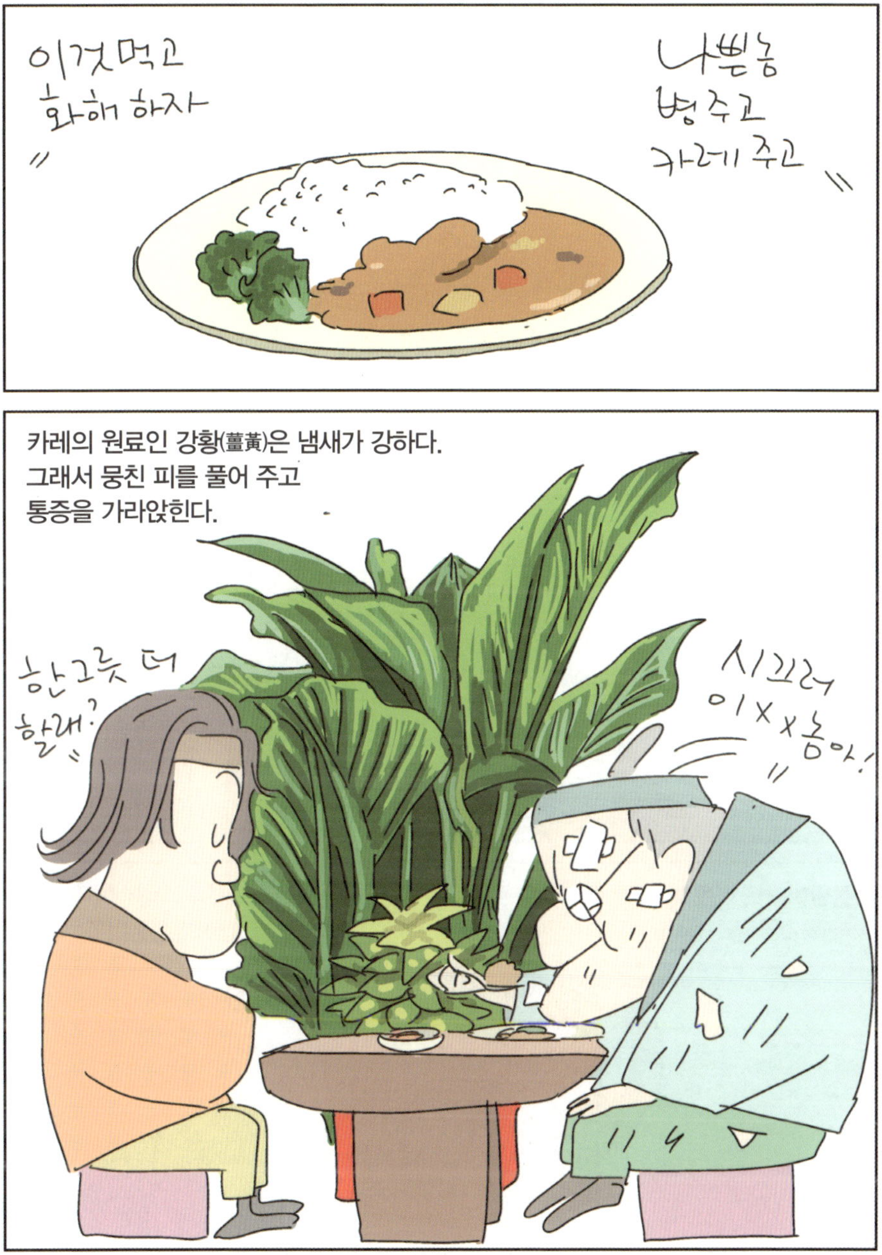

77화 암세포가 가장 좋아하는 온도

암세포가 활동하기
가장 좋은 온도가
35도다.
나
너 좋아

어릴 때부터
찬 음식을 많이 먹으면
입은 즐겁지만
몸은 괴롭다.
냉우유
냉음료수
찬물
아이스크림
냉
냉
냉
냉

물만이라도 따뜻하게
마실 것을 권장한다.

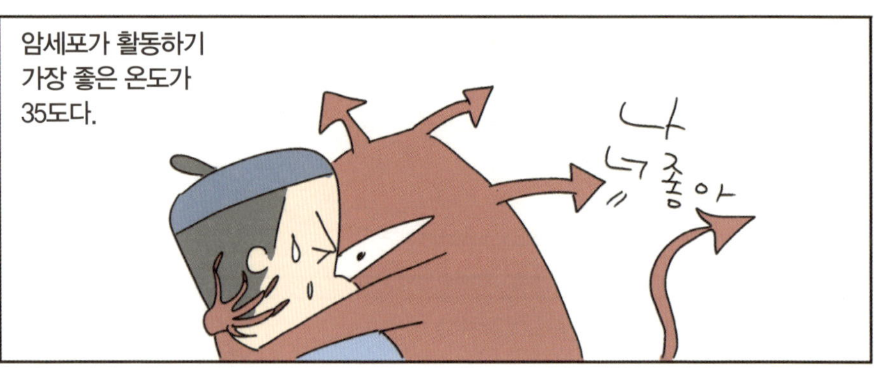

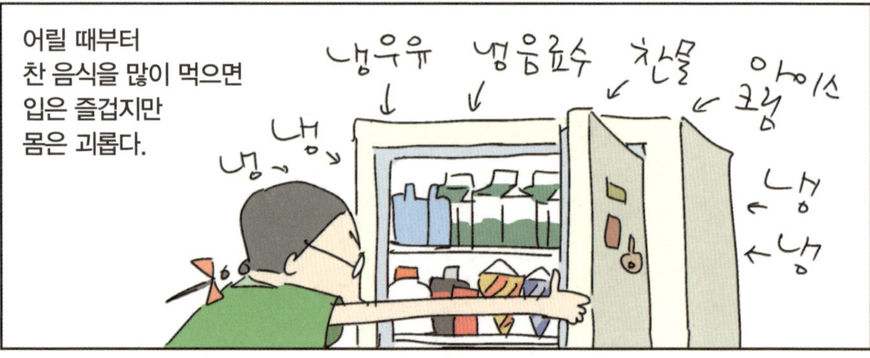

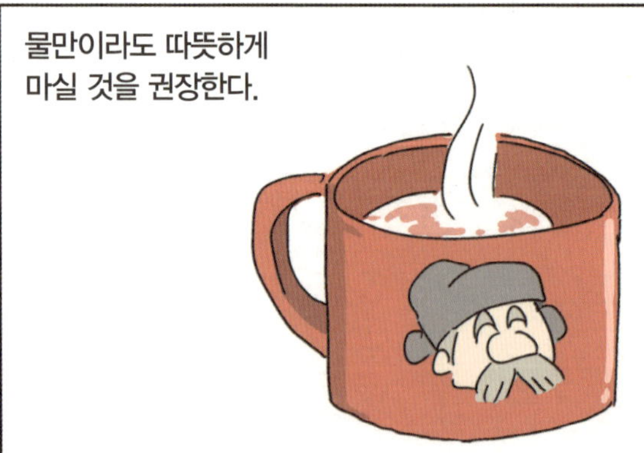

몸이 따뜻하면
기와 혈의 순환이 잘 되고
몸이 차면
기와 혈의 순환이 되지 않아
덩어리가 뭉친다.

기왓장을 불에 달궈서
수건에 싼 후 아랫배에 올려놓고
찜질을 하면 자궁근종이 없어진다는
민간요법이 전해온다.
이거 만날 빼 가는 놈이 누구여?

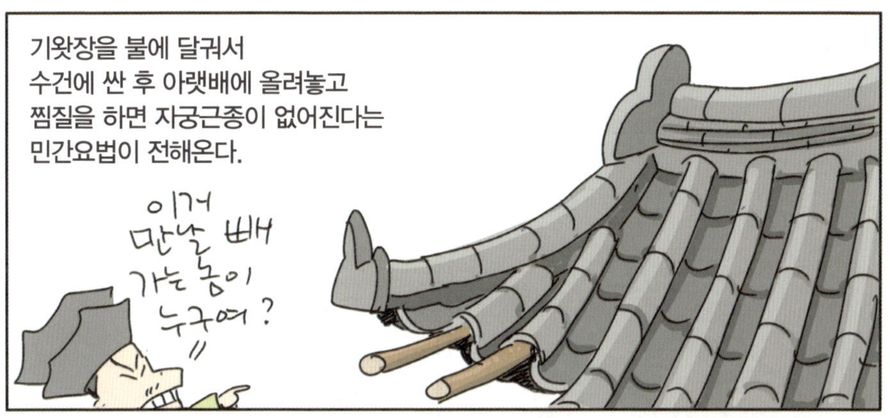

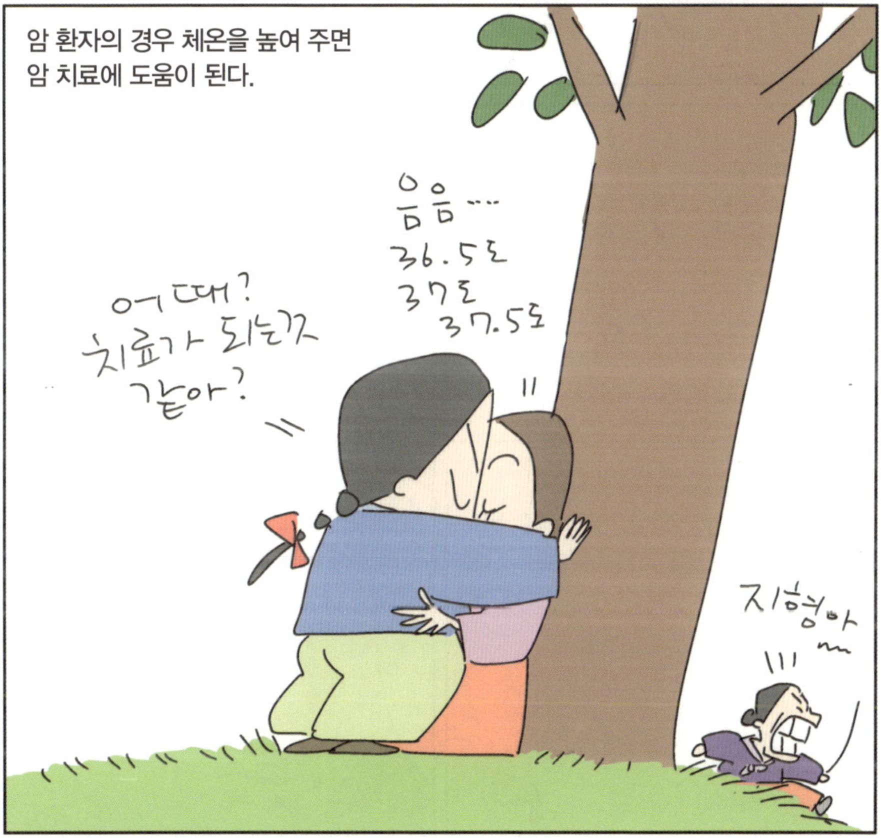

암 환자의 경우 체온을 높여 주면
암 치료에 도움이 된다.

음음…
36.5도
37도
37.5도

어때? 치료가 되는것 같아?

지형아~

78화

나이가 들면 할 일이 늘어난다

시력교정 코스
3주간 돌입
따따따

치실의 달인
팅 팅

영감 냄새나지 않게
자주 씻기

근육이 줄지 않게
웨이트 트레이닝

혈압약, 당뇨약,
소화제, 비타민
챙겨 먹기

오래 씹고 적게 먹고
염분 섭취 줄이기

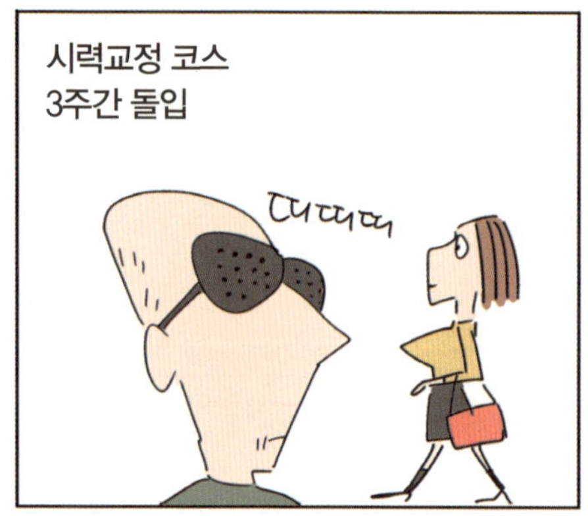

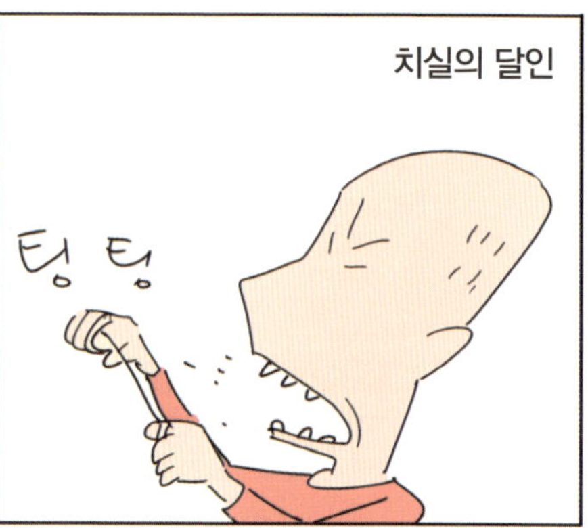

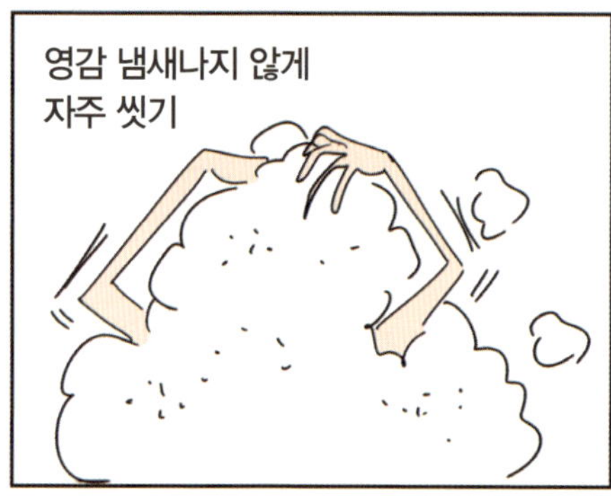

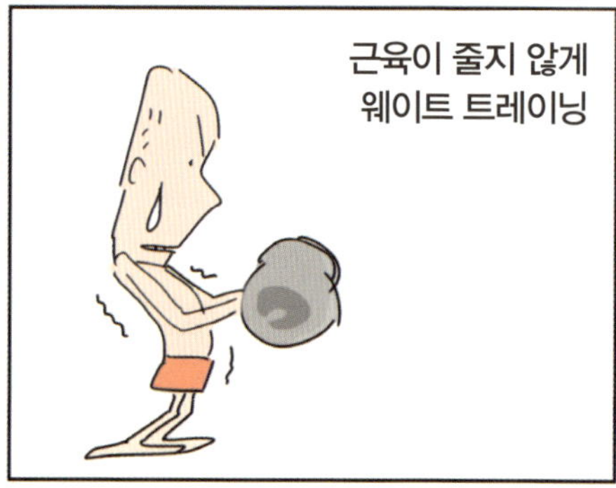

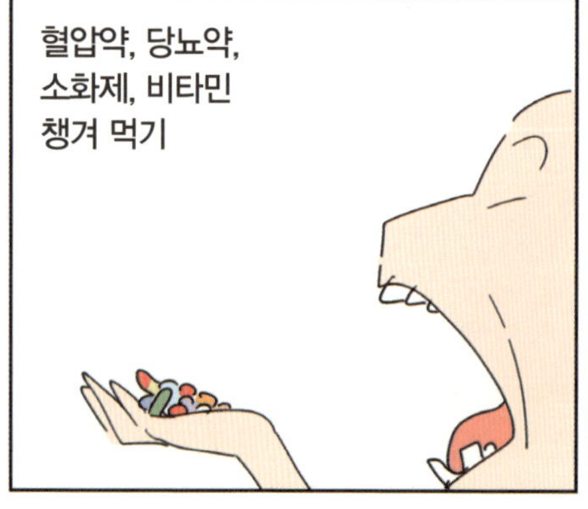

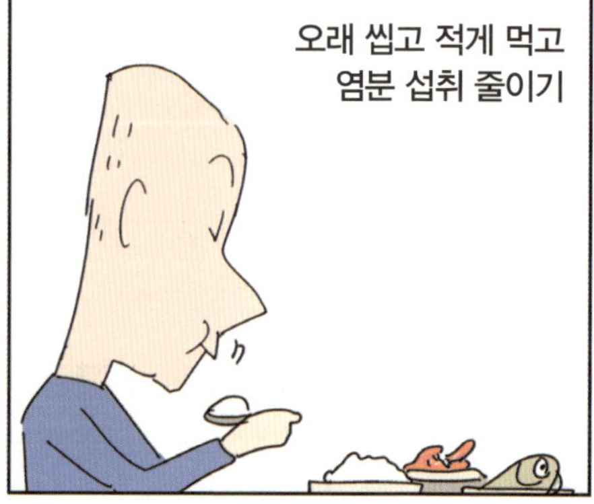

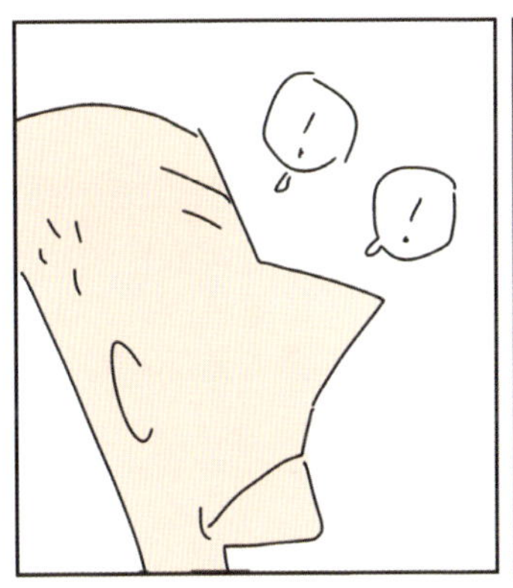
!
!

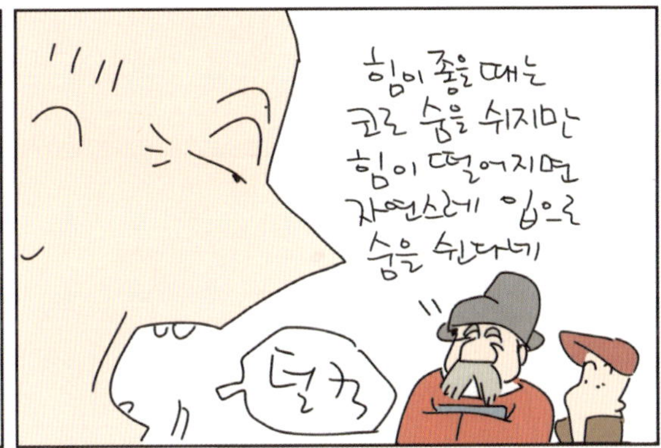
힘이 좋을 때는
코로 숨을 쉬지만
힘이 떨어지면
자연스레 입으로
숨을 쉰다네
덜컥

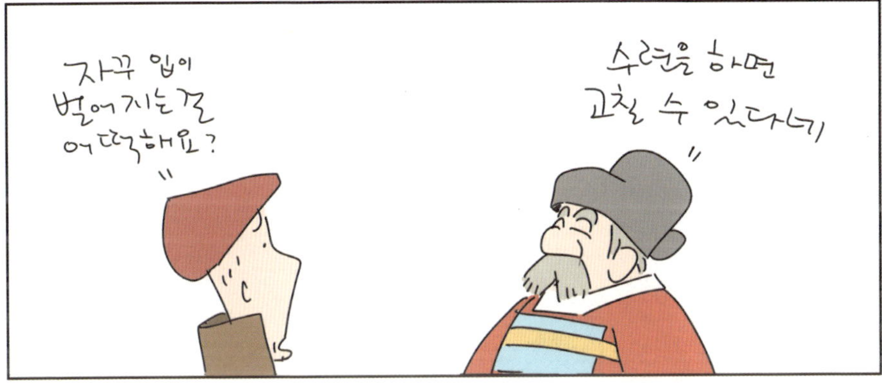
자꾸 입이
벌어지는 걸
어떡해요?
수련을 하면
고칠 수 있다네

입으로 말고 코로 숨쉬기

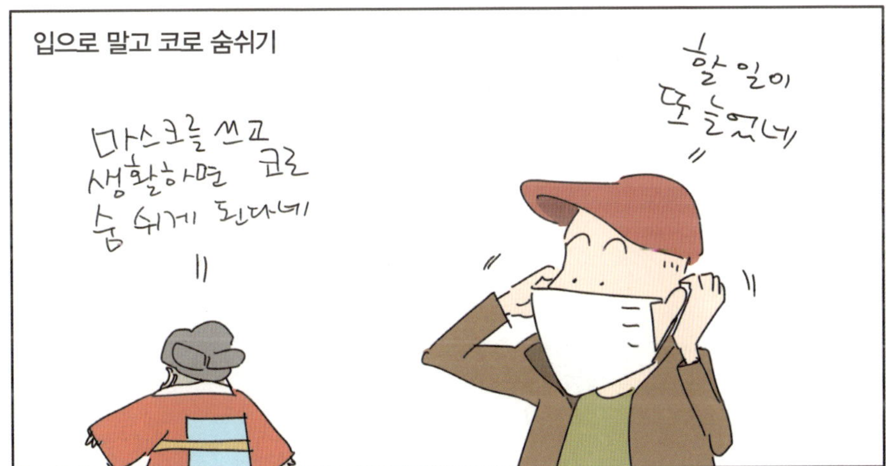
마스크를 쓰고
생활하면 코로
숨 쉬게 된다네
할 일이
또 늘었네

79화 기를 돌리는 방중술

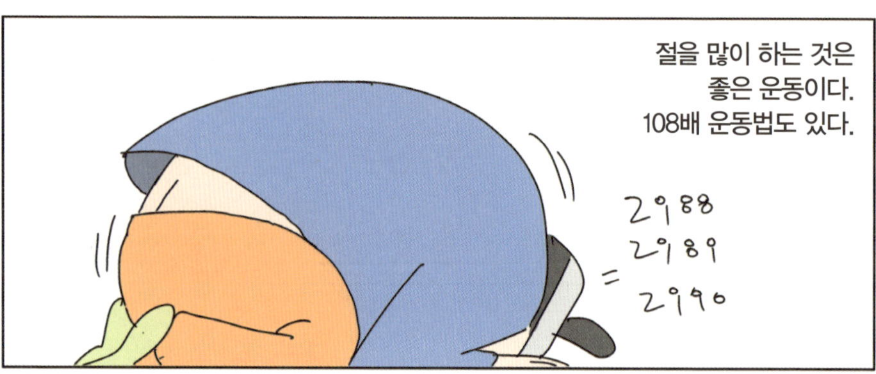

3천배는 장기를 튼튼하게 하고
기와 혈을 개선해
신체 균형을 맞춰 준다.
처음에는 하기가 어렵다.
12시간 정도 걸린다.

하지만 숨을 고르는 방법을 터득하고 나면
7시간 정도면 무리없이 해낸다.
이까짓것

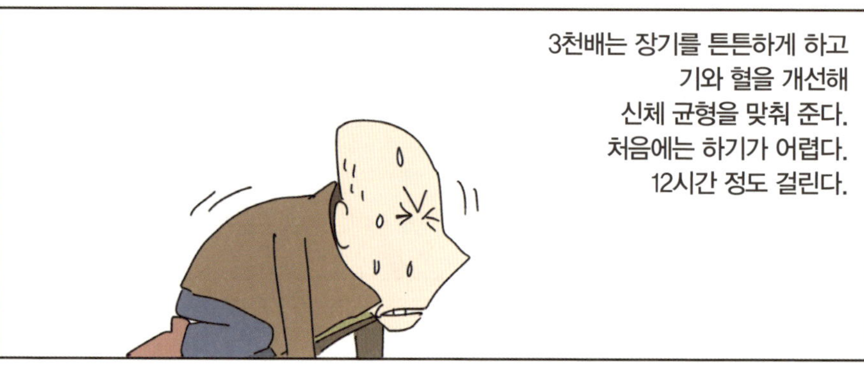

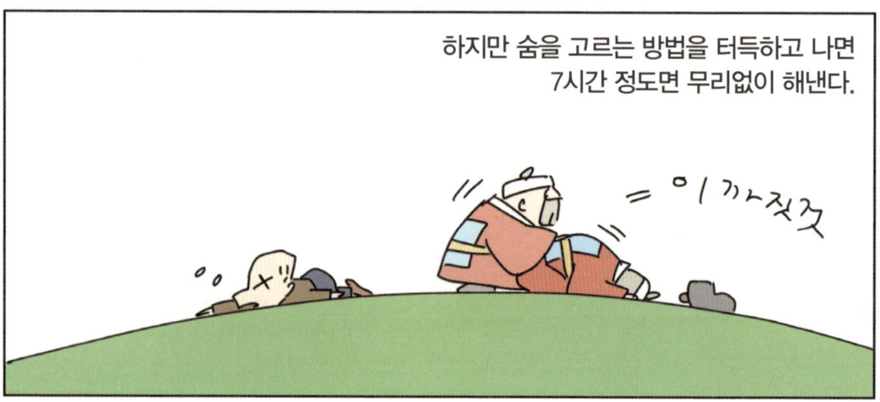

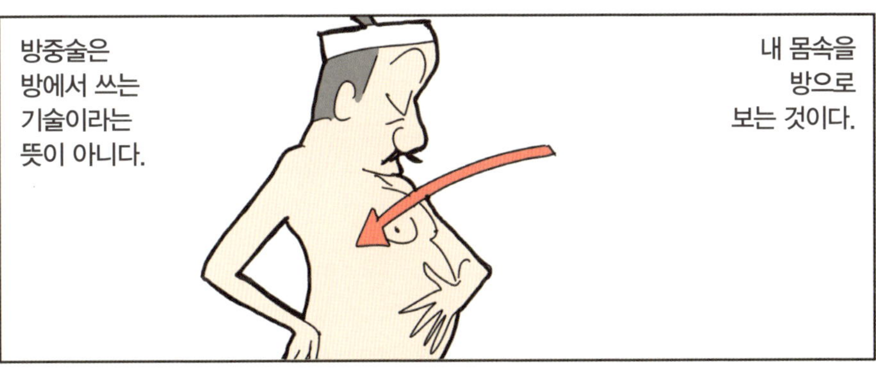
방중술은
방에서 쓰는
기술이라는
뜻이 아니다.
내 몸속을
방으로
보는 것이다.

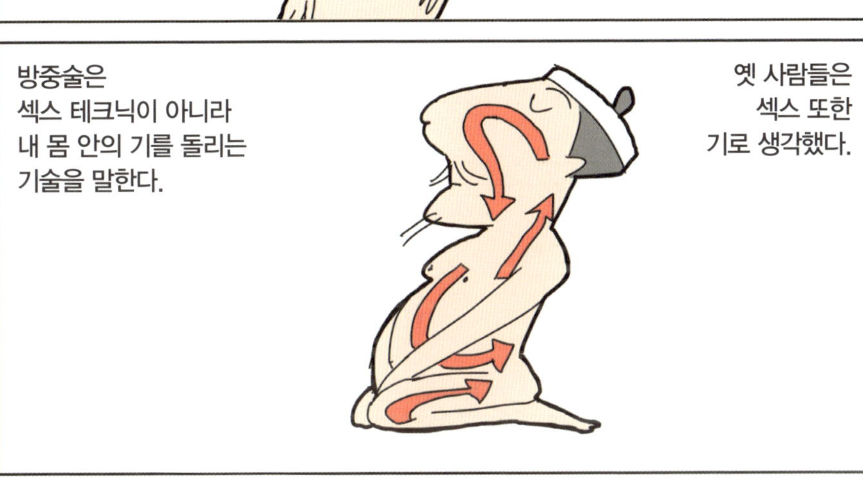
방중술은
섹스 테크닉이 아니라
내 몸 안의 기를 돌리는
기술을 말한다.
옛 사람들은
섹스 또한
기로 생각했다.

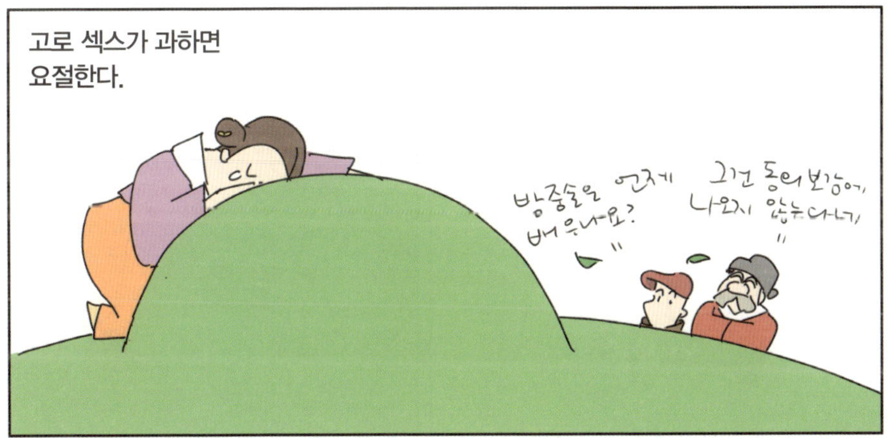
고로 섹스가 과하면
요절한다.
방중술을 언제 배우나요?
그건 동의보감에 나오지 않는다네.

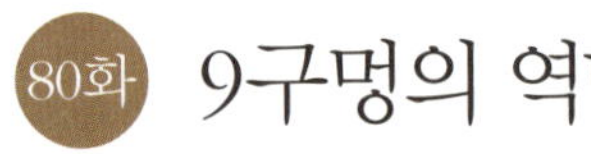

80화 9구멍의 역할

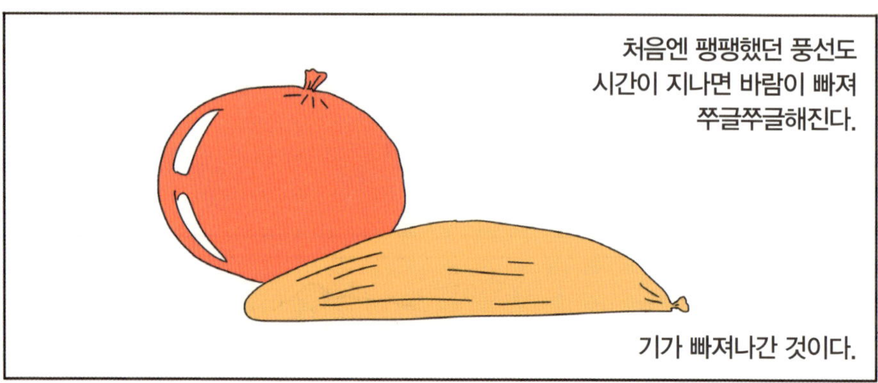
처음엔 팽팽했던 풍선도
시간이 지나면 바람이 빠져
쭈글쭈글해진다.
기가 빠져나간 것이다.

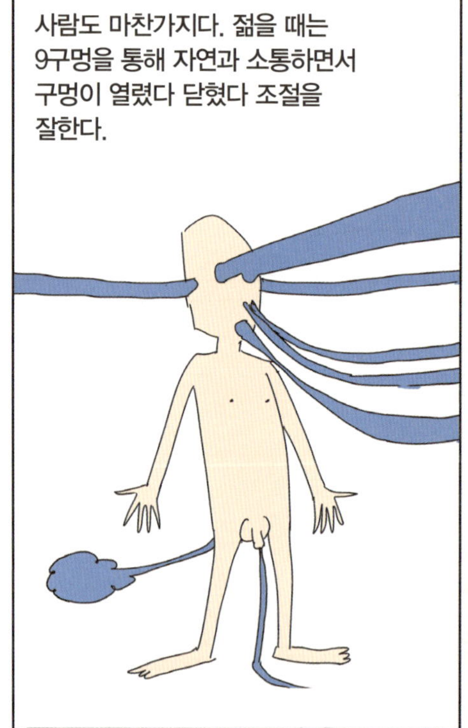
사람도 마찬가지다. 젊을 때는
9구멍을 통해 자연과 소통하면서
구멍이 열렸다 닫혔다 조절을
잘한다.

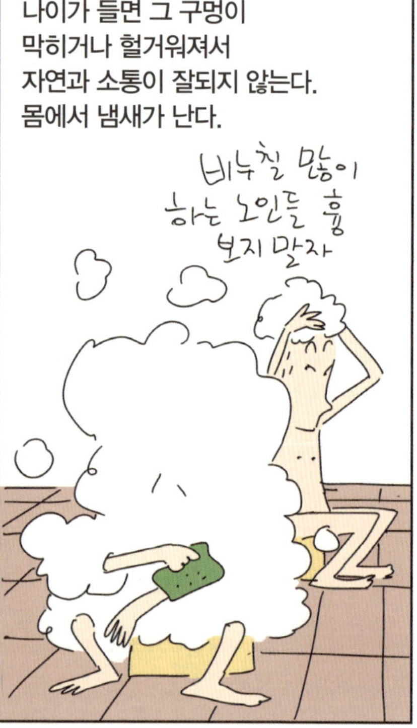
나이가 들면 그 구멍이
막히거나 헐거워져서
자연과 소통이 잘되지 않는다.
몸에서 냄새가 난다.
비누칠 많이
하는 노인들 흉
보지 말자

나이가 들면
방문이 뒤틀려
꽉 맞지 않은
오래된
집과
같아서
헛짓거리를
일삼는다.
방문을 고쳐야지! 어휴 추워
방바닥이 차거워서 추운거야 뭘알아?

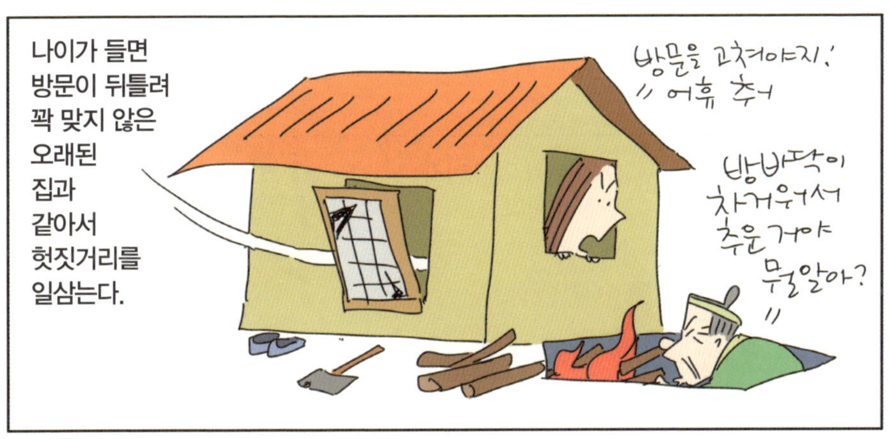

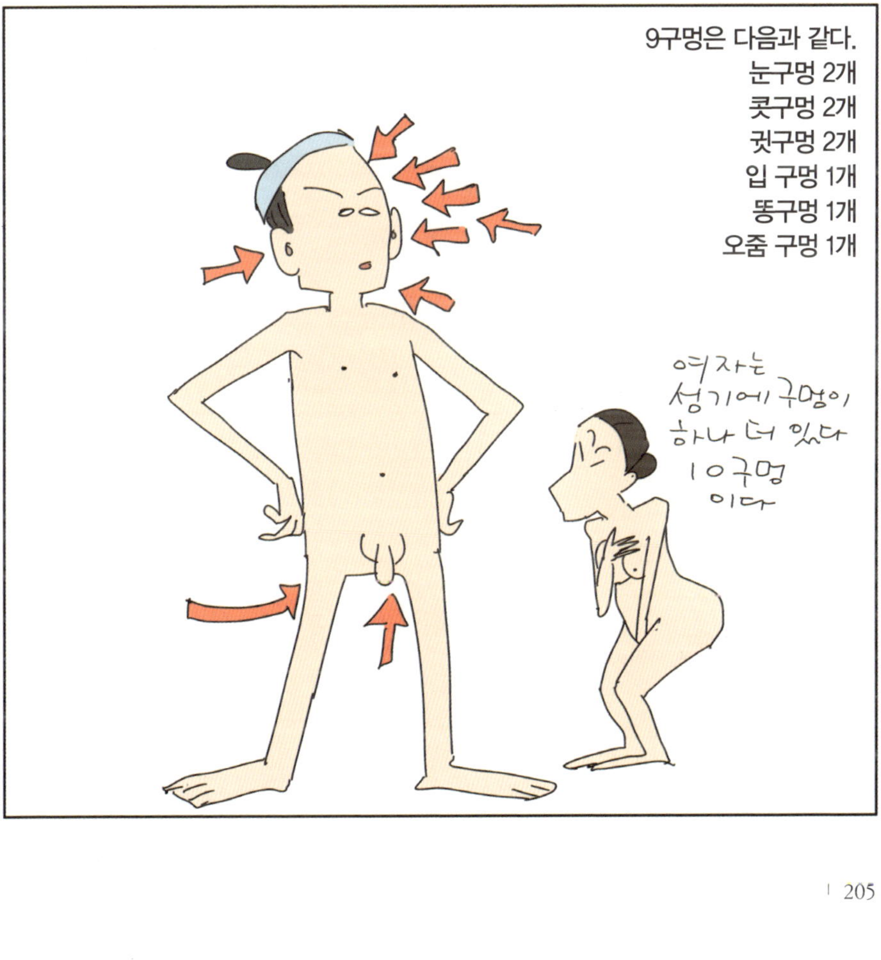

9구멍은 다음과 같다.
눈구멍 2개
콧구멍 2개
귓구멍 2개
입 구멍 1개
똥구멍 1개
오줌 구멍 1개

여자는 성기에 구멍이 하나 더 있다 10구멍 이다

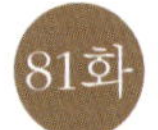

81화 기의 금기 사항

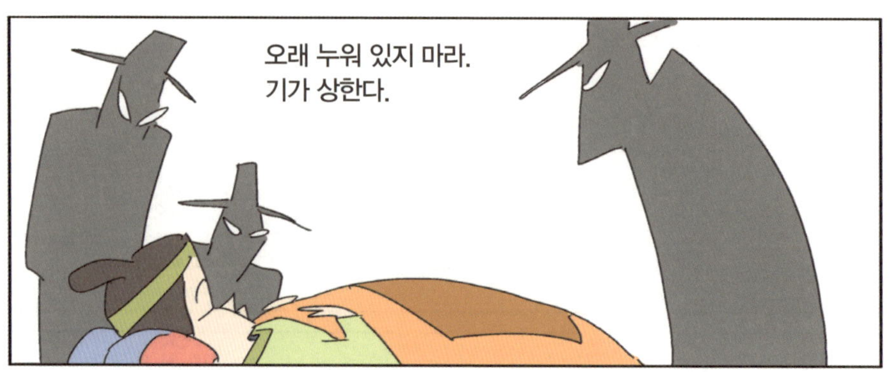
오래 누워 있지 마라.
기가 상한다.

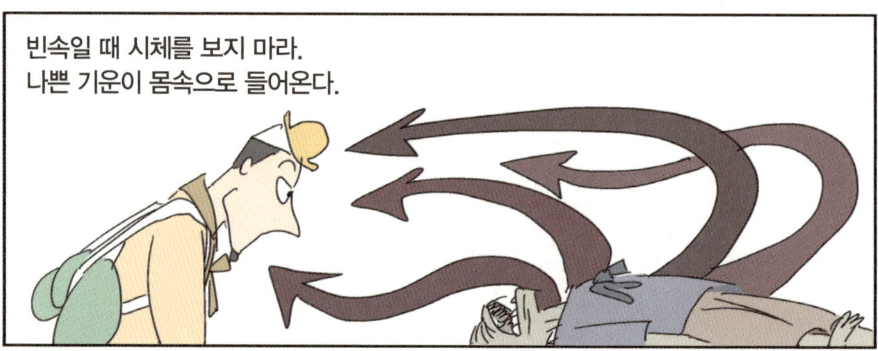
빈속일 때 시체를 보지 마라.
나쁜 기운이 몸속으로 들어온다.

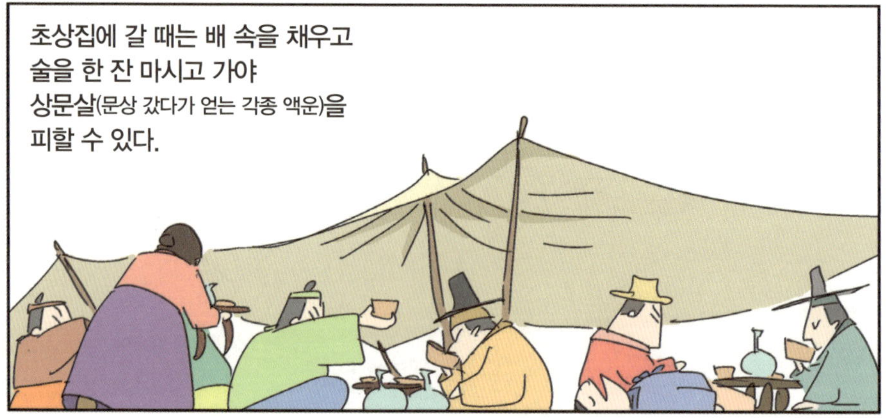
초상집에 갈 때는 배 속을 채우고
술을 한 잔 마시고 가야
상문살(문상 갔다가 얻는 각종 액운)을
피할 수 있다.

전염병 환자가 있는 집에 들어갈 때는 그 독기에 전염되는 것을 막아야 한다.
옛날에는 향이나 쑥뜸을 피우거나 독한 술을 입에 머금었다가 주위에 뿌렸다.

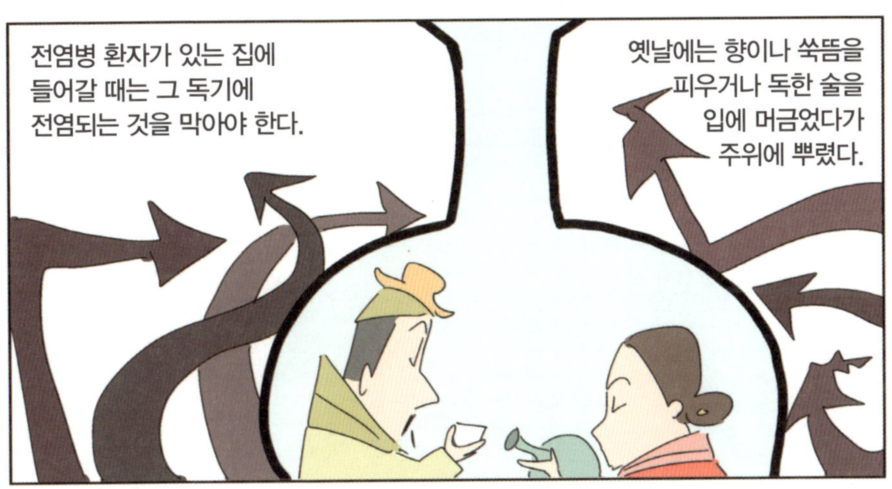

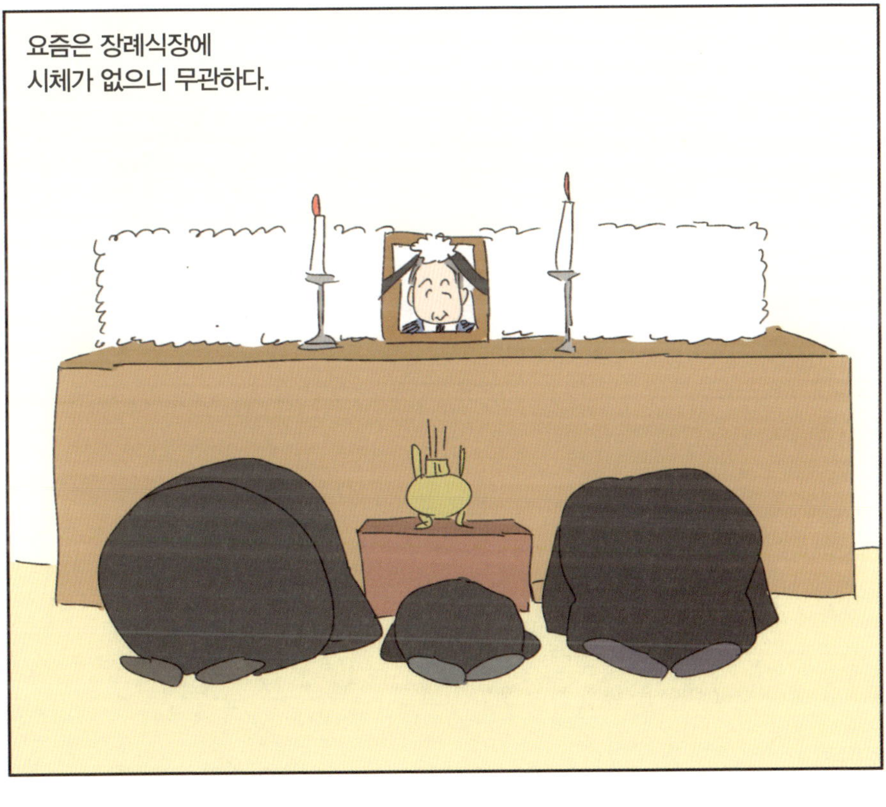

요즘은 장례식장에
시체가 없으니 무관하다.

82화 기가 좋아지는 단방

| 강황 |

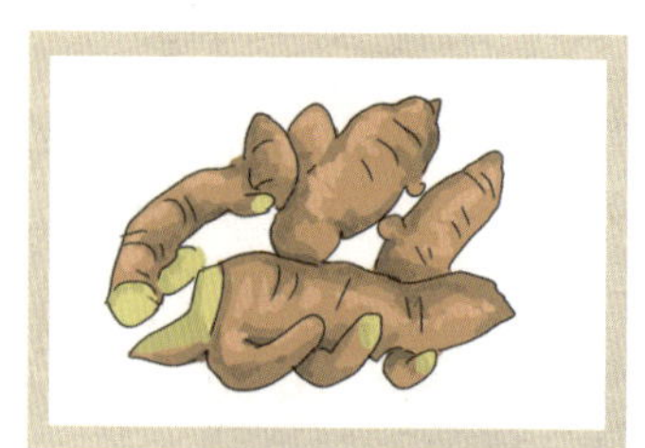

생강과다. 모래밭에서 큰다. 원산지는 인도다. 인도는 덥고 굉장히 건조하다.

효능

뜨거운 성질이 있어서 아랫배가 얼음처럼 찰 때, 감기, 찌르는 듯 아픈 복통에 좋다.

| 황기 |

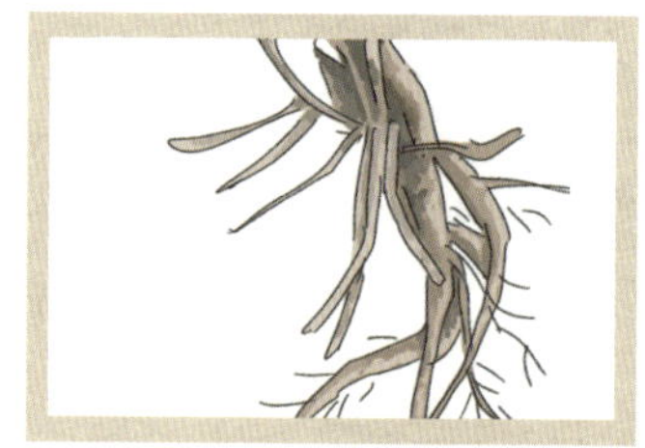

척박한 땅에서 자라므로 뿌리가 물기를 찾아 깊숙이 내려간다. 또 흡수한 물기가 빠져나가지 못하도록 껍질이 치밀하다.

효능

위기(衛氣)를 튼튼하게 하고 피부를 건강하게 한다.

| 향부자 |

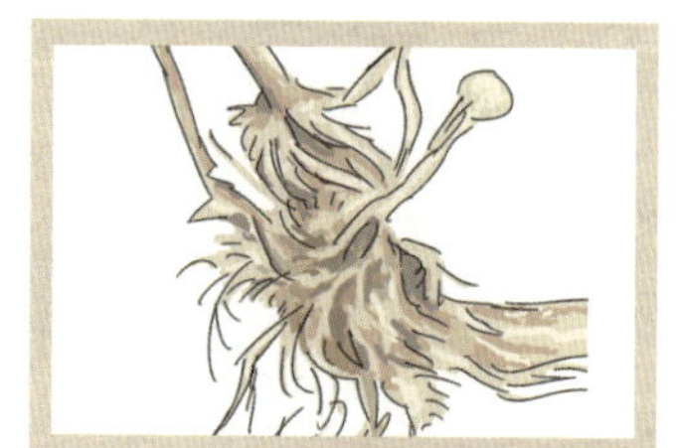

강가 모래밭에서 잘 자라는데 향이 좋고 강하다. 뚫고 나가는 힘이 세다.

효능

뭉쳐서 생긴 병에 잘 듣는다. 속이 답답한 것을 풀어 주고 기분을 좋게 하며 생리를 고르게 한다.

지각

광귤 껍질을 일컫는다. 열대지방에서 나는 귤의 경우 따뜻한 기운이 껍질에 몰려 있다.

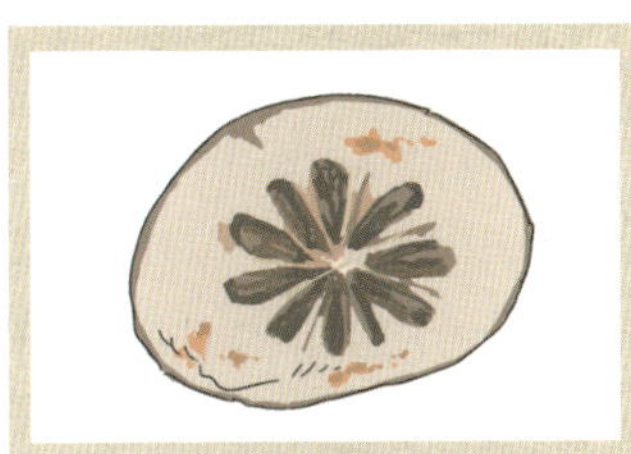

효능

광귤을 먹고 설사하면 광귤 껍질을 달여 먹는다. 수박 먹고 체하면 수박껍질을 먹고 참외 먹고 체하면 참외껍질을 먹는 것과 같은 이치다.

오약

대만과 중국 남쪽에서 자라며 검은색이다. 까마귀 오(烏) 자를 쓴다. 오약은 따뜻한 성질로 가슴과 배의 찬기를 다스린다. 냄새가 좋고 강하다.

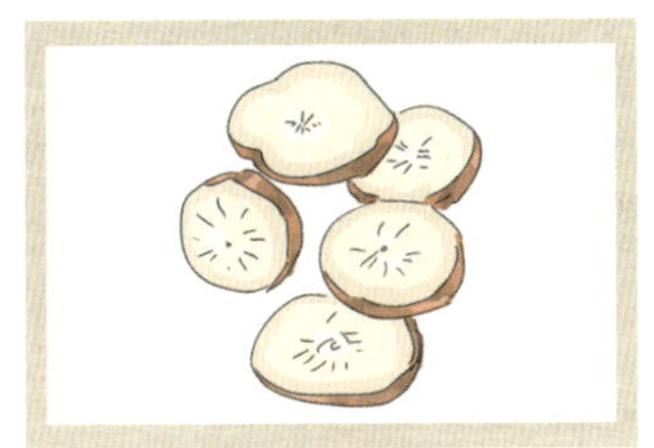

효능

막힌 곳을 뚫어 준다. 순기(順氣)약 중에 으뜸이다. 신장(검은색)을 좋게 한다. 야뇨, 빈뇨, 다뇨증에 쓴다.

빈랑

빈랑나무의 키는 25m에 이른다. 여기서 떨어지는 종자가 빈랑인데 내리는 기운이 강하다.

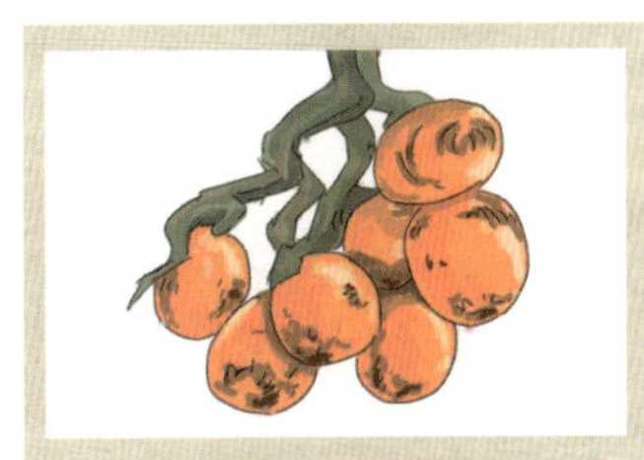

효능

체증, 변비를 뚫어 준다. 소변을 잘 누게 한다. 구충제로 써도 효과가 좋다.

| 사향 |

사향노루의 수컷이 발정기 때 사향으로 냄새를 풍기는데 10리 밖에 있는 암컷이 냄새를 맡고 찾아온다. 말초신경 끝까지 소통시킬 수 있는 아주 귀한 약재다. 지금은 가짜가 많다. 공진단의 중요한 재료다.

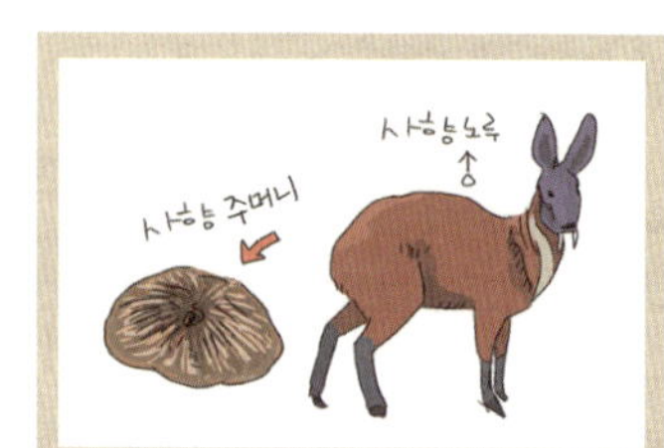

효능

기가 막힌 곳을 뚫어 준다. 성 기능, 두뇌 기능을 향상시킨다. 옛날에는 새색시가 시집갈 때 사향 주머니를 준비해 주었다. 대개 일찍 결혼을 했는데, 격한 성생활로 혼절했을 때 사향 주머니를 코에 갖다 대면 그 향에 깨어났다.

| 진피 |

오래된 귤껍질을 진피라고 하는데 오래되면 될수록 효과가 좋다. 토종 귤껍질이 좋으나 유자껍질로 대용하기도 한다.

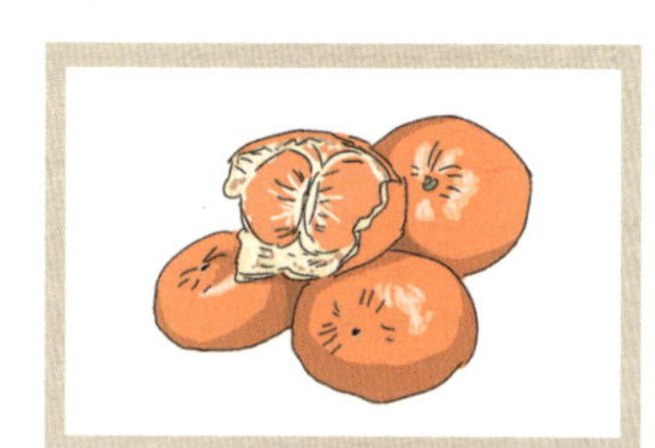

효능

가슴속에 막힌 기를 풀어 준다. 기운이 위로 치미는 것과 기침, 구역질을 낫게 한다. 대소변도 잘 보게 한다.

| 나복 |

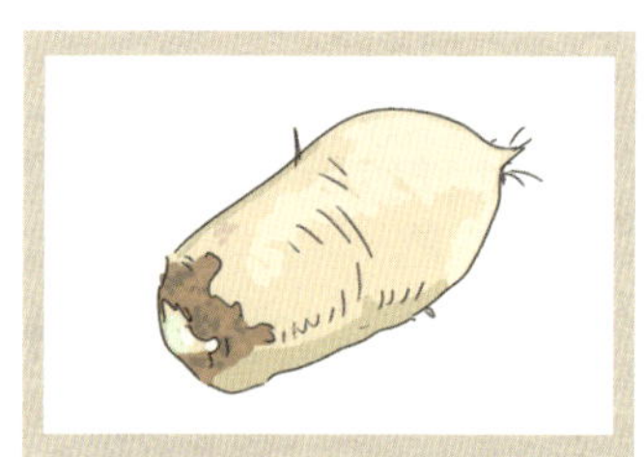

나복(무)은 생긴 모양대로 내리는 기운이 강하다. 나복자(무씨)는 나복(무)보다 내리는 기운이 더 강하다.

효능

소화제다. 배에 가스 차는 것과 체기를 뚫어주며, 대소변을 잘 보게 한다.

| 총백 |

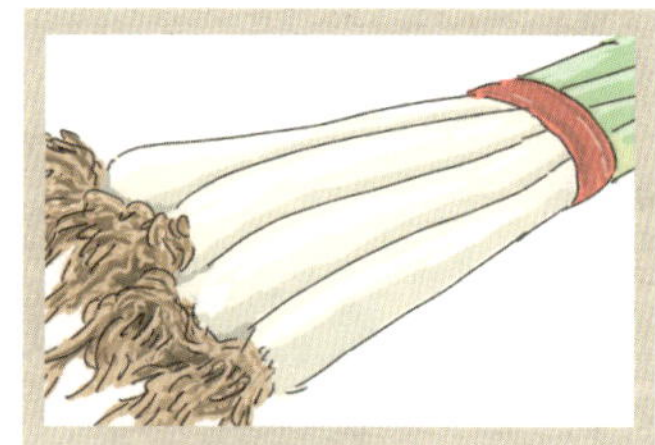

대파의 흰 밑동부리까지 쓴다. 파는 위로 쭉 뻗는 힘이 강하다. 파 잎 끝은 막힌 코를 뚫어주고, 아래 하얀 부분(총백)은 아랫배의 기를 소통시킨다.

효능

대소변을 잘 보게 하고, 아랫배가 켕기고 몹시 아픈 증상(산증, 疝症)을 치료한다.

| 자소엽 |

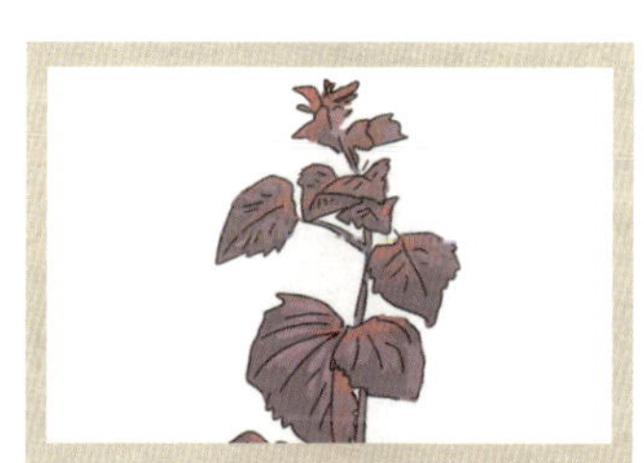

냄새가 좋다. 잎사귀의 앞뒤가 모두 자주색인 것이 효과가 제일 좋다. 여름에 채취한다.

효능

잎의 껍질이다 보니 우리 몸 표(表) 부위로 들어오는 풍사(風邪)와 찬기를 풀어 헤친다. 가슴에 뭉친 기운도 내려가게 한다. 귤피와 같이 쓰면 더 좋다.

83화 차를 마시는 이유

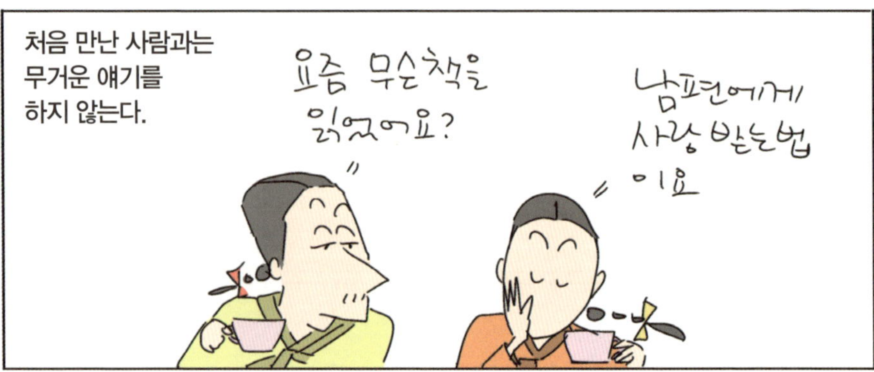
처음 만난 사람과는
무거운 얘기를
하지 않는다.
요즘 무슨책을
읽었어요?
남편에게
사랑 받는법
이요

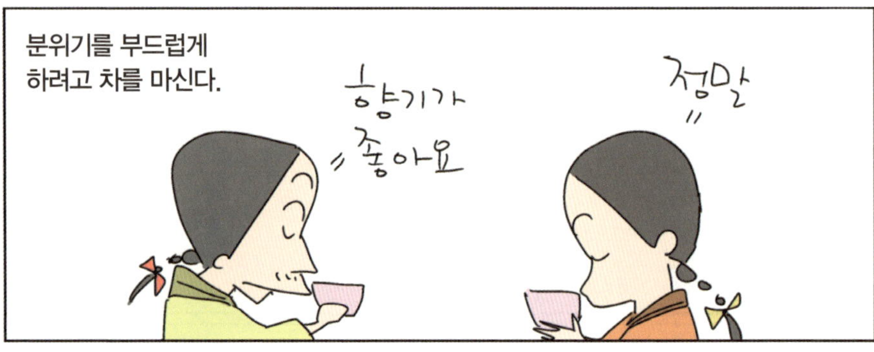
분위기를 부드럽게
하려고 차를 마신다.
향기가
좋아요
정말

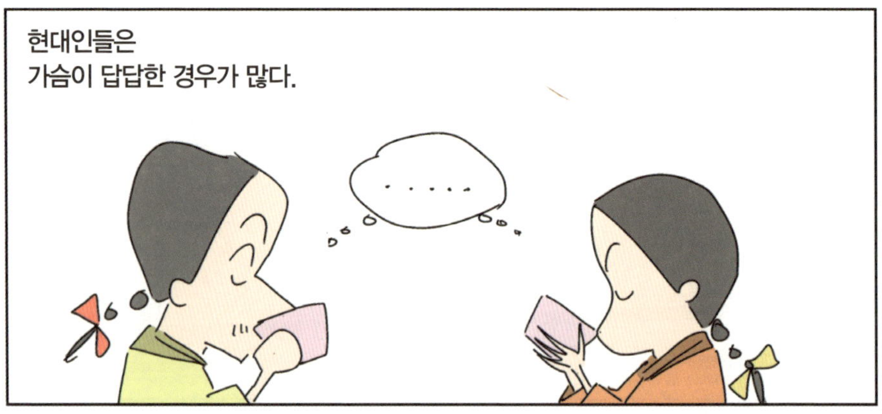
현대인들은
가슴이 답답한 경우가 많다.
.....

답답한 것은 가벼운 차를 마시면 풀린다.
아~ 정리가 됐다

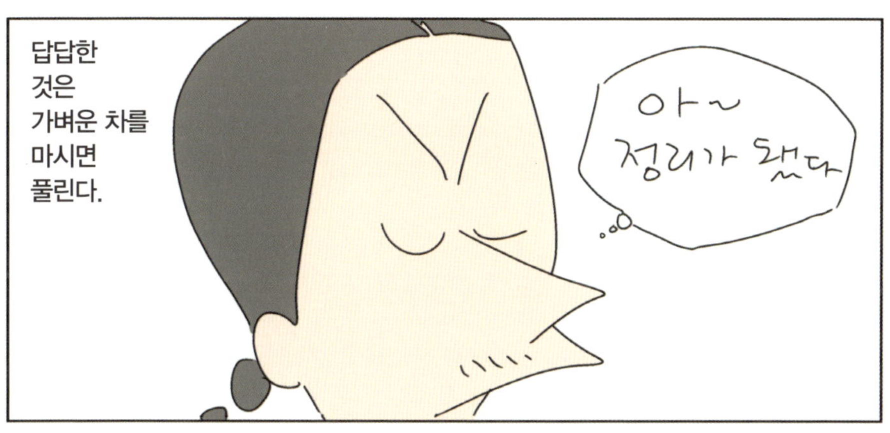

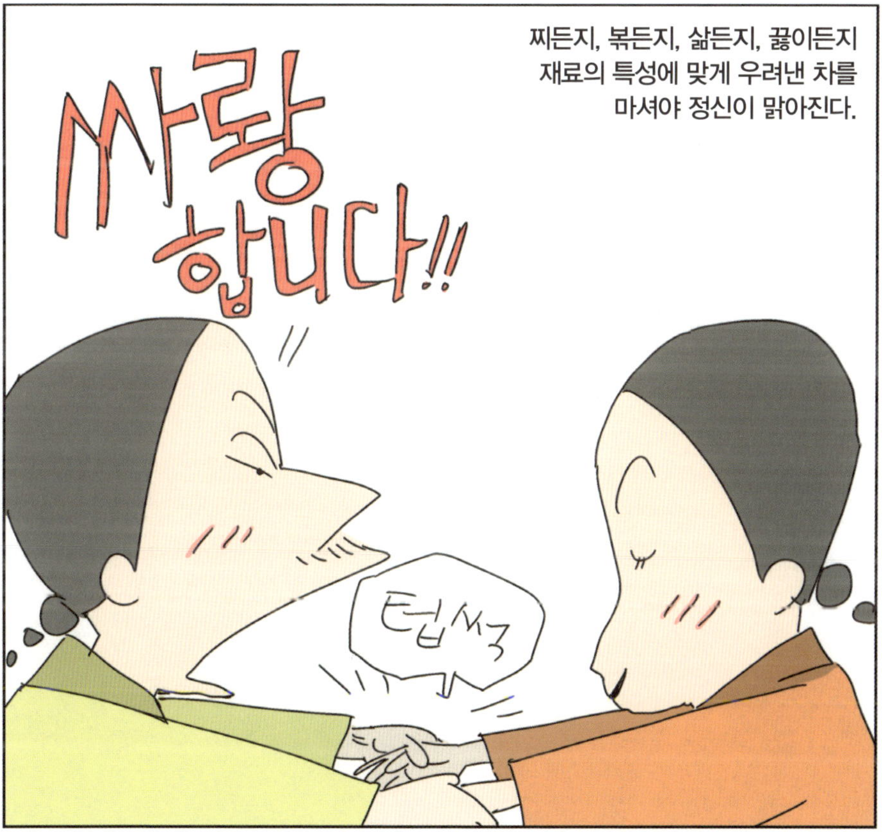

찌든지, 볶든지, 삶든지, 끓이든지
재료의 특성에 맞게 우려낸 차를
마셔야 정신이 맑아진다.

싸랑합니다!!

덥썩

여기 소개하는 도인 체조는 일부를 제외하면
《동의보감》에는 없는 내용이다.
도인이나 기공을 잘 배우려면
무엇보다 오랜 경험이 있는 스승이 필요하다.
그렇지 않으면 여러 부작용이 따를 수 있다.
그러나 모두가 스승을 모실 수는 없다.
여기에서는 누구나 쉽게 할 수 있고 따라 해서
큰 부작용이 없는 동작에 한하여 소개한다.

도인 체조

보통 체조는 뼈와 근육과 기의 움직임을 모두 담고 있다. 국민 체조가 뼈마디의 움직임을 강조하는 체조라면 도인 체조는 근육의 움직임을 강조하는 체조이며 《동의보감》에서 소개한 도인 체조는 기의 움직임을 강조하는 체조라고 할 수 있다.

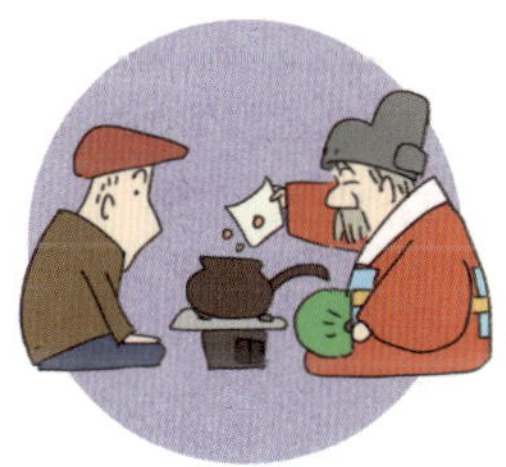

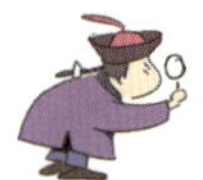

체형교정 도인 체조

길거리를 지나가다 보면 걷는 자세가 유난히 안 좋은 학생들이 눈에 보인다. 대략적인 특징을 살펴보면 다음과 같다.

* 목이 앞으로 숙여져 있다.
* 등이 구부정하다.
* 한쪽 어깨가 높다.
* 앞가슴을 펴지 못하고 위축되어 있다.
* 정확한 보행을 하지 못하고 터벅터벅 걷는다.
* 뒤에서 보면 신발의 뒤꿈치 한쪽이 많이 닳아 있다.

성장기에 자세가 나쁘면 키가 제대로 자라지 않을 뿐만 아니라 체형이 변형되어 목, 어깨, 무릎, 허리 등에 통증이 자주 나타난다. 심하면 측만증이나 관절염 등으로 발전한다.

체형은 학생들만의 문제가 아니다. 어른도 직업에 따라 일하는 자세가 정해져 있고 똑같은 동작을 반복함에 따라 체형이 변형된다. 자동차 부품을 조립할 때 약간 어긋나거나 느슨하게 조여져 있으면 당장은 자동차가 움직이는 데 문제가 없지만 시간이 지남에 따라 이상 증상이 나타나고 급기야는 멈춰서고 만다. 사람도 마찬가지다. 평소 올바른 자세를 취하도록 노력해야 한다.

지금부터 체형을 교정하는 3가지 도인 체조를 하나씩 배워 보도록 하자.

1. 체간을 바로잡는 도인 체조
2. 상체를 바로잡는 도인 체조
3. 하체를 바로잡는 도인 체조

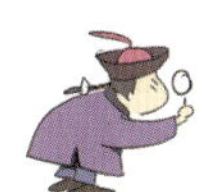

체간을 바로잡는 도인 체조

측면 근육 운동

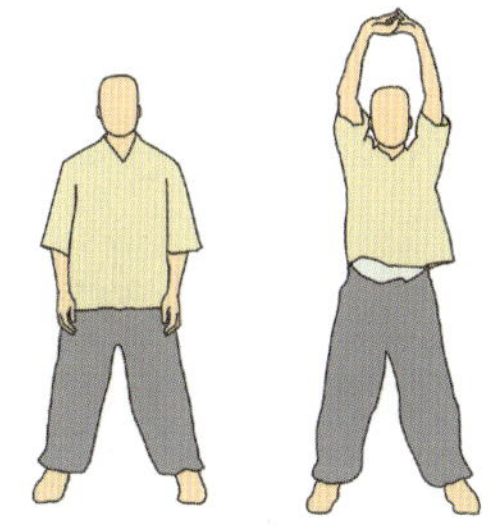

① 다리를 어깨 넓이만큼 벌리고 선 자세에서 두 손은 깍지를 끼고 하늘을 떠받듯이 머리 위로 올린다.

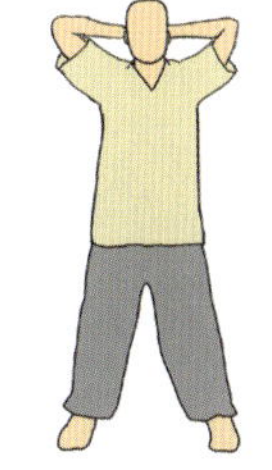

※ 두 손을 머리 위로 올리기가 힘든 분은 깍지 낀 손을 목덜미에 대고 운동하면 된다.

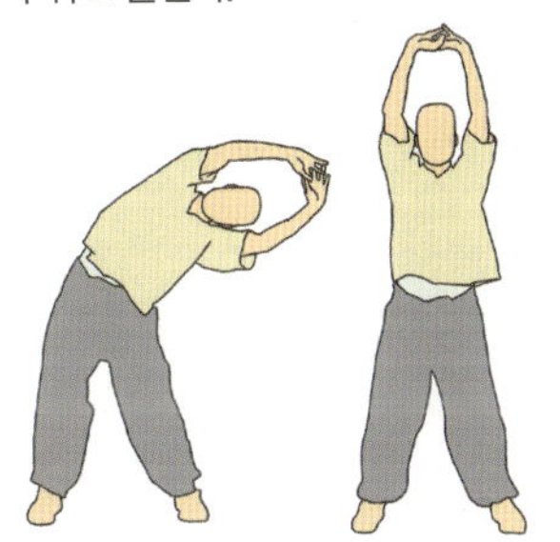

② 마음속으로 다섯을 세면서 왼쪽으로 천천히 내려간다. 더 이상 내려가지 않으면 온몸의 긴장을 풀고 숨을 편안히 쉬었다가 천천히 다섯을 세면서 올라온다.

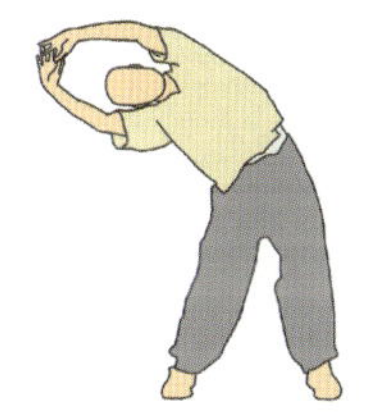

③ 좌우 교대로 4회 반복한다.

주의 사항

1. 스트레칭을 할 때 몸이 앞으로 기울어지지 않도록 주의한다.
2. 다섯까지 숫자를 세면서 스트레칭을 할 때 움직임이 끊어지지 않도록 부드럽게 이어 간다.
3. 초보자는 무리하지 말고 내려갈 수 있는 만큼만 내려간다.

전면 근육 운동

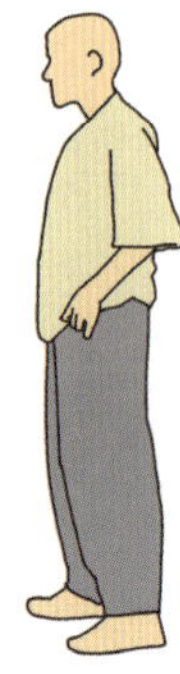

① 어깨 넓이로 선 자세에서 왼쪽 무릎을 앞굽이 자세로 굽힌다.

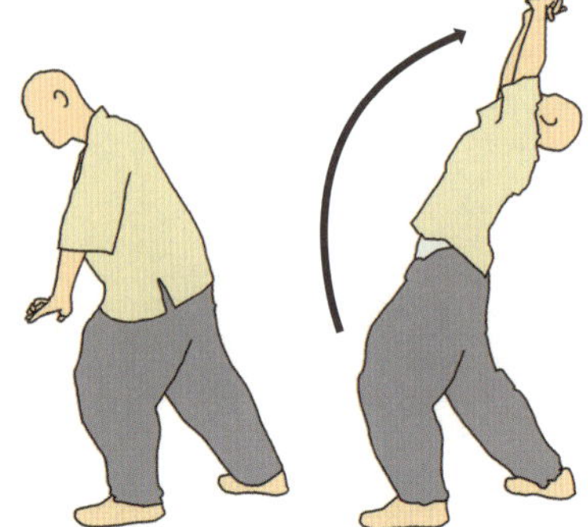

② 두 손을 깍지 낀 상태에서 밑으로 내렸다가 원형을 그리면서 둥글게 위로 올린다. 천천히 뒤로 넘기면서 몸의 앞쪽 근육을 스트레칭 한다.

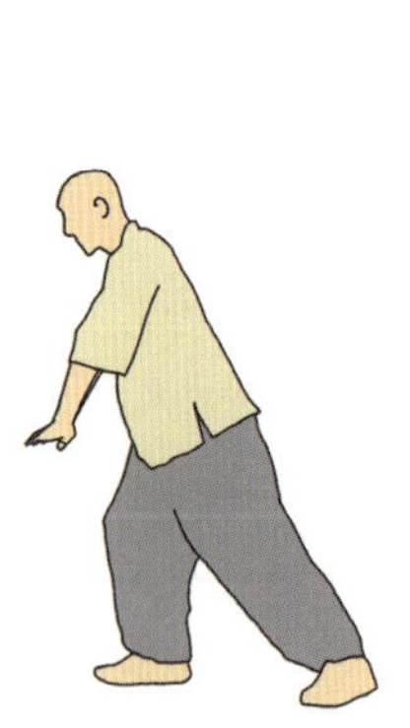

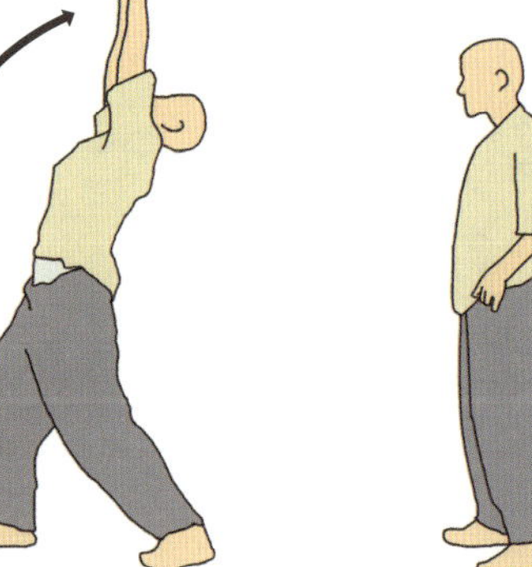

③ 좌우 교대로 4회 반복한다.

④ 어깨 넓이로 서며 마무리한다.

후면 근육 운동

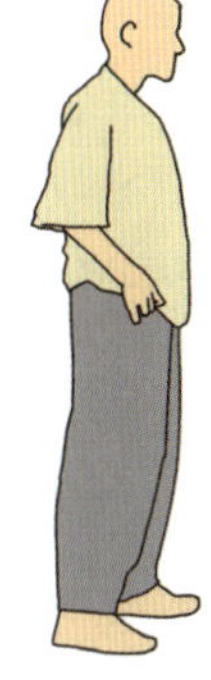
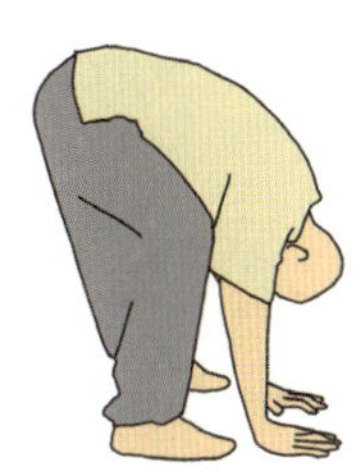

① 어깨 넓이로 선 자세에서
두 무릎을 약간 굽히고 허리를 숙인다.

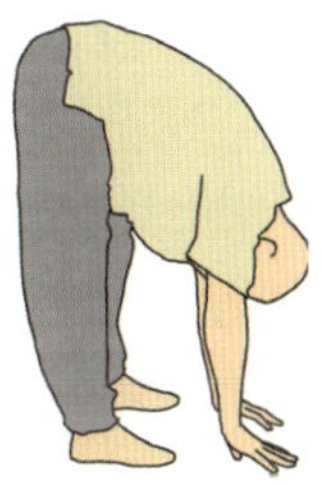
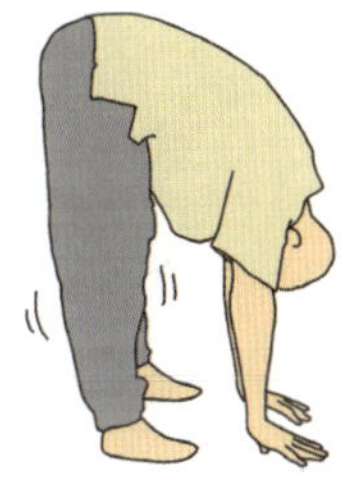
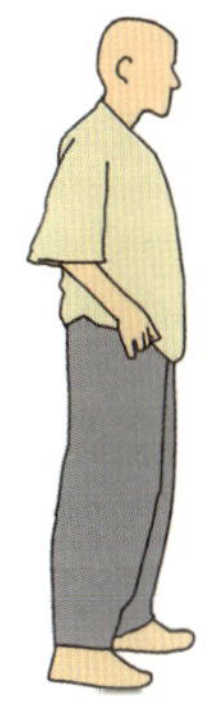

② 상체와 배와 허리의 힘을 완전히 뺀 상태에서
두 무릎을 좌우로 번갈아 가면서 굽혔다 폈다 하기를
빠르게 10회 반복한다. 허리, 엉덩이, 장딴지 근육을
스트레칭 한 다음 천천히 허리를 편다.

③ 2회 반복한다.

척추 운동

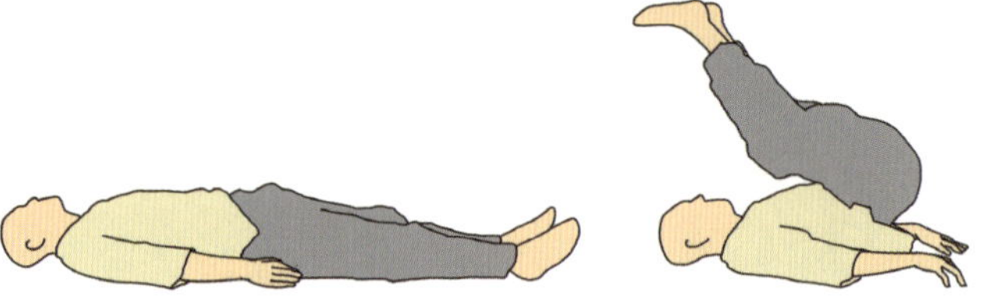

① 누운 자세에서 다리를 머리 뒤로 넘긴다.

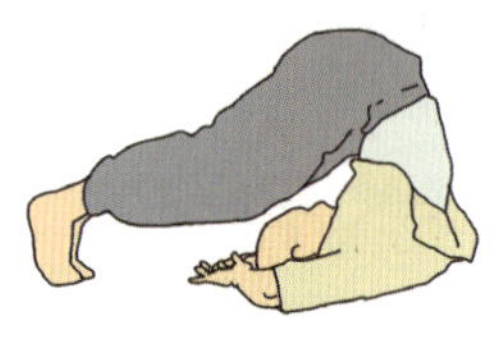

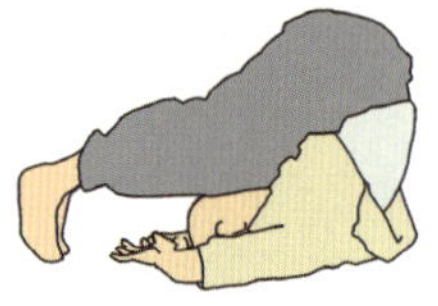

② 발을 머리 쪽으로 당겼다 밀었다 하면서
허리, 등, 목 주위의 근육을 스트레칭 한다.
2회 반복한다.

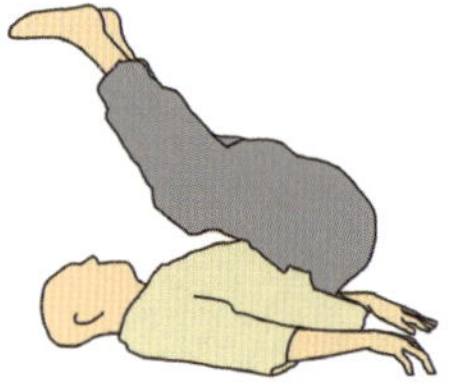

※ 위 동작이 잘 안 된다면 다리를 머리 뒤로
넘기지 말고, 다리가 올라가는 탄력을 이용해서
중간 정도까지 올라갔다 내려오기를 반복해도 된다.

주의 사항

1. 이 동작을 하다가 아프면 바로 그만둔다.
2. 평소 허리가 많이 아프거나 척추가 심하게 휘어 있는 사람은 이 동작을 하지 않는다.

상체를 바로잡는 도인 체조

어깨 도인 체조

1) 어깨 이완

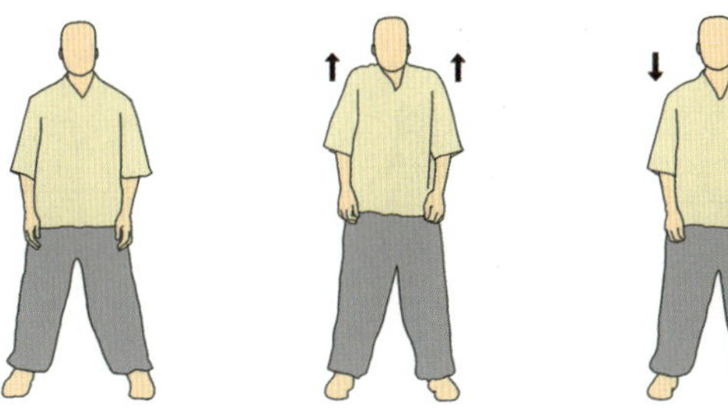

① 어깨를 최대한 올렸다 내리기를 10회 반복한다.

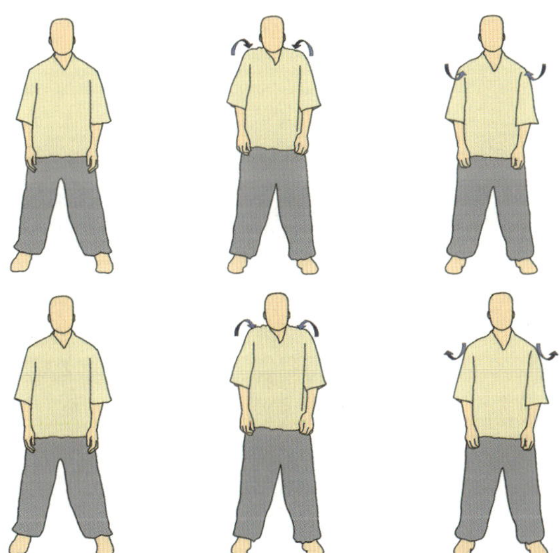

② 어깨 크게 돌리기를 앞으로 5회, 뒤로 5회 반복한다.

2) 어깨 운동①

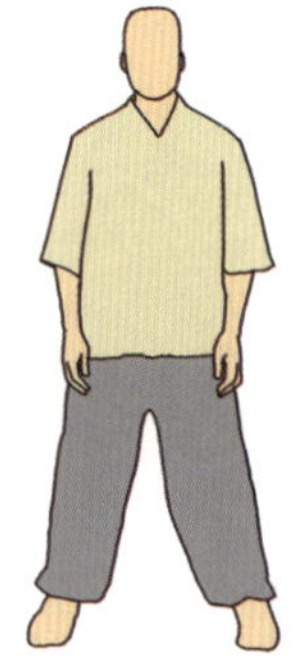
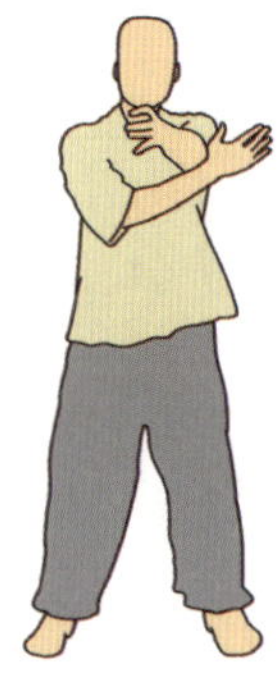
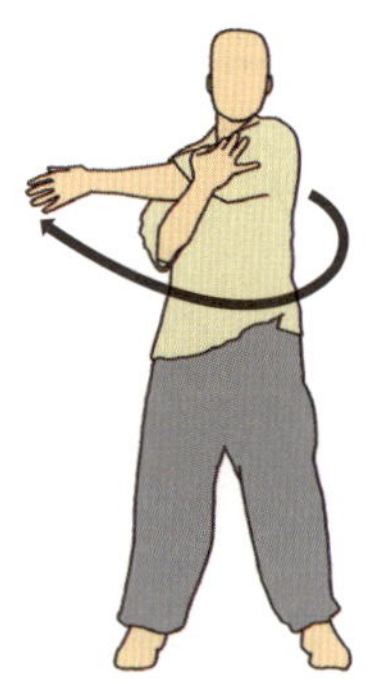

① 왼팔을 90도로 들어 올린 상태에서 오른팔의 손목 부위를
왼팔의 팔꿈치에 대고 우측 어깨 쪽으로 당긴다.
최대한 당긴 상태에서 온몸의 긴장을 풀고 5초 정도 자세를 유지한다.

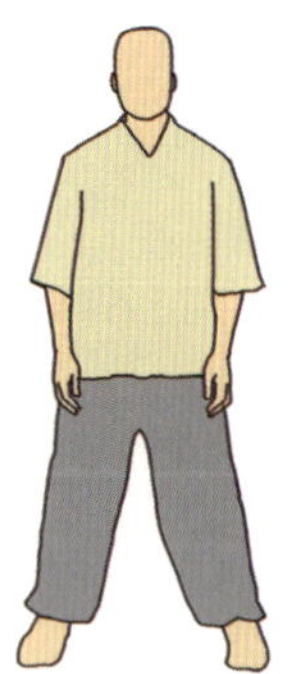
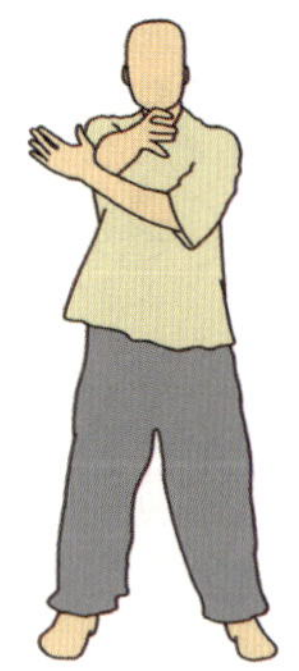
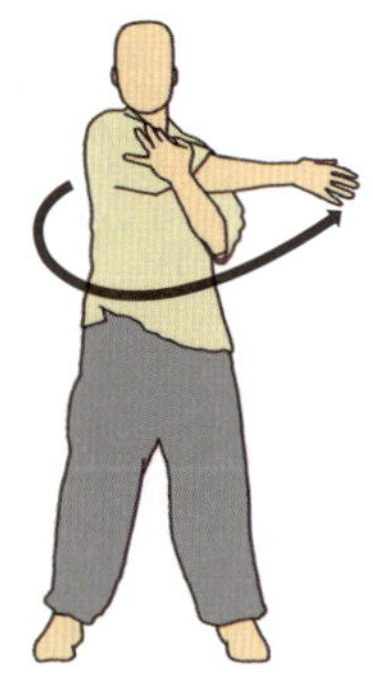

② 좌우 교대로 4회 반복한다.

3) 어깨 운동②

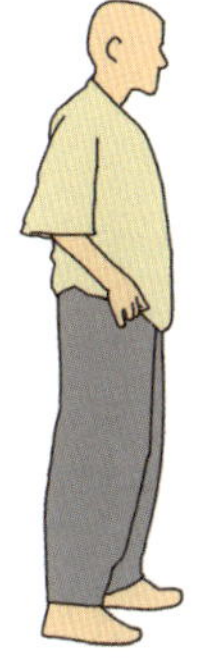
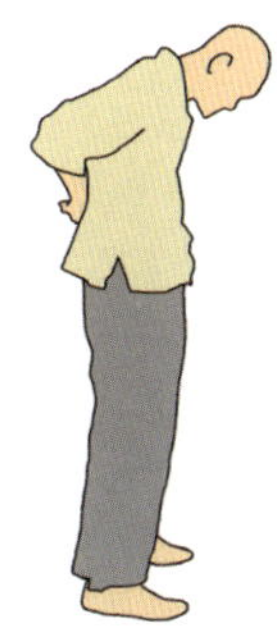
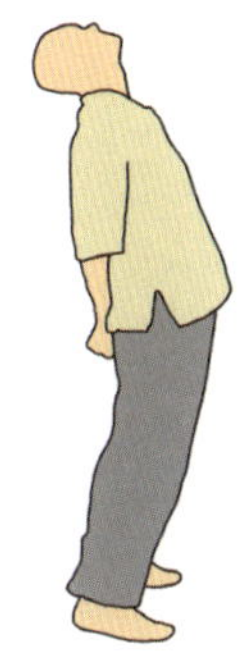

① 두 손을 허리 뒤로 돌려 깍지를 낀다.
깍지 낀 손을 밑으로 내리면서 등 근육을 긴장시키고
머리를 뒤로 젖히면서 가슴을 최대한 편다.

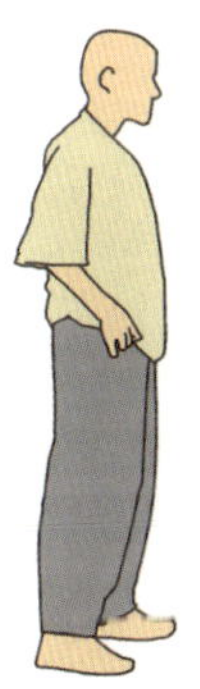
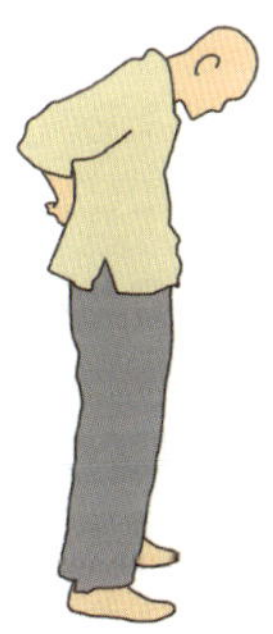
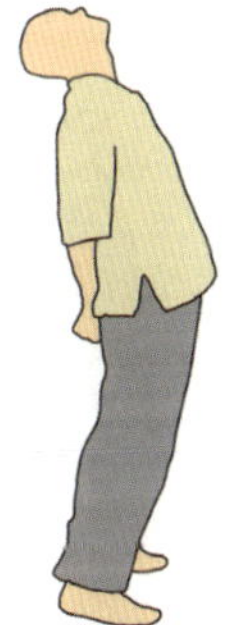

② 4회 반복한다.

4) 어깨 운동③

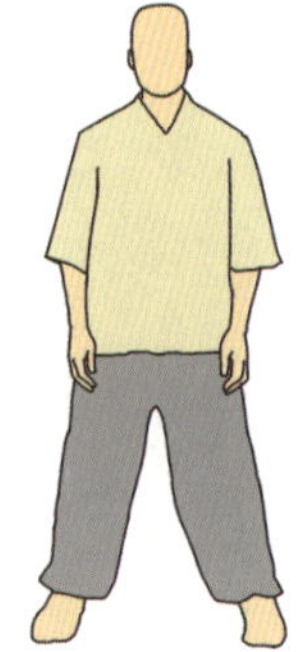
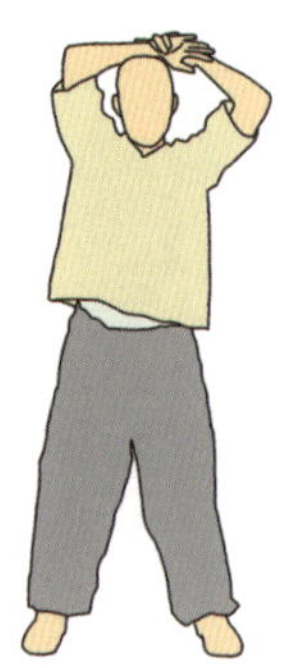

① 오른손을 목뒤로 넘겨서 반대쪽 어깨 쪽으로
손이 가게 한 다음 왼손으로 오른손을 잡는다.

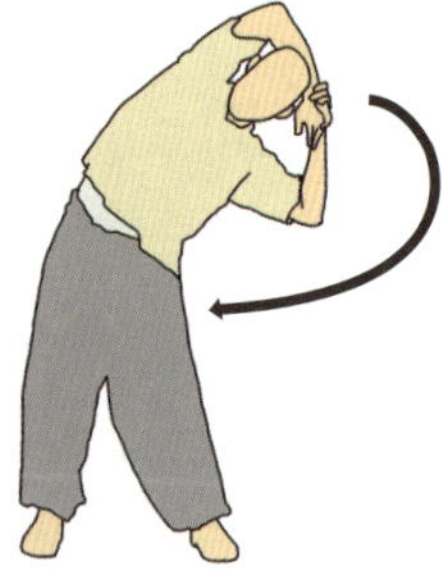

② 몸을 왼쪽으로 기울이면서
왼손으로 오른손을 당긴다.
이때 옆구리와 겨드랑이가
최대한 늘어나게 한다.

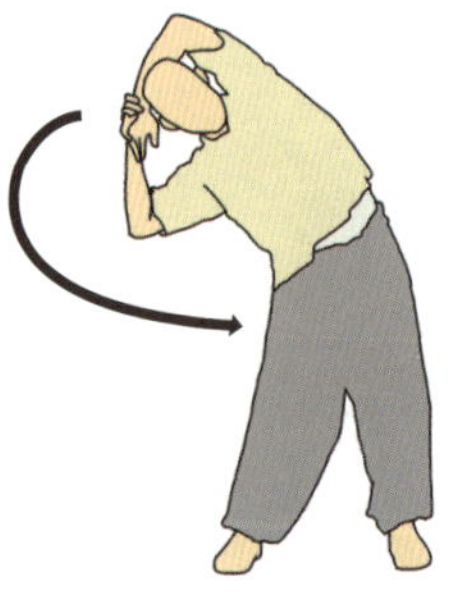

③ 같은 동작을
좌우 교대로 4회 반복한다.

손목 도인 체조

1) 손목 풀기

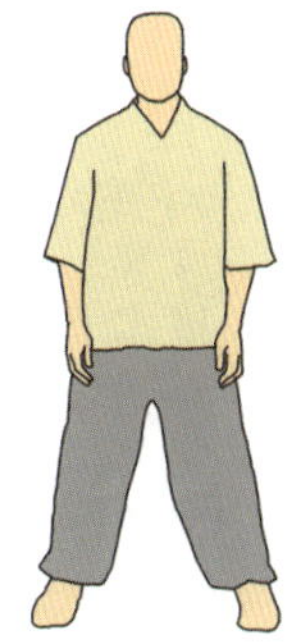

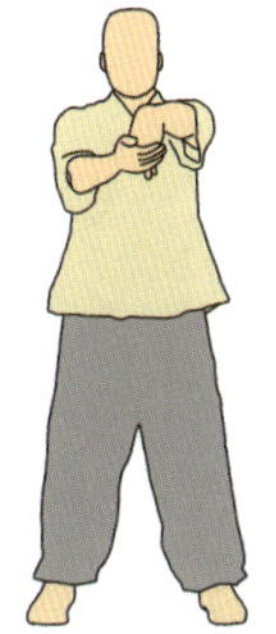

① 왼손을 쭉 편 상태에서 오른손으로 왼손의 손가락을 잡고 손바닥 쪽으로 천천히 당긴다. 최대한 당긴 상태에서 긴장을 풀고 5초간 유지했다가 자세를 푼다.

② 오른손으로 왼손의 손가락을 잡고 손등 쪽으로 당긴다. 이 동작을 2회씩 왼손, 오른손 교대로 2번 반복한다.

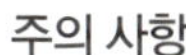

주의 사항

1. 손목을 당길 때 손목에 통증을 느낄 정도로 강하게 당기지 말고 약간의 긴장이 느껴질 정도로만 당긴다.

2) 손목 돌리기

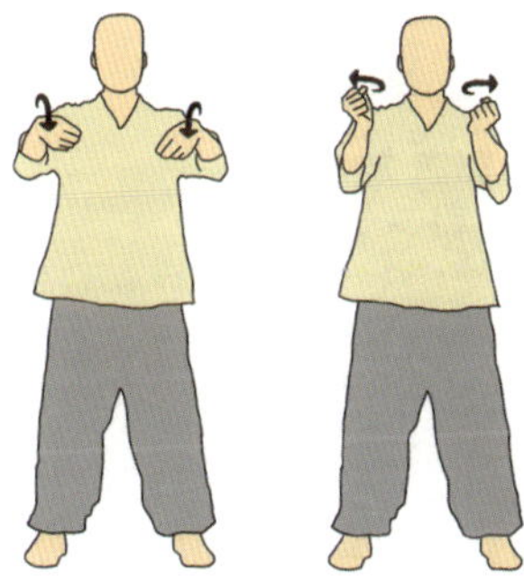

두 손을 앞으로 쭉 뻗은 상태에시 가볍게 주먹을 쥐고 손목을 최대한 크게 안으로 돌리기와 밖으로 돌리기를 4회씩 반복한다.

목 도인 체조

1) 목 운동

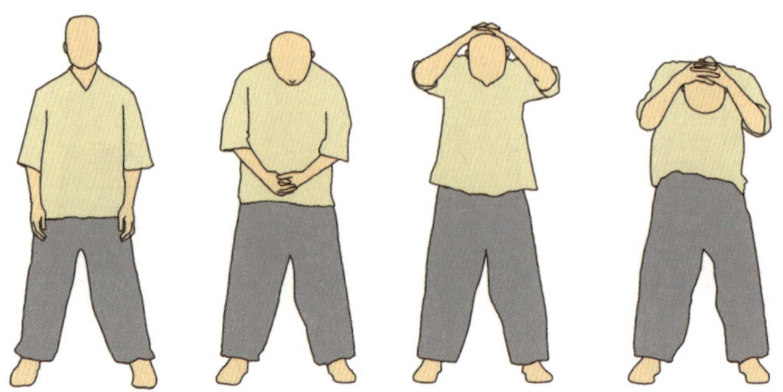

① 목을 앞으로 숙인 상태에서 두 손은 깍지를 껴서 목덜미에 올려놓는다.
두 팔의 무게로 목덜미와 등을 굽히면서 천천히 스트레칭 한다.
이 자세를 5초간 유지한다.

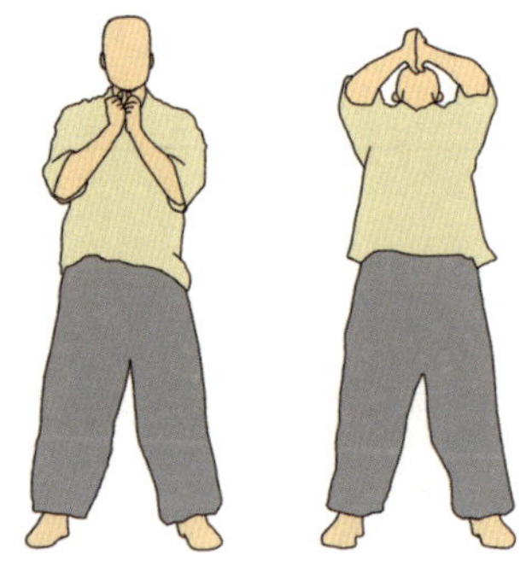

② 두 손을 깍지 낀다.
두 엄지로 턱을 위로 최대한 밀어올리고 가슴을 편다.
이 자세를 5초간 유지한다.

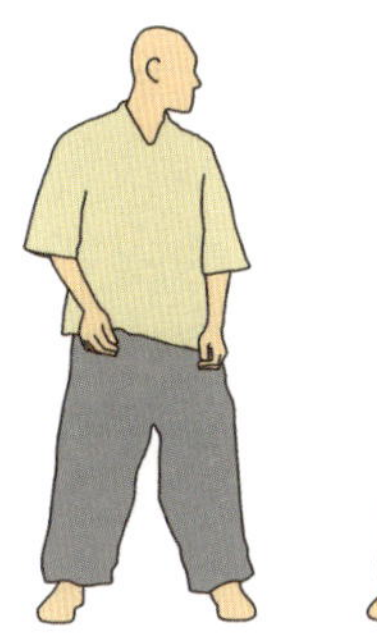
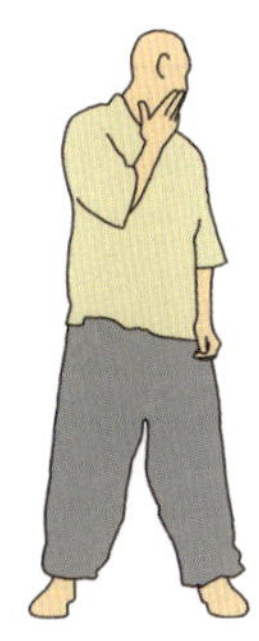

③ 목을 왼쪽으로 최대한 돌린 상태에서
오른손으로 오른쪽 턱을 왼쪽으로
살짝 밀고, 5초간 유지한다.
반대로 목을 오른쪽으로 최대한 돌린 상태에서
왼손으로 왼쪽 턱을 오른쪽으로
살짝 밀고, 5초간 유지한다.

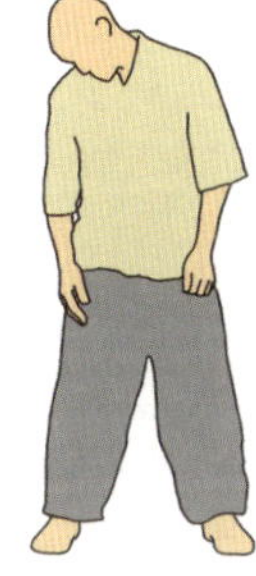
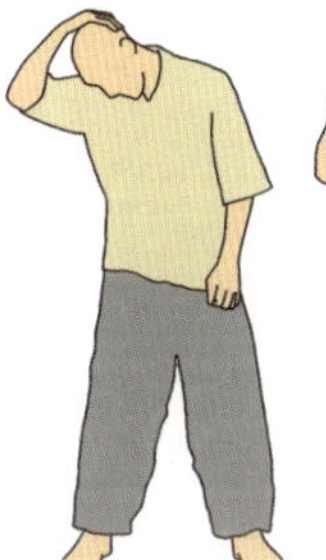
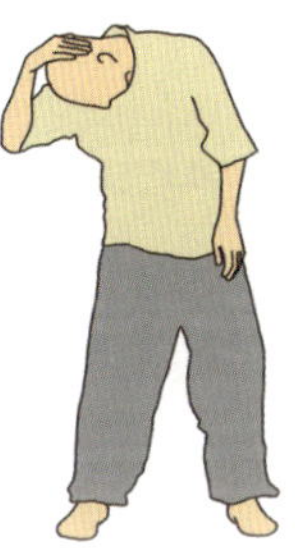
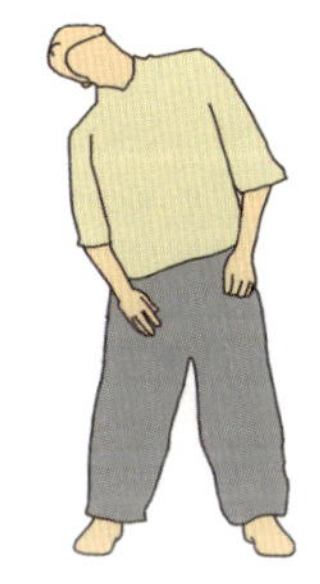

④ 목을 오른쪽으로 45도 돌린 상태에서 45도 방향 아래로 숙여서 목덜미의 왼쪽을 스트레칭 한다. 이 자세에서 오른손으로 왼쪽 옆머리와 뒷머리 부위에 올려놓고 천천히 목의 근육을 늘이면서 몸도 같이 기울인다. 이 자세를 5초간 유지한다. 좌우 교대로 4회 반복한다.

⑤ 목을 오른쪽으로 45도 돌린 상태에서 오른쪽 뒤 45도 방향으로 목을 넘긴다. 이 자세를 5초간 유지한다. 좌우 교대로 4회 반복한다.

주의 사항

1. 목을 스트레칭 하다가 통증이 느껴지는 부위가 있으면, 통증이 느껴지기 전까지만 스트레칭 한다.
2. 목을 돌리거나 스트레칭을 할 때 어지럼증이 느껴진다면 바로 중단한다.

하체를 바로잡는 도인 체조

1) 의자를 이용한 고관절 운동

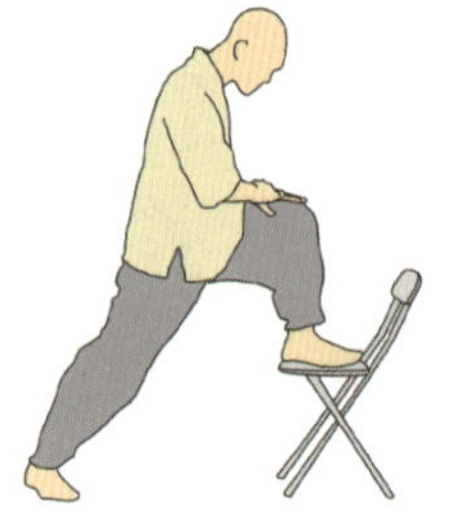

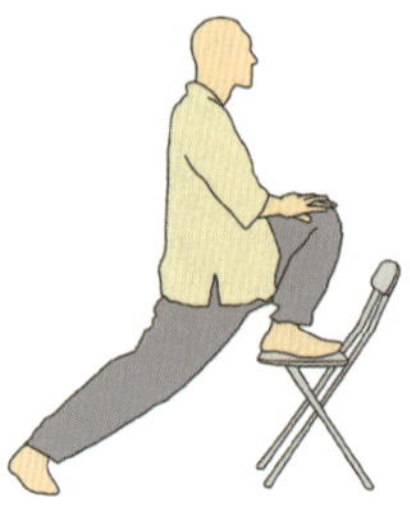

① 왼쪽 다리를 의자에 올려놓은 상태에서 무릎을 앞으로 굽히면서 다리를 앞뒤로 최대한 벌린다.
왼쪽 다리는 고관절과 엉덩이 주위의 근육을
오른쪽 다리는 사타구니 주위의 근육을 스트레칭 한다.

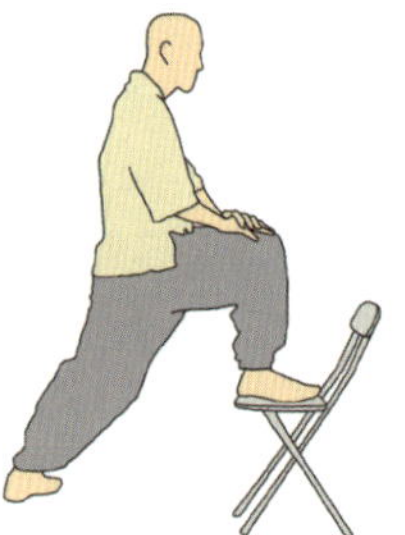

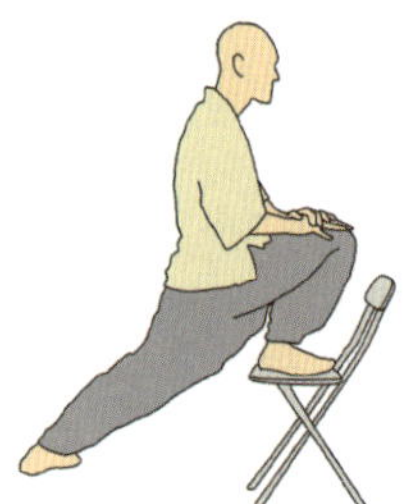

② 좌우 발을 바꿔가면서 4회 반복한다.

주의 사항

1. 뒤에 있는 다리의 무릎은 굽혀지지 않고 쭉 펴고 있어야 한다.
2. 허리가 앞으로 숙여지지 않고 반듯이 서 있어야 사타구니가 스트레칭된다.
3. 하체의 힘이 부족한 경우에는 두 손을 무릎에 올려놓고 힘을 주면 쉽게 할 수 있다.

2) '의자에 앉아서' 고관절 운동

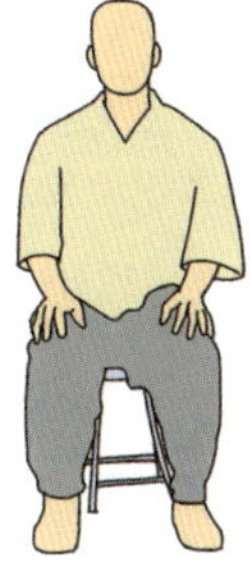

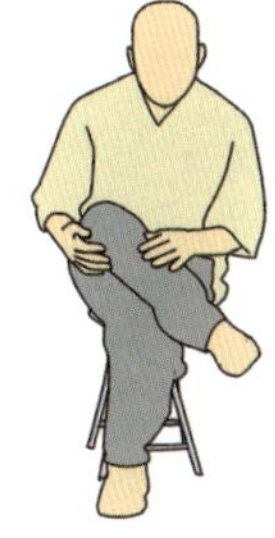

① 의자에 앉아서 오른쪽 다리를 왼쪽 허벅지 위로 꼬고 앉는다.

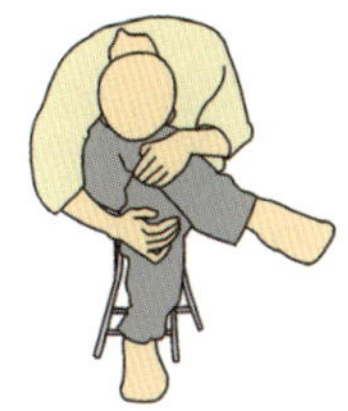

② 두 손은 양 무릎을 잡고 허리를 숙이면서 오른쪽 고관절과 엉덩이 주위를 풀어 준다. 좌우 교대로 4회 반복한다.

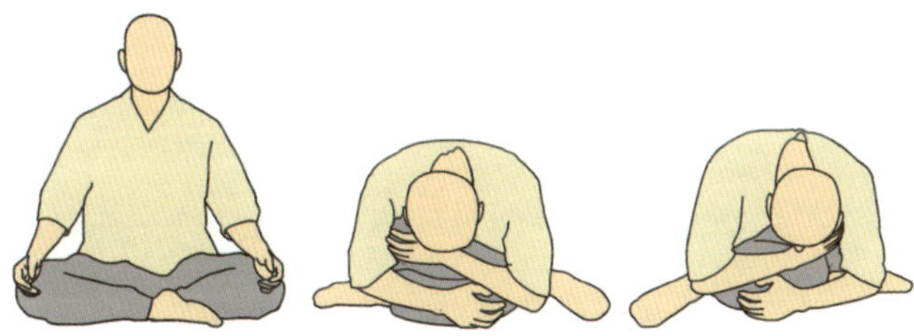

③ 방바닥에 앉아서 같은 방법으로 4회 반복한다.

주의 사항

1. 지나치게 힘을 주어 허리를 숙이면 허리가 아프거나 배 근육이 경직될 수 있으므로 조심한다.

3) '다리 옆으로 벌려' 고관절 운동

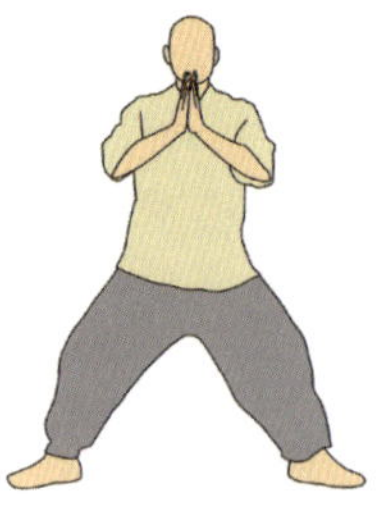
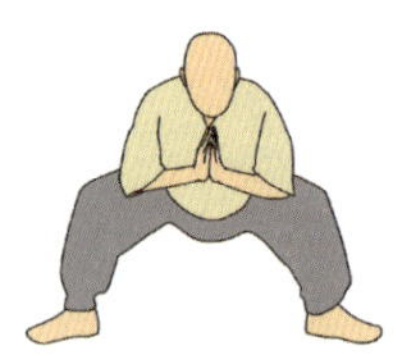
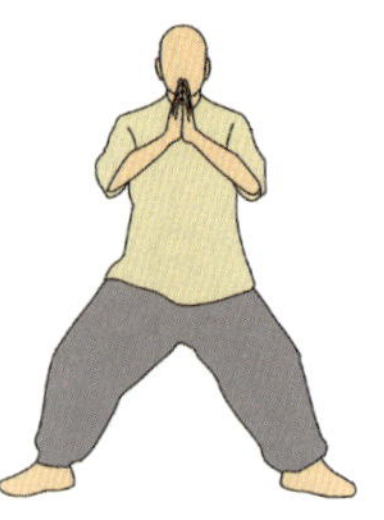

① 발을 어깨 2배 넓이로 벌린 다음 양발을 바깥으로 향하고 두 손은 가슴 앞에서 모으며 허리는 반듯이 세운다.

② ①의 자세를 유지한 채로 최대한 깊이 내려갔다가 엉덩이를 뒤로 빼면서 상체를 90도 정도 기울여 회음부와 좌우 고관절을 풀어 준다.

③ 같은 동작을 4회 반복한다.

4) 발목 돌리기

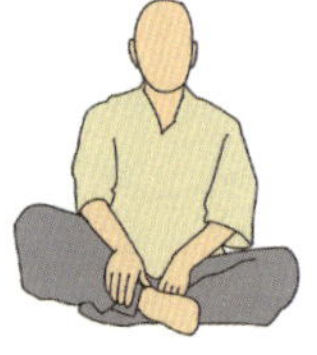
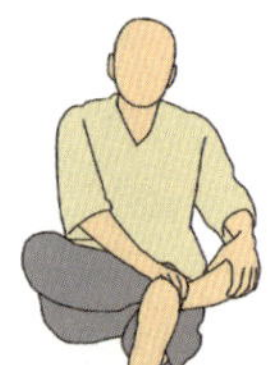
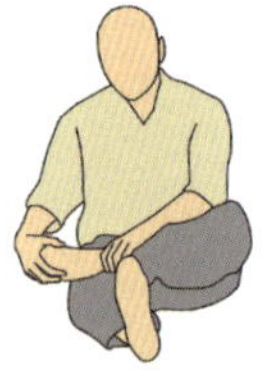

① 방바닥이나 의자에 앉은 상태에서 오른발을 왼발의 무릎 위에 올려놓는다.

② 오른손으로 오른발의 발목 위쪽을 잡고 왼손으로는 오른발의 발가락과 발바닥을 잡고 발등 쪽으로 최대한 밀어서 오른발의 발바닥과 아킬레스건을 스트레칭 한다. 왼손으로 오른발의 발등과 발가락을 잡아서 발바닥 쪽으로 발가락과 발바닥을 최대한 당겨서 발등과 발목을 스트레칭 한다. 이와 같이 밀었다 당기기를 4회 반복한다. 왼손으로 오른발의 발바닥과 발가락을 잡고 최대한 크게 돌려 주기를 2회 반복하고 반대 방향으로 2회 반복한다.

③ 발을 바꿔서 같은 방법으로 반복한다.

주의 사항

1. 발목을 돌릴 때는 어깨의 힘을 빼고서 노를 젓듯이 천천히 부드럽게 돌린다.

5) 아킬레스건 운동

장딴지 근육이 약해지거나 뭉쳤을 때, 다리가 붓거나 다리의 피로감이 가중되어 쥐가 났을 때, 이럴 때 아킬레스건 운동을 하면 다리의 피로를 풀고 발목이 굳는 것을 예방할 수 있다.

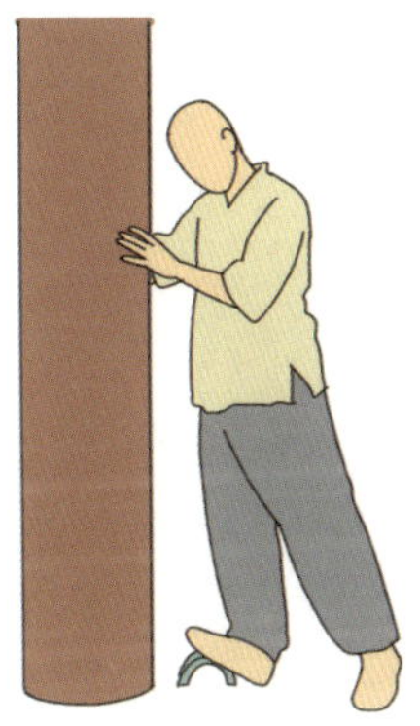

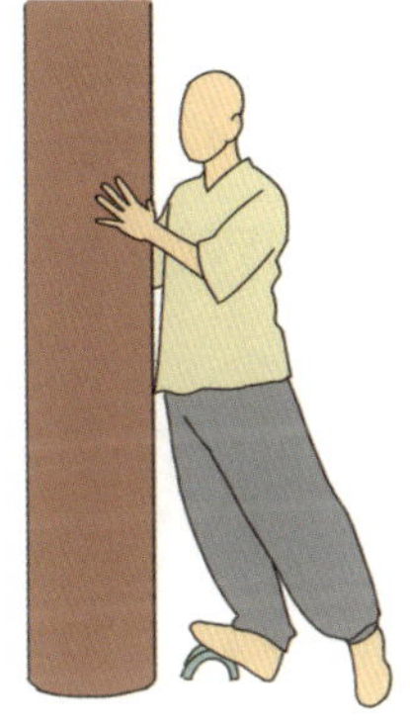

① 도구를 이용하거나, 계단을 이용해서 발목을 고정시키고 엉덩이를 앞으로 밀어서 아킬레스건을 늘려 준다. 이 자세를 5~10초간 유지한다.

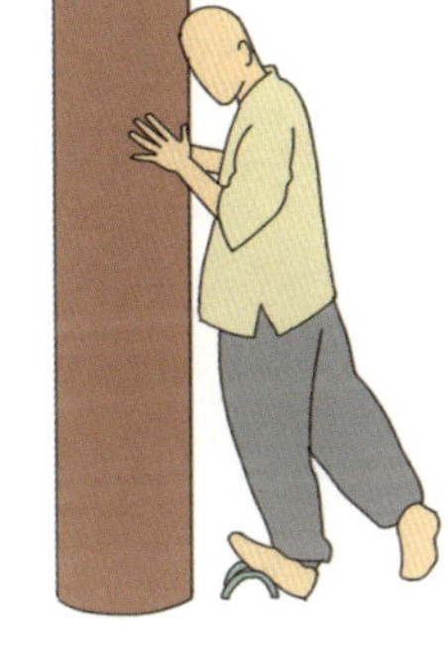

② 좌우 교대로 4회 반복한다.

주의 사항

1. 아킬레스건에 강제로 힘을 주어 늘리면 안 된다. 장딴지 근육이 약간 팽팽해지는 느낌이 들면 다리에 긴장을 풀고 그대로 자세를 유지한다. 그러면 아킬레스건이 서서히 늘어난다.

우리가 늘 먹는 먹거리의 기는 너무 한쪽으로 치우치면
오래 먹을 수 없다. 냉면이 아무리 맛있어도 어쩌다
한두 끼 먹는 것이지 매일 먹지는 않는다.
찬 쪽으로 기가 치우쳤기 때문이다.
반면에 밥은 어느 한쪽으로 치우지지 않은 것이어서
늘 먹어도 질리지 않을 뿐만 아니라 몸에도 좋다.
이런 먹거리는 우리 땅에서 나는 것이 좋다.
사람이 사는 땅은 그 땅에서 자라는 사람에게
필요한 기를 갖고 있어서 그 땅에서 자라는 먹거리를 먹으면
자연스럽게 자기에게 필요한 기를 얻을 수 있기 때문이다.

좋은 한약재를 찾아서

약은 사람이 먹는 것 중에서 기가 많이 치우친 것이다.
치우친 것으로 치우친 것을 바로잡는 것이다.
약도 자기가 사는 곳에서 나는 것이 제일 좋지만
때에 따라서는 그 땅에서 나지 않는 기도 필요하게 된다.
사막이나 고원, 아주 덥거나 추운 곳과 같은 조건에서
자라는 동식물의 기가 필요하기도 하다.
그럴 때는 자기 땅이 아닌 다른 땅에서 난 것을 먹어야 한다.
좋은 약재를 찾아 우리나라 방방곡곡을 돌아다닐 뿐 아니라
전 세계를 속속들이 돌아다니는 이유가 여기에 있다.

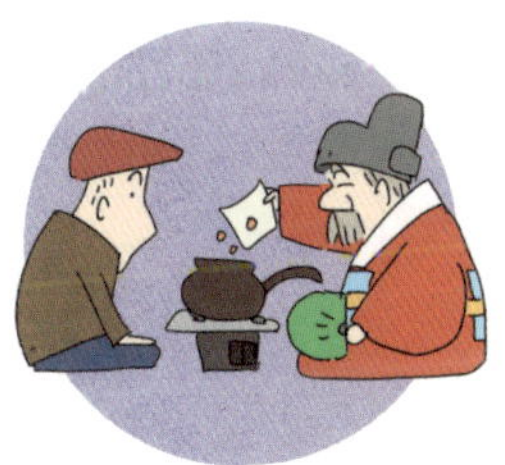

84화 당나귀 껍질로 만든 아교

3 조항 모두 걸린다
나이(66) 과로 다반사
왕스트레스
나이가 들거나
과로 하거나
스트레스를 많이 받으면
몸의 조직이 부서집니다

이런 곤란한 질문은
아이의 마음을 상하게 한다.
엄마가 좋아?
아빠가 좋아?
엄빠
아빠가
좋지?

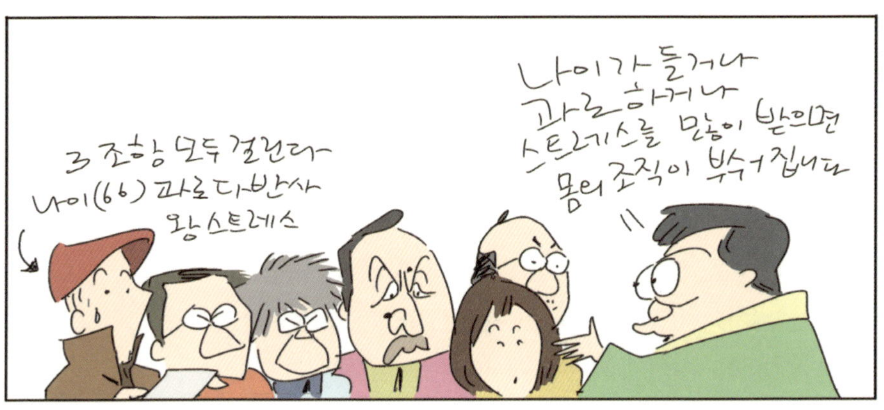

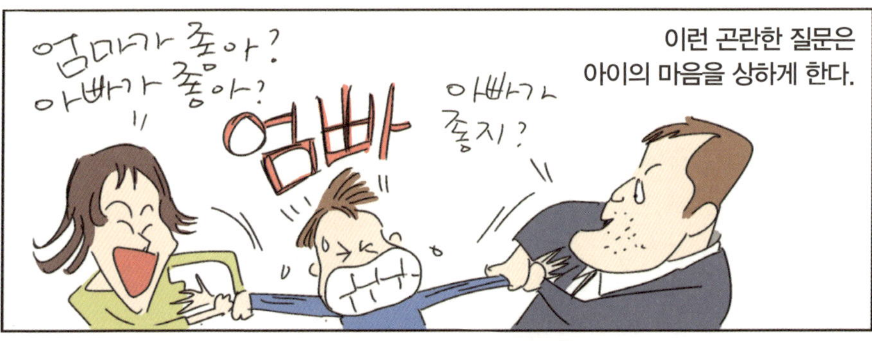

마음이 상하면
조직이 망가지고
상처가 생기며
피가 나고
물이 빠지는데
오래 내버려 두면
병이 된다.

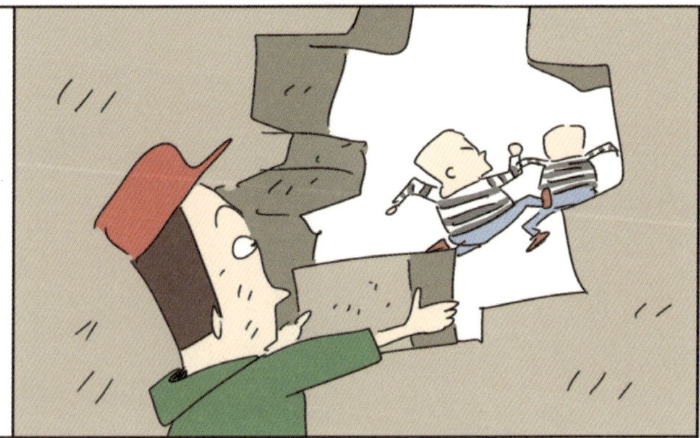

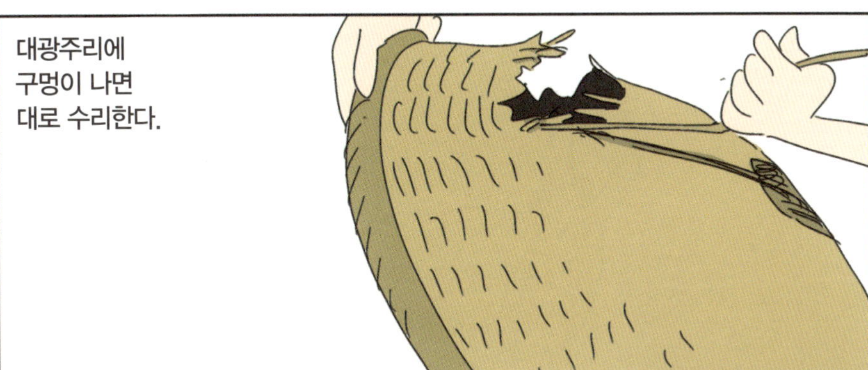
대광주리에
구멍이 나면
대로 수리한다.

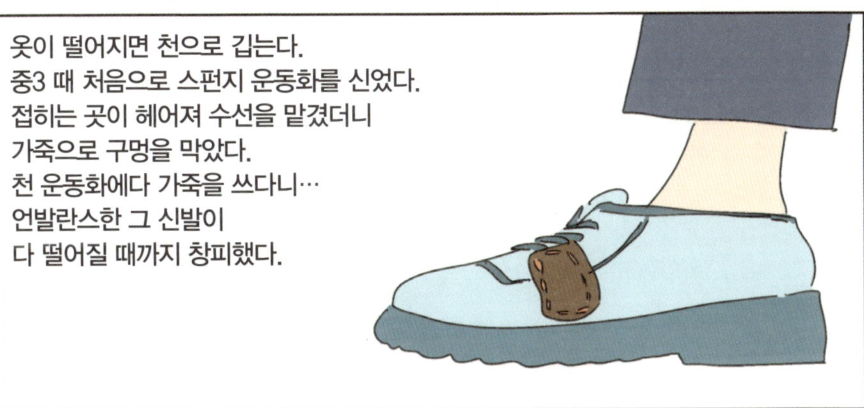
옷이 떨어지면 천으로 깁는다.
중3 때 처음으로 스펀지 운동화를 신었다.
접히는 곳이 헤어져 수선을 맡겼더니
가죽으로 구멍을 막았다.
천 운동화에다 가죽을 쓰다니…
언발란스한 그 신발이
다 떨어질 때까지 창피했다.

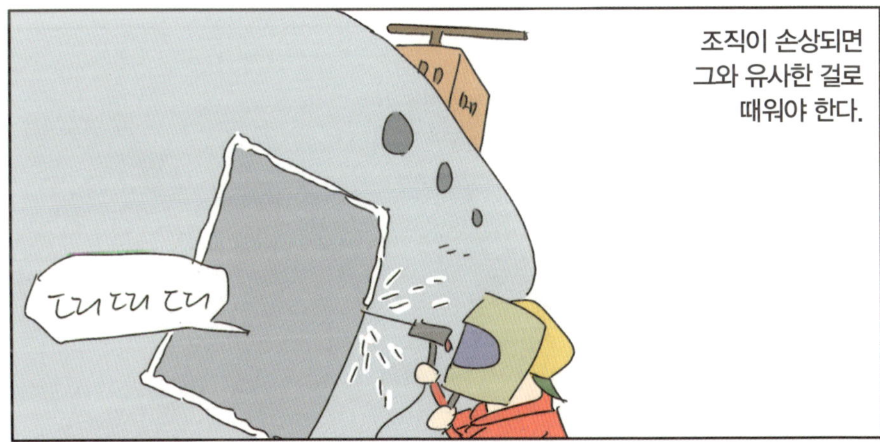
조직이 손상되면
그와 유사한 걸로
때워야 한다.
드디디 드디

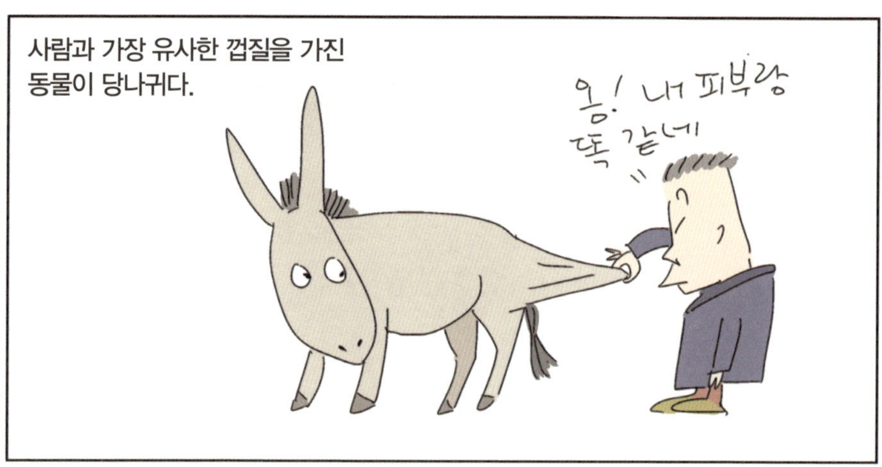
사람과 가장 유사한 껍질을 가진
동물이 당나귀다.
음! 내 피부랑
똑 같네

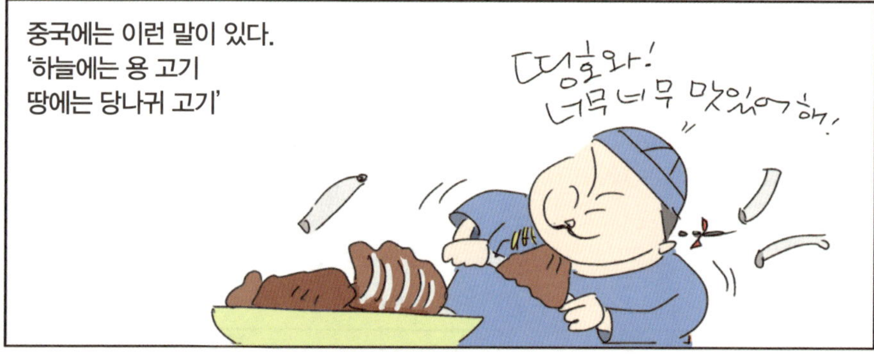
중국에는 이런 말이 있다.
'하늘에는 용 고기
땅에는 당나귀 고기'
띵호와!
너무 너무 맛있어 해!

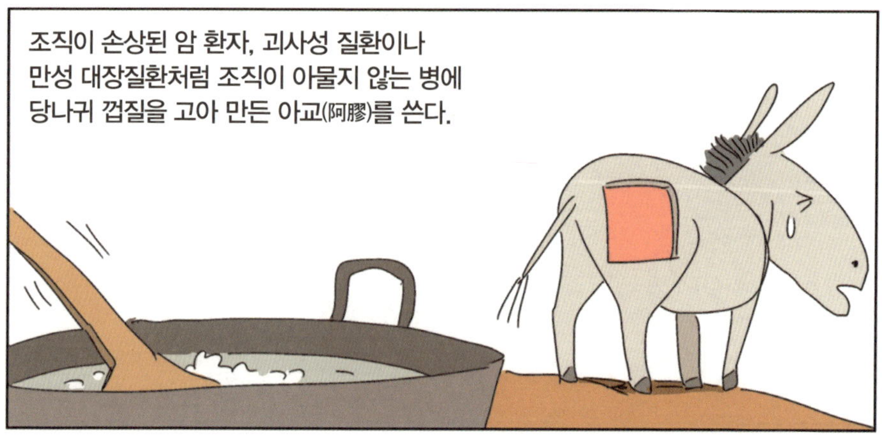
조직이 손상된 암 환자, 괴사성 질환이나
만성 대장질환처럼 조직이 아물지 않는 병에
당나귀 껍질을 고아 만든 아교(阿膠)를 쓴다.

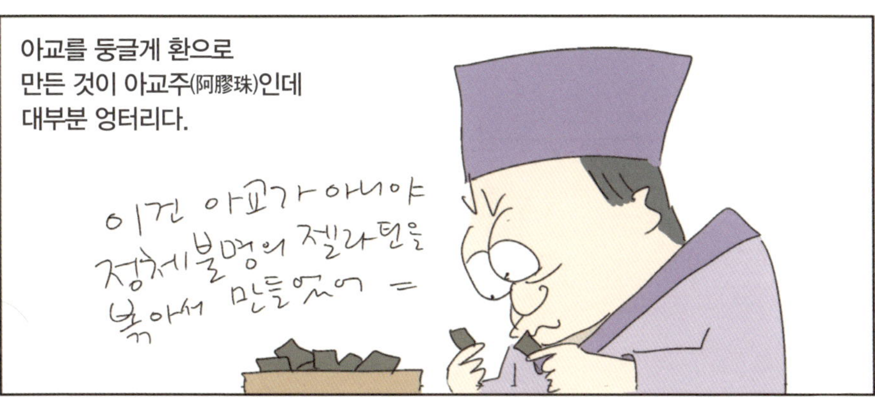
아교를 둥글게 환으로
만든 것이 아교주(阿膠珠)인데
대부분 엉터리다.
이건 아교가 아니야
정체불명의 젤라틴을
볶아서 만들었어 =

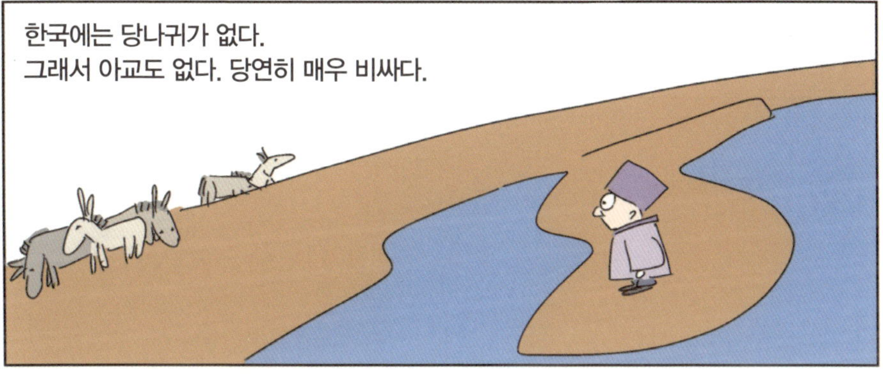
한국에는 당나귀가 없다.
그래서 아교도 없다. 당연히 매우 비싸다.

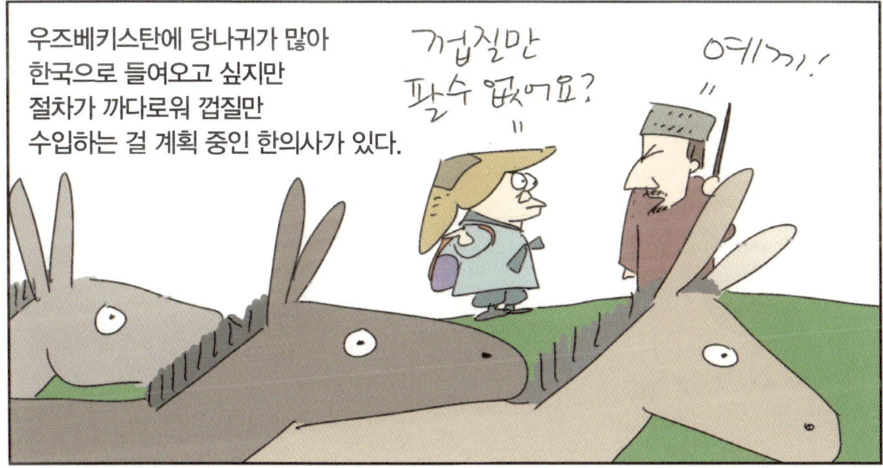
우즈베키스탄에 당나귀가 많아
한국으로 들여오고 싶지만
절차가 까다로워 껍질만
수입하는 걸 계획 중인 한의사가 있다.
껍질만
팔수 없어요?
예끼!

85화

변비에 탁월한 장엽대황

병은 안쪽의 병과
바깥쪽의 병이 있다.
즉 속병과 겉병이다.

아니 멀쩡한 친구가…

음악을 너무 들었어

속병은
입에서 항문까지다.

부웅
속에 있다가 밖으로 나오는건 속병인가? 겉병인가?

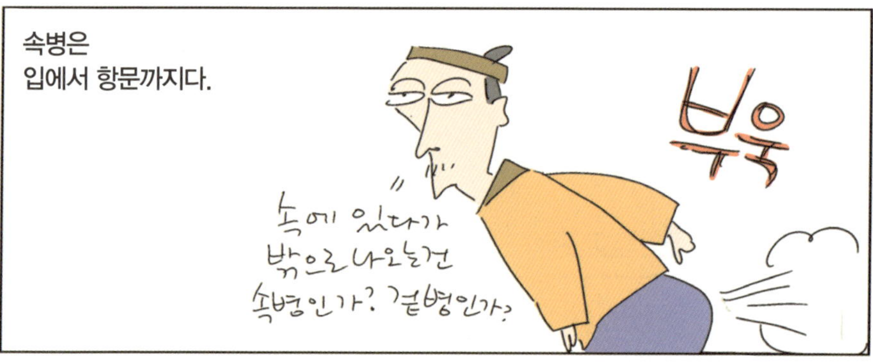

대표적인 속병인 변비에는 종대황이나 양제근, 장엽대황(掌葉大黃)을 써서
설사를 유도하면 막힌 게 뚫린다.

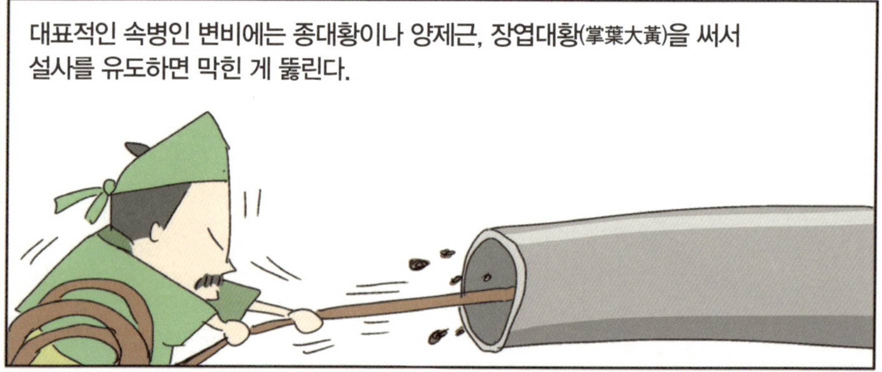

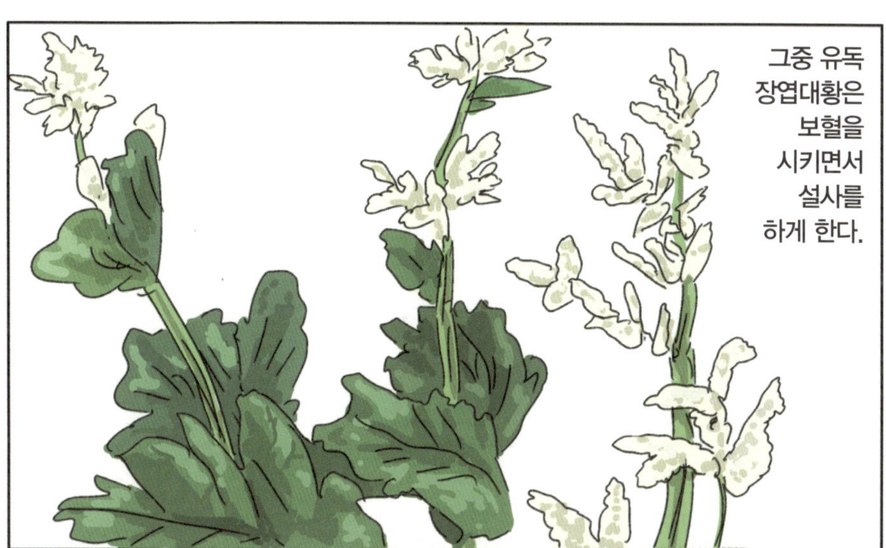
그중 유독
장엽대황은
보혈을
시키면서
설사를
하게 한다.

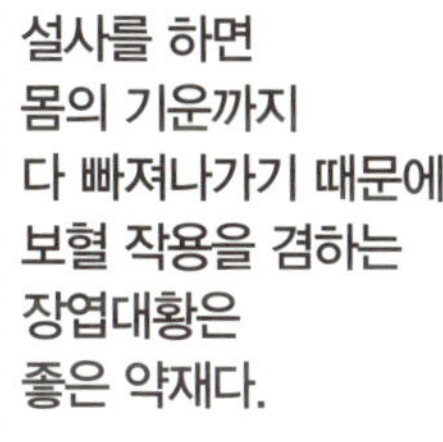
설사를 하면
몸의 기운까지
다 빠져나가기 때문에
보혈 작용을 겸하는
장엽대황은
좋은 약재다.

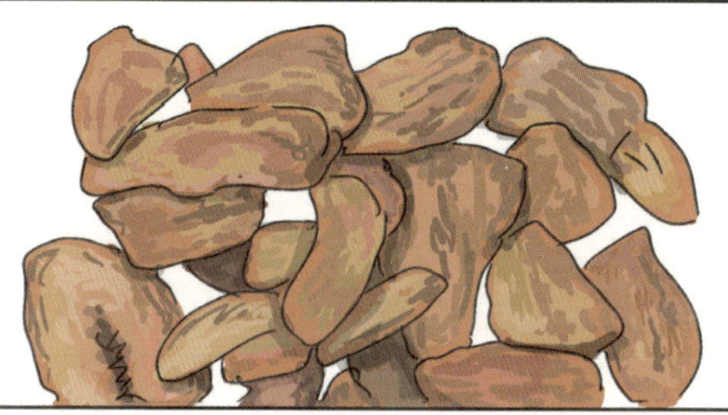

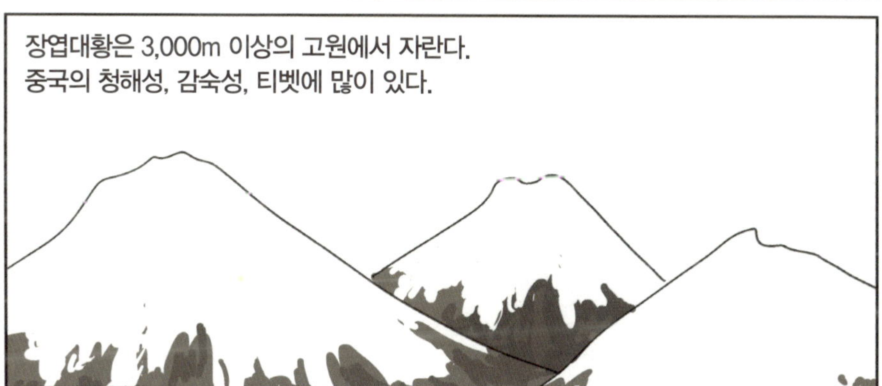
장엽대황은 3,000m 이상의 고원에서 자란다.
중국의 청해성, 감숙성, 티벳에 많이 있다.

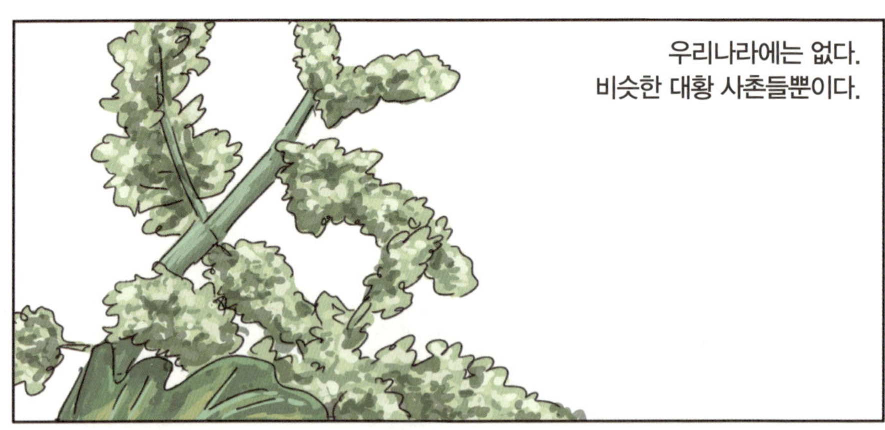
우리나라에는 없다.
비슷한 대황 사촌들뿐이다.

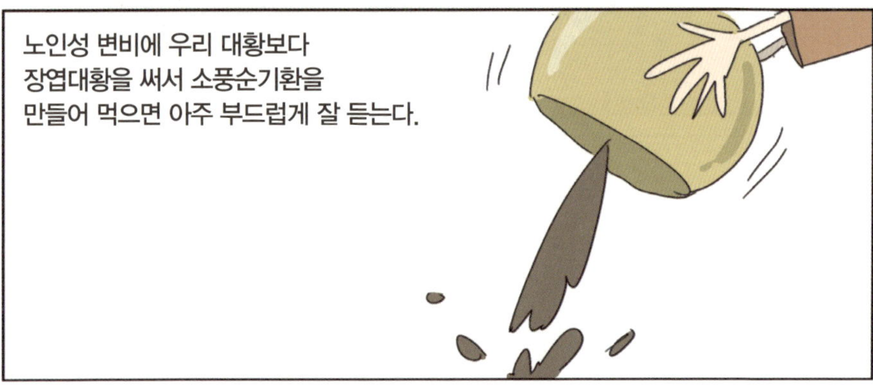
노인성 변비에 우리 대황보다
장엽대황을 써서 소풍순기환을
만들어 먹으면 아주 부드럽게 잘 듣는다.

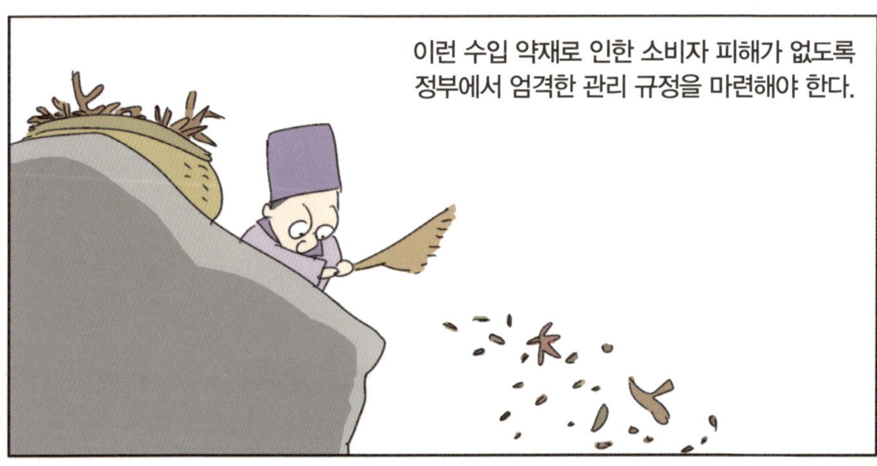
이런 수입 약재로 인한 소비자 피해가 없도록
정부에서 엄격한 관리 규정을 마련해야 한다.

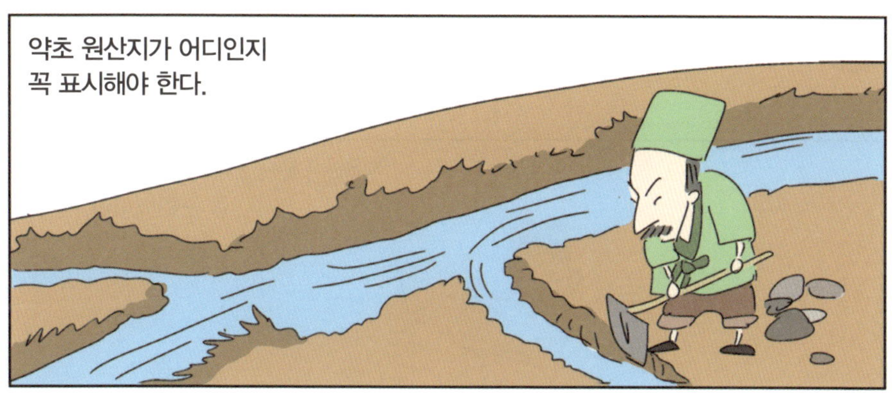
약초 원산지가 어디인지
꼭 표시해야 한다.

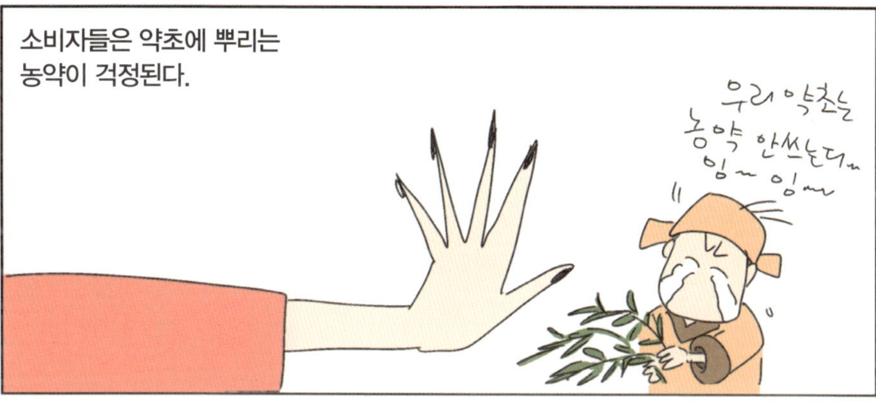
소비자들은 약초에 뿌리는
농약이 걱정된다.
우리 약초는
농약 안쓰는디~
잉~ 잉~

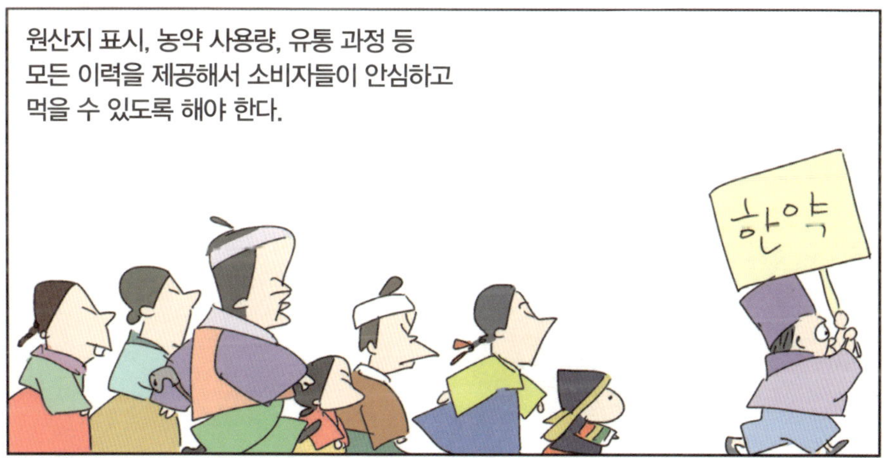
원산지 표시, 농약 사용량, 유통 과정 등
모든 이력을 제공해서 소비자들이 안심하고
먹을 수 있도록 해야 한다.
한약

86화

죽력은 가정 상비약

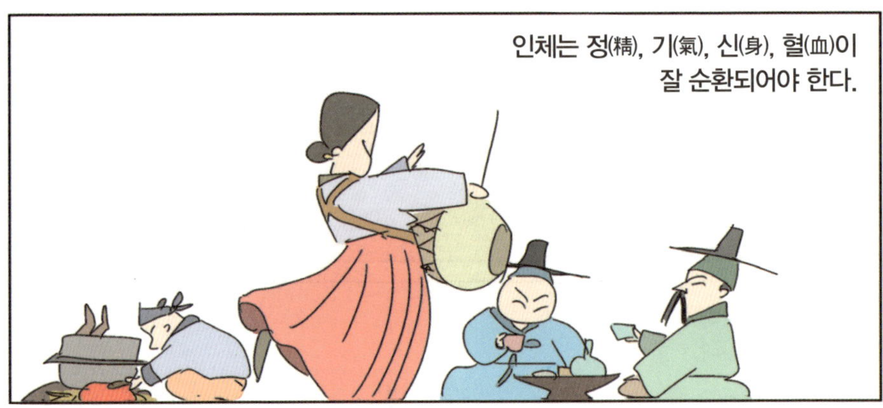
인체는 정(精), 기(氣), 신(身), 혈(血)이
잘 순환되어야 한다.

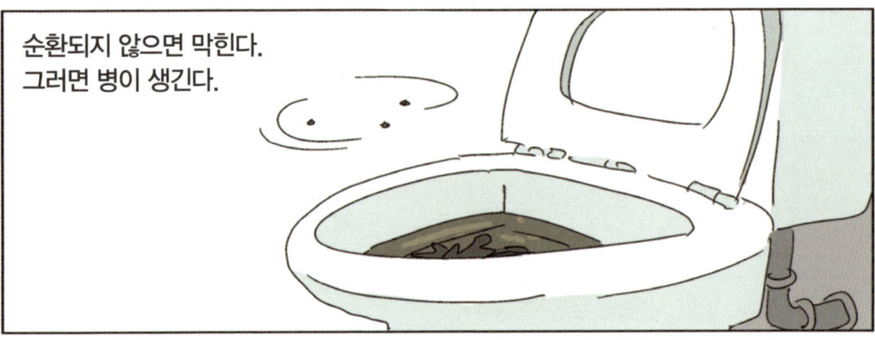
순환되지 않으면 막힌다.
그러면 병이 생긴다.

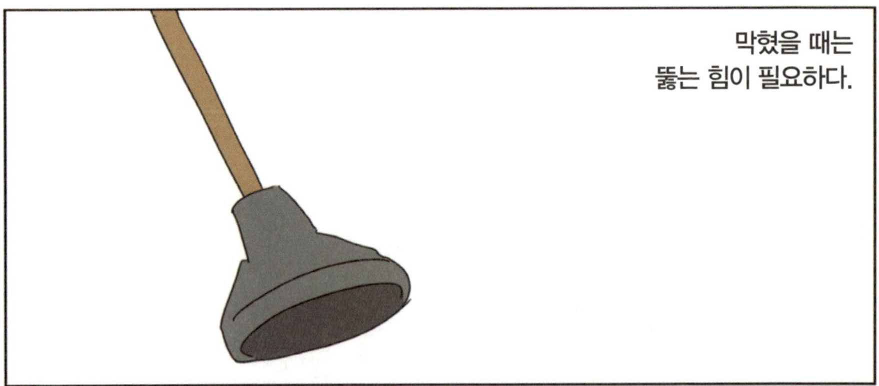
막혔을 때는
뚫는 힘이 필요하다.

대나무는 위로
쭉 솟는 힘이
최강이어서
막힌 걸 뚫는 데
적격이다.

쪼갠 대나무를 빼곡히 넣고 뒤집은 독
등겨에 불을 붙인다
독
땅
죽력액
토막낸 대나무에
열을 가해서 얻은
'대나무의 기름'을
죽력(竹瀝)라고 부른다.

혈관이 막혀서 생기는
중풍, 협심증, 피부가
막혀서 생기는 피부병,
암, 중이염 등에
좋다.
소주 내리는거랑 비슷하시네요
한잔 생각 난다
죽력은 가정 상비약으로
챙길 만하다.
연갈색이 좋은 죽력이고
색이 짙을수록 타르가
많이 섞인 것이다.

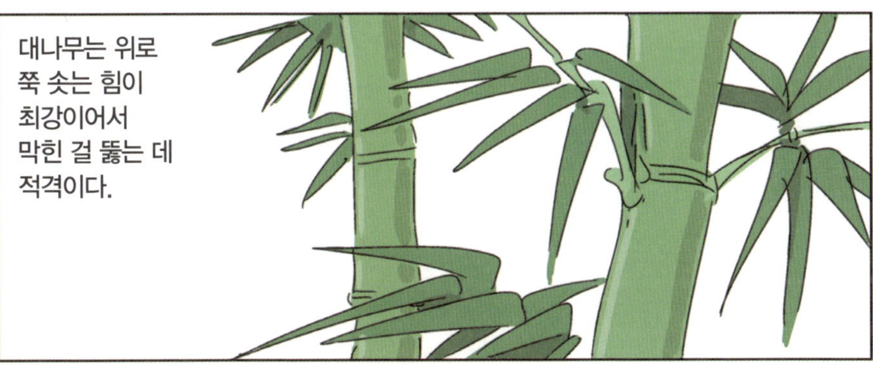

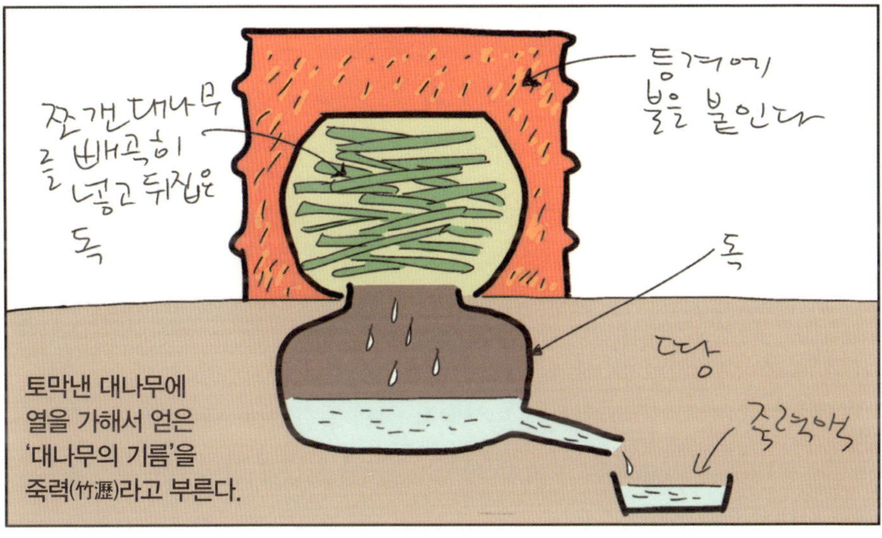

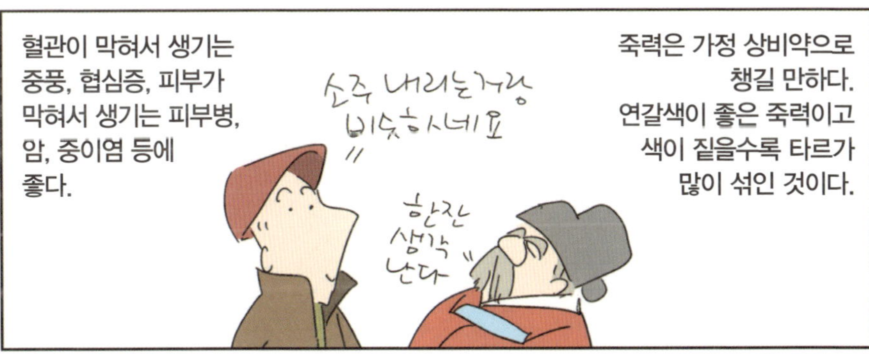

한약재 자료 제공: 옴니허브(www.omniherb.com)

차, 제대로 알고 마시자

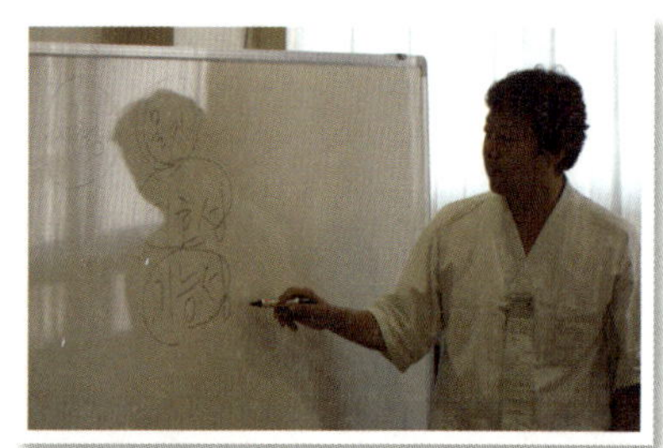
열강 중인 허담 원장

구수한 경상도 사투리가 말끝에 감겨 있는 인상 좋은 허담 원장(태을양생한의원)이 특강을 위해 멀리 대구에서 두 번씩이나 와 주었다. 이분은 차(茶)에 대한 해박한 지식을 갖고 있었다. 그렇잖아도 《허허 동의보감》 1권을 출간하고 나서 몇몇 독자 분이 일상에서 쉽게 접할 만한 내용을 추가해 달라고 부탁했던 터라 우리가 자주 마시는 차(茶)에 대해 알아보는 시간을 갖기로 했다.

몸에 좋은 건강차를 만들기 위해선 먼저 좋은 약초(원재료)가 필요하다는 것은 말할 필요가 없다. 좋은 약초는 언제 어떻게 채취해야 할까? 허담 원장은 비유를 들어 설명했다.

"우리가 주먹을 내지르기 위해서 주먹을 당겨 힘을 모으듯 식물 역시 모든 힘을 응축시키는 시기가 있습니다. 그때 채취하면 약초가 됩니다."

우리나라와 같이 사계절의 변화가 뚜렷한 곳에서는 계절에 따라 그 약초의 힘이 가장 강한 시기를 예측하는 것은 그리 어렵지 않단다. 봄, 여름, 가을, 겨울 계절 변화에 따라 만물은 나서, 자라고, 거두어, 갈무리하려는 현상을 보이기 때문에 계절에 따라 약성이 가장 강한 부위를 선택하고 채취하여 잘 보존하면 좋은 차를 마실 수 있다.

이렇게 채취한 약초를 차로 마시는 방법은 약초의 종류와 개인적인 취향에 따라 다양하지만 기본적인 원칙이 있다.

1. 꽃잎이나 연한 잎, 그리고 방향성이 많은 허브류 등은 뜨거운 물에 잠깐 우려 마시는 게 좋다. 그래야 독특한 향기를 맛볼 수 있다.
2. 나무뿌리나 껍질과 같이 강한 약재는 용기에 넣은 후 보통 10분에서 30분 정도 끓여 마시는 게 좋다. 너무 오래 끓이면 텁텁한 맛이 생겨 차보다 약에 가깝게 되니 필요에 따라 적당히 조절하면 된다.
3. 대추 같은 열매나 종자류, 그리고 칡뿌리처럼 섬유질이 많은 약재는 오래 끓여 마신다. 아무래도 속 깊이 갈무리된 성분을 마시기 위해서는 진하게 끓여야 제맛을 볼 수 있다.
4. 전분이 많은 곡물은 미숫가루처럼 분말을 만들어 통째로 마시거나 우유에 타서 마셔도 좋다.

일목요연한 설명 덕분에 차를 마시는 방법에 대해 감이 잡혔다.

워낙 친절하고 유려한 언변이라 내가 중간에서 전하는 것보다 허담 원장의 건강차 특강을 요약해서 소개하겠다.

1강 '봄의 전령 꽃과 새싹' 차로 마시기

꽁꽁 얼었던 겨울이 조금씩 풀리고 있다는 신호는 봄의 전령사인 꽃이 먼저 알려 줍니다.

얼었던 시냇물이 막 녹아 졸졸 흐르기 시작할 때쯤이면 냇가의 버들개지에 눈이 달리고, 생강나무와 매화나무에도 꽃봉오리가 맺히는 게 보입니다. 이 생강나무의 노란 꽃봉오리와 매화의 꽃망울은 차를 좋아하는 사람들에겐 특별한 수집품입니다. 이른 봄에 맛보는 생강나무 꽃과 매화 특유의 향기는 추위에 갇혀 있던 온갖 것들을 밀쳐 내고 가슴에서부터 머리까지 맑게 해 주는 효능이 있기 때문입니다.

꽃을 차로 마실 때는 꽃잎을 뜨거운 물에 살짝 띄워 우려내야 제맛입니다. 보드랍고 여린 꽃잎을 끓이면 꽃잎에 응축되어 있는 약성과 향이 증발해 버리기 때문입니다.

이른 봄에 따스한 담장 밖으로 얼굴을 내민 목련의 뾰족한 꽃봉오리도 좋은 차입니다. 이 목련의 꽃봉오리를 한방에서는 신이(辛夷)라고 하는데 비염으로 막힌 코를 뚫어 주는 효능이 아주 탁월하기 때문입니다.

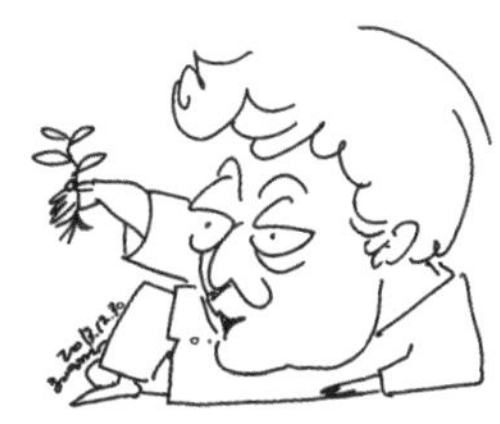

봄볕이 따사로이 얼어 있던 땅을 녹이고 만산에 흐드러진 진달래가 질 무렵의 산기슭에는 경이로운 자연의 만찬이 시작됩니다. 저마다 꽁꽁 싸매고 있던 생명을 피워 내는 것이지요. 이렇게 피어나는 새순들 중에는 나물로 먹을 수 있는 싹과 약초로 쓰이는 식물들이 많습니다. 머윗잎, 각종 취나물, 냉이, 휜초근, 두릅, 오갈피순, 다래순, 엄나무순 등등…….

이때쯤 칡뿌리에서는 빳빳이 쳐든 뱀 머리처럼 칡순이 고개를 들어 올립니다. 그 힘이 얼마나 좋은지 한방에서는 칡순을 사슴의 머리에서 올라오는 녹용에 빗대어 갈용(葛茸)이라 부르기도 합니다.

생동감 넘치는 봄의 산나물은 그 생명력을 우리 몸에 불어넣어 줍니다. 겨우내 우리 몸에 축적되어 있던 노폐물을 배출시키고, 움추려 있는 세포를 흔들어 깨워 다시 한번 도전할 수 있는 활력과 생기를 줍니다.

봄철의 산나물은 어린순과 싹이 자신을 보호하기 위해 약간의 독성을 가지고 있으므로 살짝 데쳐서 물에 한동안 우렸다가 나물로 먹는 것이 안전합니다.

차로 마실 때는 녹차처럼 가마솥에 여러 번 덖어서(물을 더하지 않고 타지 않을 정도로 볶아서 익히다) 차로 마시기도 합니다.

2강 '왕성한 여름의 나무줄기와 성한 잎' 차로 마시기

싹이 자라 잎이 무성해지고 줄기를 왕성하게 뻗어가는 5~6월의 나무는, 물이 올라 물관과 체관의 작용이 활발하게 되어 줄기 껍질 부분에 약성이 생기게 됩니다. 물론 이때 껍질에 붙어 있는 코르크층은 약으로 쓸 수 없기 때문에 제거하고 사용해야 합니다. 한여름의 나무줄기를 왕성하게 하는 활동성이 우리 몸의 줄기에 해당하는 근골격계에 작용하여 활발한 순환을 할 수 있게 도와 줍니다.

주변에서 쉽게 쓸 수 있는 약재로는 자작나무 껍질(樺皮), 물푸레나무 껍질(秦皮), 엄나무 껍질(海桐皮) 등이 좋습니다.

껍질 부위를 차로 끓여 마시기 위해서는 10여분 정도 끓여야 효과적입니다. 나무줄기에 있는 섬유질 안의 약성을 뽑아내야 하기 때문입니다.

또한 한여름 나무는 탄소동화작용이 가장 왕성한 잎사귀에 약성이 응축되기 마련이고, 초본식물이라면 잎이 무성할 시기의 모든 부위를 활용할 수 있습니다. 이때의 잎은 햇빛과 수분, 탄산가스를 합성시켜 광합성 작용을 일으키는 화학공장과도 같습니다. 마치 인체의 피부와 폐, 간과 유사한 작용을 하므로 잎이 가지는 작용은 오염된 혈액을 정화시키고 피부를 맑게 하며, 염증을 가라앉히고 면역력을 높이는 등 실로 무궁무진합니다.

뽕잎, 감잎, 두충잎, 구기자잎, 대나무잎 등 차로 마실 수 있는 잎의 종류도 다양하지요.

초본식물을 채취하여 차로 쓰려면 줄기가 목질화되는 가을 전에 채취하는 것이 좋습니다. 자소엽, 익모초, 곽향, 형개, 박하, 어성초, 삼백초처럼 다양한 허브향을 함유하여 약초로 애용되는 종류들이 주로 차로 쓰입니다.

여름철 채취한 잎사귀나 초본식물을 약초차로 즐기기 위해선 뜨거운 물에 잠깐 동안 우려 마시거나, 약하게 끓여 마시는데 이때 끓이는 시간이 5분이나 10분을 넘기지 않도록 합니다. 오래 끓이면 소여물 맛이 나고 약효도 없어지기 때문입니다.

3강 '영양의 보고, 뿌리와 열매' 차로 마시기

가을이 되면 무성하던 잎이 시들고 기운이 뿌리로 내려가기 시작합니다. 그래서 모든 기운이 갈무리된 뿌리가 약용 부위가 되는 것이지요. 뿌리에는 칡처럼 섬유질과 전분이 모두 많은 것이 있는가 하면, 전분보다 섬유질이 많은 황기나 전분이 월등히 많은 마와 지황 같이 다양한 뿌리 약재가 있습니다. 가을철 뿌리 약재에는 다음 해를 위해 기운을 모두 모아 두었기 때문에 그 약성을 섭취하면 몸의 진기를 보충하는 효과가 있습니다. 그래서 불로강장, 연년익수(해에 해를 더하여 수명이 연장됨)와 같은 보약에 뿌리 약재가 많이 처방되는 겁니다. 인삼, 황기, 당귀, 천궁, 맥문동, 천문동, 백지, 강활, 독활 등 다양한 뿌리 약재가 있는데 이들은 뭉그러질 정도로 오랜 시간 달여야 약성을 제대로 뽑아낼 수 있습니다. 오래 끓여 깊은 맛을 음미하는 것이

지요.

늦가을에 채취하여 차로 마시기 좋은 목본류는 주로 열매에 생명의 기운을 응축시키기에 열매나 종자에 약성이 모입니다. 열매와 종자에는 자신의 생명을 복제시킬 수 있는 모든 정보가 들어 있는 보고입니다. 그래서 정을 보하는 대표적인 약재들이 많습니다. 오미자, 산수유, 구기자, 복분자, 토사자 등이 그것들입니다. 쪘다 말렸다를 여러 번 반복하여 정을 충분히 흡수할 수 있도록 수치법제(修治法製)를 합니다. 이것을 차로 마시려면 뿌리처럼 충분히 오래 끓이는 것이 좋습니다.

차로 마시는 부위들을 개괄해서 살펴보았습니다. 정리를 다시 하면 꽃과 잎이 가진 가볍고 경청한 향기는 머리가 무겁거나 가슴이 답답한 것을 시원하고 맑게 해 주는 효과를 내는 한편, 모든 기운을 한곳으로 모으는 중후한 성질의 뿌리에는 혈과 정을 보하거나 근본적인 질환들을 해결할 수 있는 힘이 있다고 봅니다. 그래서 몸의 진기를 보충하고 체질을 변화시키려면 뿌리 약재를 이용한 차를 장기간 마시면 효과가 있습니다. 약재의 성격과 채취 시기, 그리고 그 약성을

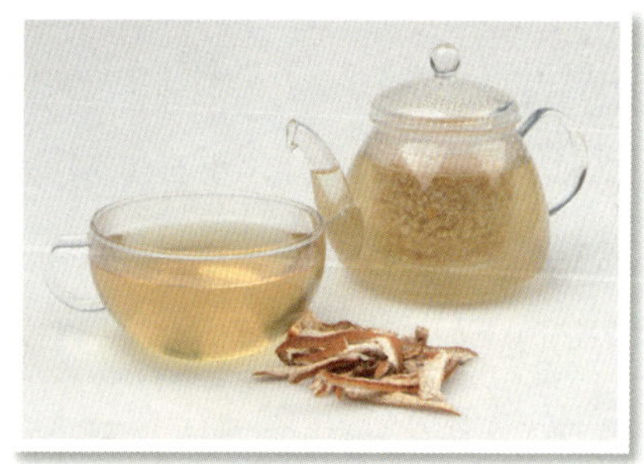

허브인라이프에서 판매 중인 귤피차

응축한 부위에 따라 차를 우려내는 방법을 터득하면 건강에 많은 도움이 됩니다. 독자들에게 조금이나마 도움이 되었으면 좋겠습니다.

낮은 톤의 목소리에 열정이 담긴 허담 원장의 특강이 끝났다. 차를 참 무턱대고 마셨구나 하는 부끄러움이 살짝 들었다. 그러면서 무궁무진한 차의 세계가 궁금해졌다. 언젠가는 차의 세계도 만화로 그려 보고 싶은 욕심이 생긴다. 차를 열심히 마셔 건강을 유지한다면 가능하겠지. 허담 원장은 이 밤에 대구로 다시 내려가야 한다면서 자신이 만든 귤피차를 내놓으며 직접 우려준다. 몸을 따뜻이 하고 머리를 맑게 해 주는 효능이 있단다. 요즈음 골치 아픈 일들이 많은데 도움이 되려나?

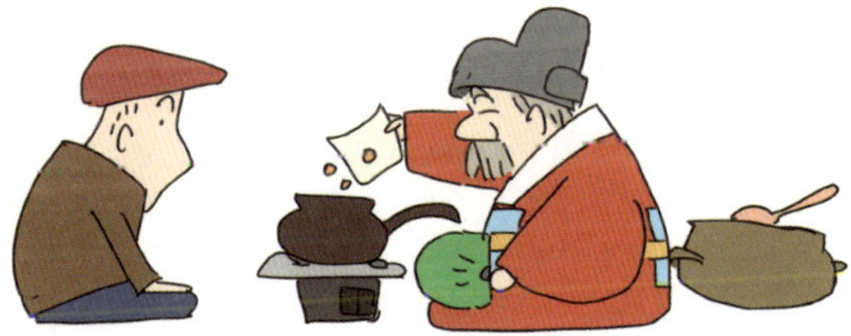

도인 체조

몸을 튼튼하게 하는 첫걸음

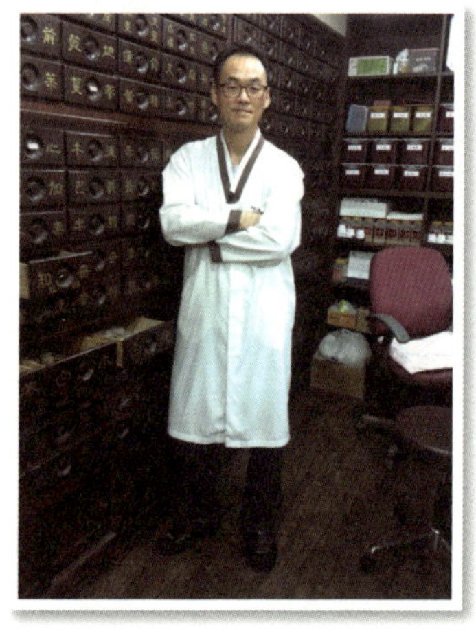

"동의보감에는 ○○도 있다."

과연 ○○은 무엇일까?

바로 '체조'다.

도가 수련에 관련된 문헌이나 《활인심방(活人心方)》, 또는 고구려 벽화를 보면 도사같이 생긴 분이 무술을 하듯이 이상한 포즈를 취하고 있는 그림이 있다. 그 그림들은 도인 체조를 그려 놓은 것이다. 그런데 이 도인 체조가 글이나 그림으로만 간략하게 소개되어 오늘날 정확하게 재현하긴 쉽지 않다고 한다. 우리가 공부하고 있는 《동의보감》에도 도인 체조가 나오는데 세 분의 한의사들도 알기가 어렵다고 하여 전문가에게 특강을 요청하기로 했다. 그러다가 한국한의학연구원 사이트에서 도인 체조를 재현한 동영상을 발견했다.

개량 한복을 입고 자신의 머리처럼 시원한 잔디밭에서 마치 무협지의 한

장면을 연상하듯 유려한 포즈를 취하고 있는 김대형 원장(동의보감한의원 원장). 이분은 대학원에서 《동의보감》과 《의방유취(醫方類聚)》의 도인 체조를 연구하여 박사학위를 받았단다. 각고의 노력으로 재현한 도인 체조를 일반인들이 쉽게 따라 할 수 있도록 동영상으로 제작하여 배포하는가 하면 자신의 한의원에 내원하는 환자들에게 가르쳐 좋은 효과를 얻고 있다고 한다.

우리는 당장 연락을 취해 강의를 요청하였다. 고맙게도 남양주 퇴계원에서 밤길을 마다않고 달려와 주셨다.

특강을 시작했다.

"동의보감의 도인법에는 크게 세 가지가 있는데, 소주천 수련법인 팔단금, 오장육부 수련법, 그리고 육자결 호흡법이 그것입니다."

처음 설명부터 쉽지가 않다. 그래서 내가 김대형 원장의 말꼬리를 자르면서 말했다.

"원장님 그걸 꼭 알아야 하나요?" 그랬더니 웃으면서 "아는 것보다는 따라 하는 것이 더 낫습니다." 결국 몇 가지 궁금한 것들에 대해 질문하고 나머지는 하루 날 잡아 직접 배워 보기로 했다.

허 : 허준 선생님이 왜 《동의보감》에 노인 체조를 실어 놓았나요?

김 : 《동의보감》 첫머리에서 허준 선생님은 병이 생기기 전에 미리 다스리는 것이 중요하다고 강조하는데, 특히 마음으로부터 병이 생기므로 마음을

잘 다스리거나 수양하는 것이 매우 중요하다고 했습니다. 그런데 마음을 다스린다는 것이 쉽지 않으므로 먼저 마음을 담고 있는 몸과 오장육부의 질병을 약과 침뜸으로 제거하고, 도인 체조로 수양하여 몸을 튼튼하게 만드는 것이 건강의 첫걸음이라고 생각했습니다.

허 : 《동의보감》에 나오는 도인 체조가 실제로 활용 가능한가요?

김 : 그럼요. 조선시대 선비들은 점잖은 체면에 오늘날 우리처럼 건강을 위해 적극적으로 운동을 할 수 없는 분위기였죠. 그래서 선비들은 우리가 방에서 체조나 스트레칭을 하듯이 의서에 나오는 도인법을 활용했다고 합니다. 대표적으로 퇴계 이황 선생이 남긴 《활인심방》이 유명하지요. 이분은 도인법과 호흡법을 직접 연구하고 수련하여 질병에 시달리면서도 장수하셨습니다. 다산 정약용 선생은 《마과회통(麻科會通)》이라는 의서를 저술할 정도로 의학에 조예가 있었습니다. 오랜 귀양살이로 건강이 좋지 않자 도인법을 수련하려고 노력했다는 기록이 남아 있습니다. 그 외에도 이수광이 쓴 《지봉유설(芝峯類說)》을 보면 임진왜란 당시 의병장으로 이름을 날린 곽재우 장군이 전쟁 후 산에 들어가 도인법을 수련하여 신선의 경지에 이르렀다는 믿기 어려운 얘기도 전해져 내려옵니다.

허 : 독자들에게 소개할 도인 체조에 대해 좀 더 상세히 설명해 주세요.

김 : 제가 도인 체조를 재현하며 느낀 점은 사람들이 따라 하기에는 난해

한 부분이 많다는 겁니다. 그래서 환자들을 치료하면서 효과가 있고 따라하기 쉬운 체조를 《동의보감》과 도가 관련 문헌의 도인법을 기초로 하여 나름대로 만들어 보았습니다.

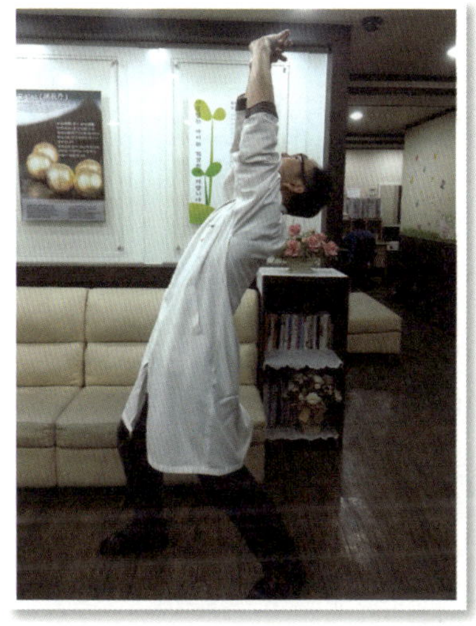
도인 체조 시범을 보인 김대형 원장

첫 번째로는 '체형교정 도인 체조(《허허 동의보감》 2권에 소개)'인데 이것은 인체를 전면·측면·후면으로 나누고, 다시 상·중·하로 나눠서 운동함으로써 인체 상호 간의 균형을 유지할 수 있도록 하였습니다. 우리 몸에 생기는 많은 병은 균형만 잡아 주어도 쉽게 낫는 경우가 많습니다. 그래서 균형 잡힌 몸을 유지하면 건강을 유지하는 데 큰 도움이 되지요.

두 번째는 '아침 5분 도인 체조(《허허 동의보감》 3권에 소개 예정)'입니다. 나이가 들수록 몸이 뻣뻣해져서 아침에 일어나는 것이 쉽지가 않습니다. 조금 무리해서 일을 하면 다음 날 아침에 몸이 천근만근이고, 심지어는 여기저기 통증이 생겨서 움직이기도 힘든 상황이 벌어지기도 합니다. 잠자는 자세가 좋지 않거나 베개가 내 목에 맞지 않으면 이런 상황은 더욱 심각해집니다. 이렇게 되면 만성피로에 시달리기도 하고, 체형이 틀어지거나 통증이 생겨서 낮에 활동하는 데도 많은 불편을 겪습니다. 이런 상태에서 아무런 준비 없이 벌떡 일어나면 오히려 질병을 악화시키는 원인이 됩니다. 잠자리에서 몸을 일으키기 전에 심장으로부터 먼 쪽인 손발부터 시작해서 인체 중심부인 척추와 내장기관을 운동하도록 만들어서 밤사이에 경직되었던 몸이 무리없이 부드럽게 풀리도록 하였습니다. 이렇게 해서 건강한 상태로 일어났을 때 활기찬 하루를 시작할 수 있습니다.

직접 도인 체조를 따라 해 보니 그렇게 어렵지는 않았다. 그런데 초등학교 시절 음악에 맞추어 했던 '국민 체조'처럼 절도 있게 하는 것이 버릇이 되어 힘을 주며 했더니 김대형 원장이 '천천히 부드럽게' 할 것을 당부한다.

"도인 체조의 특징은 각이 지거나 절도 있게 하지 않는 겁니다. 요즈음 체조처럼 하면 근육 운동에는 도움이 될지 모르겠으나 기가 끊어져 몸의 기운을 원활히 소통할 수 없어 오히려 해가 됩니다."

그로부터 며칠 후 5월 5일 우리는 남산 아래 있는 한옥마을에서 김대형 원장이 정리한 체조 2가지(체형교정 도인 체조, 아침 5분 도인 체조)를 체험하며 독자용 동영상을 촬영했다. 눈부신 5월, 관광객이 들어오기 전 새벽녘에 맑은 기운을 들이마시며 도인 체조를 했더니 좀 더 건강해진 느낌이다.

* 김대형 원장이 개발하여 보급 중인 도인 체조 동영상은 한국한의학연구원 사이트(http://jisik.kiom.re.kr/)에서 볼 수 있다.

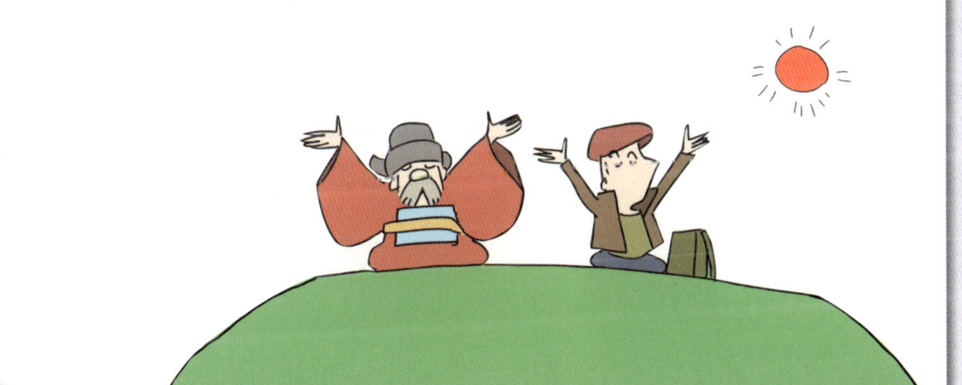

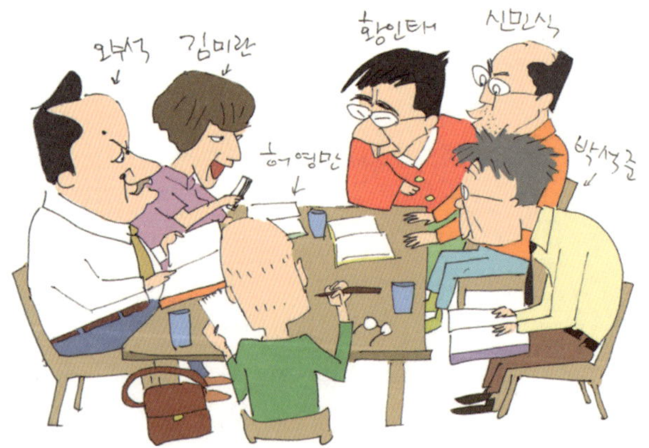
오부석
김미란
황인태
신민식
허영만
박석준

허허 동의보감 2
기통차게 살자

초판 1쇄 발행 2014년 1월 20일
초판 13쇄 발행 2022년 4월 5일

지은이 허영만

펴낸이 신민식
펴낸곳 가디언
출판등록 2010년 4월 27일
주소 서울시 마포구 토정로 222 한국출판콘텐츠센터 306호
전화 02-332-4103(마케팅) 02-332-4104(편집실)
팩스 02-332-4111
이메일 gadian@gadianbooks.com
홈페이지 www.sirubooks.com

인쇄·제본 (주)상지사P&B
종이 월드페이퍼(주)

ISBN 978-89-98480-15-8 (14510)
ISBN 978-89-98480-13-4 (세트)

* 이 도서의 국립중앙도서관 출판시도서목록(CIP)은 서지정보유통지원시스템 홈페이지(http://seoji.nl.go.kr)와 국가자료공동목록시스템(http://www.nl.go.kr/kolisnet)에서 이용하실 수 있습니다.
(CIP제어번호: CIP2013028582)

허허동의보감 3권에서도 계속됩니다.